教育部职业教育与成人教育司推荐教材
全国卫生职业院校规划教材

供中职护理、助产等专业使用

护理技术

(下册)

(第三版)

主　编　曾建平
副主编　宁桂英
编　者（按姓氏汉语拼音排序）
　　　　董小萍（广西梧州市卫生学校）
　　　　宁桂英（广西玉林市卫生学校）
　　　　彭永红（广西医科大学附设护士学校）
　　　　唐文丽（广西南宁市卫生学校）
　　　　王正银（湖北三峡职业技术学院）
　　　　殷金明（重庆市医药卫生学校）
　　　　曾建平（重庆市医药卫生学校）

科学出版社

北　京

· **版权所有 侵权必究** ·

举报电话:010-64030229;010-64034315;13501151303(打假办)

内 容 简 介

本书共分为六章,内容包括内科护理技术、外科常用护理技术、妇产科常用护理技术、儿科常用护理技术、五官科常用护理技术、急诊科护理技术。

全书以"必须、够用"为度,内容包括了临床各专科护理所必需的知识点。各项护理技术以案例导入,护理程序为框架的模式进行编写。充分考虑护士执业资格考试要求和突出整体护理思维方式。

本书供中职护理、助产等专业使用,同时还可作为其他专业学生和临床护理人员参考书。

图书在版编目(CIP)数据

护理技术(下册)/曾建平主编.—3版.—北京:科学出版社,2012.6
教育部职业教育与成人教育司推荐教材·全国卫生职业院校规划教材
ISBN 978-7-03-034152-5

Ⅰ.护… Ⅱ.曾… Ⅲ.护理学-中等专业学校-教材 Ⅳ.R472

中国版本图书馆CIP数据核字(2012)第108237号

责任编辑:邱 波 许贵强 / 责任校对:包志虹
责任印制:赵 博 / 封面设计:范璧合

版权所有,违者必究。未经本社许可,数字图书馆不得使用

科学出版社 出版
北京东黄城根北街16号
邮政编码:100717
http://www.sciencep.com

北京利丰雅高长城印刷有限公司 印刷
科学出版社发行 各地新华书店经销
*

2004年8月第 一 版	开本:787×1096 1/16
2012年6月第 三 版	印张:14 1/4
2016年6月第十六次印刷	字数:338 000

定价:49.80元
(如有印装质量问题,我社负责调换)

前　言

本教材是教育部职业教育与成人教育司推荐教材、全国卫生职业院校规划教材之一，供三年制中职护理、助产等相关医学专业教学使用。

本教材以第二版教材为基础，强调适应中等卫生职业教育、教学的发展趋势，体现"以就业为导向，以能力为本位，以发展技能为核心"的职业教育理念，强调"必需、够用"，强化技能培养，突出实用性，真正体现以学生为中心的教材编写理念。教材编写具有以下特点。

1. 紧密结合2011年护士执业资格考试大纲要求，考虑护考题型变化要求，选择临床典型案例，结合护考进行分析，设计有考点提示、护考链接等，自测题完全按照护考题型设计，切实提高护考通过率。

2. 强化"案例版"创新教材编写理念，案例设计来源于工作实际，具有知识性、典型性、针对性、启发性、趣味性和实践性，充分调动学生学习的积极性、主动性和创造性，增强学生分析问题、解决问题和适应实际工作的能力。

3. 以临床实践紧密结合。强调贴近临床和实际教学需求，每一项护理技术不是操作内容的简单堆积和重复，每一操作都由临床鲜活案例引领，从案例分析中导入目标、适应证、操作流程。操作流程中设置护患沟通，使死板、教条的操作程序与临床情景融合。培养学生解决实际问题的能力，使其更加贴近岗位需要。

4. 更新实训内容。在二版内容基础上，结合临床实际，删减了一些临床淘汰和极少使用的操作技术如胎头吸引术、产钳术、小儿侧脑室穿刺以及一些不由护士操作的检查技术等，增加了一些临床常用的专科新技术、新流程、新方法。如心电监护仪使用、尿糖测定及血糖仪使用、胎心监测、新生儿复苏、挤奶技术、产后保健操、新生儿游泳、新生儿疾病筛查等；还增加了急诊科护理技术一章，包括人工呼吸及胸外心脏按压、心脏除颤术、呼吸机的使用和管道护理、基本止血及包扎技术。

本教材在编写过程中得到了广西梧州市卫生学校、玉林市卫生学校、广西医科大学附设护士学校、南宁市卫生学校、湖北三峡职业技术学院医学院（护理学院）、重庆市医药卫生学校以及各级领导和护理同仁的大力支持。在此，一并表示衷心的感谢。

本教材是在第二版的基础上修订的，在此向参与第二版编写工作的王冬梅、刁振明、张广萍、李敏、余同衷、余红梅、林桂华、周红兵、郝萍、贺建丽、贾丽萍、崔燕老师表示衷心的感谢。

限于编者的学识和能力，加上编写时间仓促，书中疏漏之处难免，恳请各位专家、同仁及使用本教材的师生给予谅解和惠正。

编　者
2012年3月

目　　录

第1章　内科护理技术 …………… (1)
　第1节　心电监护仪的使用及护理
　　　　　　……………………… (1)
　第2节　尿糖测定及血糖仪的使用
　　　　　　……………………… (4)
　第3节　中心静脉置管术及中心静脉
　　　　　压测定的配合与护理 ……… (8)
　第4节　常用穿刺术的配合与护理
　　　　　　……………………… (15)
　第5节　内镜检查的配合和护理
　　　　　　……………………… (26)
　第6节　十二指肠引流术的护理
　　　　　　……………………… (36)
　第7节　双气囊三腔管压迫止血术的
　　　　　配合与护理 ……………… (38)
　第8节　腹膜透析 ………………… (40)
　第9节　血液透析 ………………… (43)
　第10节　高压氧舱的使用 ……… (46)
　第11节　有效排痰 ……………… (49)
第2章　外科常用护理技术 ……… (59)
　第1节　手术室的护理工作 ……… (59)
　第2节　手术区皮肤准备 ………… (79)
　第3节　外科一般换药法 ………… (83)
　第4节　缝合与拆线 ……………… (87)
　第5节　胃肠减压术的实施与护理
　　　　　　……………………… (92)
　第6节　造瘘口护理技术 ………… (95)
　第7节　引流术护理 ……………… (96)
　第8节　营养支持疗法的护理 … (104)
第3章　妇产科常用护理技术 …… (115)
　第1节　会阴擦洗、冲洗 ……… (115)

　第2节　阴道灌洗术 …………… (117)
　第3节　阴道及宫颈上药 ……… (119)
　第4节　胎心监测 ……………… (121)
　第5节　会阴湿热敷 …………… (124)
　第6节　剖宫产时新生儿护理 … (125)
　第7节　新生儿复苏 …………… (127)
　第8节　挤奶技术 ……………… (130)
　第9节　产后保健操 …………… (133)
第4章　儿科常用护理技术 ……… (138)
　第1节　新生儿日常护理技术 … (138)
　第2节　新生儿皮肤护理 ……… (149)
　第3节　新生儿游泳 …………… (160)
　第4节　新生儿保暖箱的使用 … (163)
　第5节　新生儿蓝光治疗仪的使用
　　　　　　……………………… (165)
　第6节　小儿静脉采血法 ……… (168)
　第7节　新生儿疾病筛查 ……… (170)
第5章　五官科常用护理技术 …… (176)
　第1节　眼科护理技术 ………… (176)
　第2节　耳鼻喉科护理技术 …… (188)
第6章　急诊科护理技术 ………… (204)
　第1节　人工呼吸及胸外心脏按压
　　　　　　……………………… (204)
　第2节　心脏除颤术 …………… (207)
　第3节　呼吸机的使用及管道护理
　　　　　　……………………… (209)
　第4节　基本止血及包扎技术 … (212)
参考文献 …………………………… (217)
护理技术(下册)教学基本要求 …… (218)
自测题参考答案 …………………… (222)

第1章

内科护理技术

第1节 心电监护仪的使用及护理

心电监护能够无创持续监测心电图、呼吸、血压、经皮血氧饱和度,还能对血流动力学、呼吸力学、脑电图等指标进行监测,所以心电监护已经成为监测和管理危重患者的重要手段。随着监护技术的进步,危重患者的监护措施不断地改进,心电监护仪在临床各科已经广泛应用。正确使用心电监护仪,是护理人员的基本功之一。

> **案例1-1**
>
> 李斌,男,48岁,心前区疼痛2小时,来院检查:血压140/90mmHg,心率90次/分,心电图提示胸前导联ST段普遍抬高、偶发室早。初步诊断为"急性心肌梗死"。请遵医嘱正确实施心电监护。
> 问题:1. 该患者心电监护的目的是什么?
> 　　　2. 怎样正确实施操作过程?有哪些注意事项?
> 　　　3. 结束心电监护最重要的指征是什么?

(一)目的

1. 连续监测患者生命体征,便于医护人员针对患者的病情变化及时处理。
2. 早期发现心律失常,预测严重心律失常的进展与预后。

(二)适应证

用于各种危重病的生命体征监护,或单一用于心电、血压的监护,以便及时了解病情。

(三)操作流程

【评估】

1. 患者病情、意识状态、皮肤情况。
2. 对清醒患者告知监测目的及方法,取得患者配合。
3. 患者周围环境、光照情况及有无电磁波干扰。

【计划】

1. 护理人员准备　着装规范,举止端庄大方。洗手,戴口罩。
2. 用物准备　心电监护仪(包括心电导联线)、电极片3~5个、75%乙醇溶液(或者生理盐水)、棉签、纱布、弯盘、治疗车、治疗卡;根据需要携带监测血氧饱和度、无创血压等的导联线(图1-1)。
3. 环境准备　环境安静整洁安全,光线充足,室温适宜,适合操作。

【实施】

1. 操作过程　见表1-1。

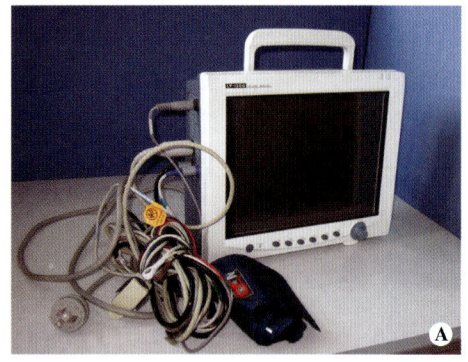

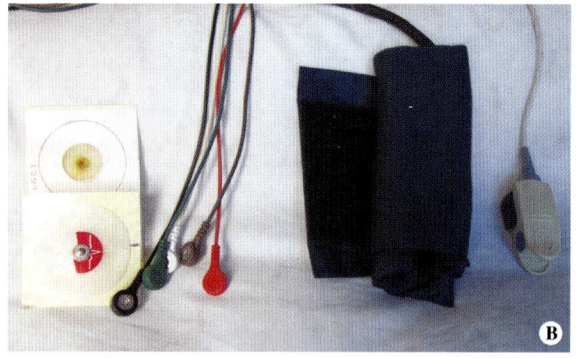

图1-1 心电监护仪

表1-1 心电监护仪操作过程

	步骤	内容	护患沟通
	准备	着装规范,洗手,戴口罩,备齐用物携至床旁	
	问候、核对	问候患者,查看床头牌、腕带,核对姓名、床号,评估患者	先生您好,请问叫什么名字?(李斌)
	解释	解释心电监护目的、作用、操作步骤、术中配合及注意事项	李先生,心电监护能连续监测生命体征,可能稍有不适,我会告诉您怎样配合,不用担心。(好的)
	取体位	协助患者取舒适体位	这个卧位舒适吗?(舒适)
	监护仪准备	接通电源,仪器电源指示灯亮后,打开监护仪开关	
考点:电极放置的位置	皮肤准备、选择电极放置的位置	暴露患者胸部。选择三个电极放置的位置(图1-2)RA(右上导联)右锁骨中线第1肋间,LA(左上导联)左锁骨中线第1肋间,LL(左下导联)左锁骨中线剑突水平处。用酒精(或盐水)棉球清洁每处直径约5cm皮肤,必要时在电极安放处剃除体毛,保证电极与皮肤表面接触良好	我用酒精棉球清洁皮肤,可能有点凉,怎么样?(有点儿凉)
	监护仪与电极片连接	将电极片连接至监测仪导联线上,再粘贴于患者胸部正确位置,避开伤口,必要时应当避开除颤部位	请放松,不会弄疼您的。已经连接好了。(您配合得很好)
考点:常用导联	调节导联、报警界限	按键调节导联(常用Ⅱ导联)、振幅,保证监测波形清晰、无干扰,设置相应合理的报警界限,但不能关闭报警声音,必要时走纸记录心电图情况	导联线挨着皮肤可能有点不舒服,我会固定好,您不能随意动它。更换卧位时特别小心,防止拽脱。床头呼叫器在这儿,有什么不适及时叫我。(好,我知道了)
	其他监测	如需同时监测血压、血氧饱和度等,将监测模块或导联线插入多功能监护仪上,并将血压袖带、血氧饱和度(SaO_2)探头指套与患者连接即可作相应监测	
	观察、整理、记录	密切观察心电图波形变化,必要时呼叫医生。协助患者取舒适卧位,整理床单位,用物分类处理;洗手,记录	这个卧位舒适吗?(舒适)我会经常来看您,谢谢您的配合(谢谢护士)
考点:停机主要指征	停机	停机时间:一般治疗3~7天,患者病情好转稳定,无胸痛、无心律失常可停机。停机方法:轻轻将电极粘贴片从患者的皮肤上摘除,把电极粘贴片与电极分开后放入弯盘或者垃圾桶,将血压袖带、血氧饱和度探头指套取下,按下开关键,整理导联线,断开电源。整理床单位,监护仪推回原位备用。洗手,记录	您恢复很好,我来为您停机。请放松,我来帮您摘除电极片,您配合得很好,好好休息,我会经常来看您。(谢谢你们帮我渡过难关)

2. 注意事项

(1) 仪器须放在平台上，四周通风，保持干燥，避免潮湿。

(2) 使用前需检查仪器及各输出电缆线是否断裂、破损。

(3) 电极粘贴片放置部位要准确，摘除电极粘贴片时防止拉伤皮肤。

(4) 指导患者不要把东西放在仪器上面及其周围，不能自行随意取下心电、血压、血氧监测电缆线，以免发生意外。

图1-2 三个电极放置的位置

(5) 当仪器长期不用时，应每月给仪器充电一次，以延长电池寿命，并且注意监护仪的保养。定期检查仪器性能。

(6) 禁止在输液或插管肢体上测量血压，局部皮肤破损者禁止绑袖带。

(7) 清洁仪器时，使用无腐蚀性洗涤剂、乙醇类清洁剂，不要使用三氯乙烯等强溶剂化学剂，以免损坏仪器。清洁仪器的屏幕时一定要小心，不要让液体进入监护仪内，不要将液体倾倒在监护仪上。

【评价】

1. 操作方法正确，患者无不适反应。
2. 护患沟通有效，患者配合。

链接

心电监护的主要观察指标

(1) 持续监测心率和心律。

(2) P波形态、高度和宽度有无异常，是否规则出现。

(3) QRS波形是否正常，有无宽大畸形、"漏搏"。

(4) ST段有无异常抬高或者降低，发现异常及时记录心电图，以明确有无心肌缺血或者心肌梗死的发生。

(5) T波异常，注意P-QRS-T时间有无异常。

典型的正常心电图波形由P波、QRS波、T波组成。正常心电图在12个导联中，其P-QRS-T波群有不同的表现(图1-3)。在阅读心电图时，要注意每个导联中P-QRS-T波群的大小及形态。

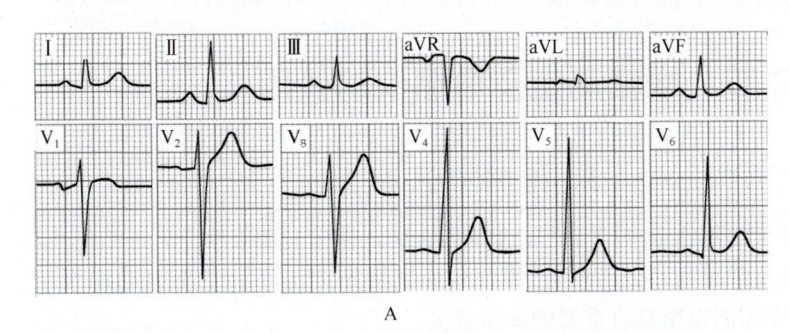

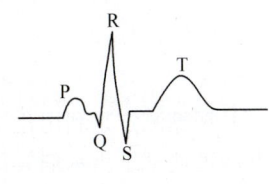

图1-3 12导联心电图波形

A. 各导联心电图波形；B. P-QRS-T波群

> **链接**
>
> **五导联电极片安放位置**（图1-4）
>
> 右上导联(RA)：右锁骨中线第1肋间；
> 右下导联(RL)：右锁骨中线剑突水平处；
> 中间导联(C)：胸骨左缘第4肋间，或者病情需要监测的胸导联的位置；
> 左上导联(LA)：左锁骨中线第1肋间；
> 左下导联(LL)：左锁骨中线剑突水平处。

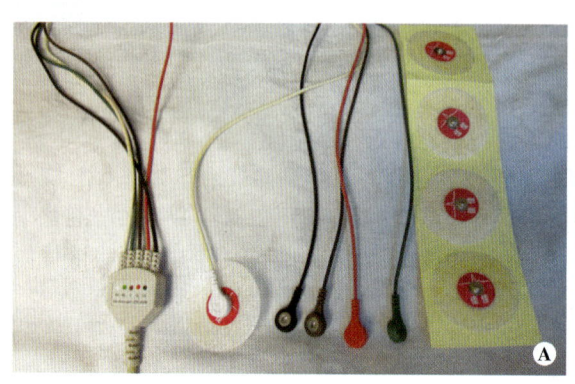

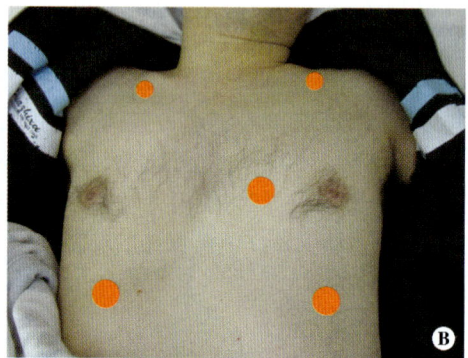

图1-4 五个电极放置的位置
A. 电极片；B. 电极放置的位置

> **护考链接**
>
> 患者，男性，59岁，车祸致伤，神志不清，口鼻均有泥沙夹血外溢，呼吸困难、烦躁不安。左侧胸部严重擦伤，肿胀，心率98次/分，血压120/90mmHg①，四肢活动尚可，右大腿中下段中度肿胀，有瘀斑和严重擦伤。
>
> 问题：1. 你认为可能性最大的诊断是什么？
> 　　　2. 此时最紧迫的抢救措施是什么？
> 　　　3. 该患者心电监护的目的是什么？

（王正银）

第2节　尿糖测定及血糖仪的使用

一、尿糖测定

尿糖测定是利用化学试剂测定尿液中葡萄糖含量的方法。临床上常采取的试纸简易法，是尿液使试纸指示剂氧化呈现出蓝色或红褐色，方便快速且特异性高，可间接反映血糖水平的高低，对糖尿病患者积极控制血糖具有重要的临床意义。

---

① 1mmHg=0.133kPa

案例1-2

常红,女性,27岁,1型糖尿病17年,近1周因食欲缺乏、恶心、呕吐,皮肤和黏膜干燥入院。体检:体温37.9℃,脉搏74次/分,呼吸22次/分,血压98/60mmHg,神志清楚,精神差。实验室检查:血糖20.2mmol/L,血清酮3.6 mmol/L,二氧化碳结合力16mmol/L,尿糖(++++)。

问题:1. 该患者尿糖测定的目的是什么?
     2. 怎样正确实施操作过程?有哪些注意事项?

(一)目的
连续监测患者尿糖水平,判断病情和疗效观察。

(二)适应证
用于各型糖尿病、甲状腺功能亢进、垂体前叶功能亢进、嗜铬细胞瘤、慢性肾炎、肾病综合征等。

(三)禁忌证
月经期禁忌试纸测试方法。

(四)操作流程
【评估】
1. 患者病情、意识状态、皮肤情况。
2. 对清醒患者告知监测目的及方法,取得患者配合。
3. 患者周围环境、光照情况。

【计划】
1. 护理人员准备 着装规范,举止端庄大方。洗手,戴口罩。
2. 用物准备 试纸、无菌尿标本容器。
3. 环境准备 环境安静整洁安全,光线充足,室温适宜,适合操作。

【实施】
1. 操作过程 见表1-2。

表1-2 尿糖测量操作过程

步骤	内容	护患沟通
准备	着装规范,洗手,戴口罩,备齐用物携至床旁	
问候、核对	问候患者,查看床头牌、腕带,核对姓名、床号,评估患者	大姐您好,请问您叫什么名字?(常红)
解释	解释尿糖监测目的、作用、操作步骤及注意事项	大姐,尿糖监测方法简单,我告诉您怎样做(好的)
取尿	协助患者取中段尿5~10ml	取尿方法会吗?(会了)
试纸浸入尿液	将试纸带色部分浸入尿液中,约5秒后取出,顺容器边缘除去多余的尿液	注意是带色部分浸入尿液(我知道了)
与标准色比对	取出试纸后在1分钟内与标准比色板对照观察颜色,在光线充足处比对	在光线充足处比对(好)
判断	根据颜色相同判断出尿糖的含量	您学会了吗?(学会了)
观察、整理、记录	密切观察病情变化,协助患者取舒适卧位,整理床单位,用物分类处理,洗手、记录	这个卧位舒适吗?(舒适)我会经常来看您,谢谢您的配合(谢谢护士)

链接	四段尿糖监测法

是为了使尿糖更好地反映血糖水平,每日4次分段收集全天的尿液进行尿糖检测,反映全天24小时的血糖变化情况,患者可以每隔一段时间进行一次。方法如下:

第一段尿	7AM排尽尿液不要,7AM～12N的尿液收集在一起。测定尿糖可反映上午的平均血糖水平。
第二段尿	12N～4PM尿液收集为第二段尿。反映下午的平均血糖水平。
第三段尿	4PM～9PM尿液收集为第三段尿。反映晚间睡前平均血糖水平。
第四段尿	9PM～7AM尿液收集为第四段尿。反映夜间平均血糖水平。

链接

次尿糖监测法是指收集半小时的尿液进行尿糖测定。其方法是:次尿能反映近半小时的血糖水平,比段尿的时间范围小。患者可根据自己的实际情况选择不同的时间进行监测,比如吃饭前半小时、餐后2小时到2.5小时或晚睡前等。这样就可以间接反映出不同时间的血糖值。

2. 注意事项

(1) 采集尿液的容器要无菌,如残留漂白粉、次亚氯酸等消毒剂可使结果出现假阳性;尿液放置时间过久影响测试结果。

(2) 试纸取出后立即将瓶塞盖紧,防晒、防潮,放于阴凉干燥处。生产厂家不同,试纸可能具有不同性质,过期试纸影响结果。

(3) 某些具有还原性的药物也会使尿糖试纸变色,造成尿糖高的假阳性,如维生素C、水杨酸盐等。

(4) 肾功能不全、老年人和妊娠患者等的肾糖阈值改变,此时尿糖不能代表实际的血糖水平。

(5) 颅脑外伤、脑出血、急性心肌梗死、妊娠期,可出现暂时性尿糖。

(6) 定期血糖检测。尿糖试纸测定是半定量,不如血糖那么精确。在很多情况下,尿糖不能同步反映血糖水平,尿糖增高反映几小时前血糖水平,而不能反映当时的血糖情况。

【评价】

1. 操作方法正确,患者无不适反应。
2. 护患沟通有效,患者配合。

护考链接

寇涛,男,25岁。近日来食欲减退、多饮、口渴、多尿。皮肤、黏膜干燥。空腹血糖16mmol/L,尿糖(+++),二氧化碳结合力19mmol/L。

问题:1. 你认为可能性最大的诊断是什么?
2. 该患者尿糖测定的目的是什么?
3. 随着病情好转,应该怎样指导患者掌握尿糖测定的方法?

二、血糖仪的使用

对严重创伤、烧伤、感染以及大手术危重患者实施血糖监测,指导患者自我检测,帮助患者积极控制其血糖具有重要的临床意义。目前血糖仪已经在临床广泛应用,主要用于毛细血管全血血糖测定方法。

案例1-3

宋仁,男,59岁。近两个月来表情迟钝,常嗜睡,今晨呼之不醒,急诊入院。查血糖17.9mmol/L,血清钠120mmol/L,血清钾5.5mmol/L,血清酮2mmol/L,血pH 7.36,二氧化碳结合力28mmol/L。初步诊断为"糖尿病"。

问题:1. 该患者血糖测定的目的是什么?
2. 怎样正确实施操作过程?有哪些注意事项?

(一)目的

监测患者血糖水平,判断病情和观察疗效。

(二)适应证

1. 糖尿病患者。
2. 严重创伤、感染、出血、大手术等应激状态的重症患者。
3. 接受营养支持的患者。
4. 应用较大剂量的皮质激素、生长激素的患者。
5. 接受连续性肾脏替代治疗的重症患者。

(三)操作流程

【评估】

1. 患者病情、意识状态、皮肤情况。
2. 对清醒患者告知监测目的及方法,取得患者配合。
3. 患者周围环境、光照情况。

【计划】

1. 护理人员准备　着装规范,举止端庄大方。洗手,戴口罩。
2. 用物准备　血糖监测仪、试纸、消毒采血针或者采血笔(图1-5)、75%乙醇、棉签、记录本。
3. 环境准备　环境安静整洁安全,光线充足,室温适宜,适合操作。

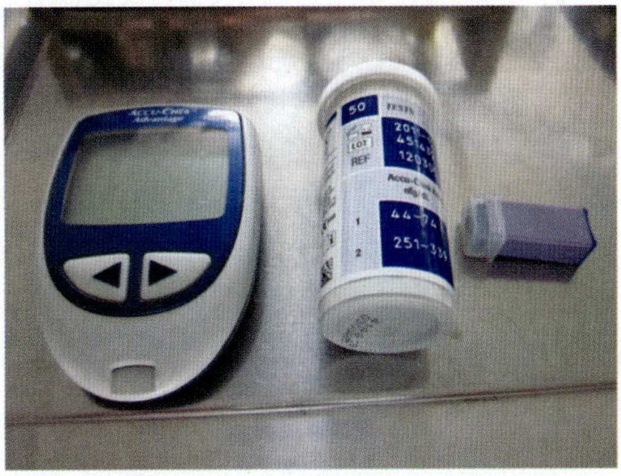

图1-5　血糖监测仪、试纸、采血针

【实施】

1. 操作过程　见表1-3。

表1-3　血糖监测仪操作过程

步骤	内容	护患沟通
准备	着装规范,洗手并干燥双手,戴口罩,备齐用物携至床旁	
问候、核对	问候患者,查看床头牌、腕带,核对姓名、床号,评估患者	先生您好,请问您叫什么名字?(宋仁)
解释	解释血糖监测目的、作用、操作步骤及注意事项	宋先生,一周来您的病情好转,今天的血糖监测可以判断病情和治疗效果,您回家后也要会监测的(好的,我学习)
血糖仪准备	将试纸按规定插入测量口,将试纸推到底。此时血糖仪开启并进行自检,检查度量单位	方法简单分四步,先检查血糖仪(好)

续表

步骤	内容	护患沟通
按摩患者穿刺手指	按摩患者穿刺手指两侧以增加血液循环,将穿刺手臂短暂下垂约15秒,让血液流至指尖	按摩穿刺手指,对成功采集血样很关键(我知道了)
采集血样	操作者先用拇指和示指顶紧患者穿刺指指尖关节,75%乙醇消毒指侧完全干燥后,再用采血笔或消毒针在指腹突然穿刺,从指尖关节向指尖轻挤出一滴血,将试纸采血口对准血滴,测试仪自动吸收血液	注意75%乙醇消毒后要完全干燥,不用碘剂消毒,不能反复挤,不然会影响检测结果(我明白了)
读取结果	血糖仪倒计时结束时显示血糖结果。及时记录	请按压2分钟或不出血为止(好的)学会了吗?(有一些印象了)
观察、整理、记录	密切观察病情变化,协助患者取舒适卧位,整理床单位;用物分类处理;洗手,记录在病历上	这个卧位舒适吗?(舒适)床头呼叫器在这儿,有什么不适及时叫我;我会经常来看您,谢谢您的配合(谢谢护士)

2. 注意事项

(1) 选择清洁、干燥的测试平台,备齐所有测试用品。

(2) 75%乙醇消毒手指待酒精完全挥发后再采血,避免用碘剂消毒。

(3) 防止采血时过度挤压针刺点,以免造成末梢血被组织液稀释而导致所测血糖值偏低。

(4) 定期清洁探头上的血迹和污垢。

(5) 试纸应置于避光、干燥、密封的地方保存,温度应在30℃以下,切勿放入冰箱或阳光下直射;确定试纸在保质期内,每张试纸只能使用一次;取出一张即刻将瓶盖盖紧,即用即取,防止与空气接触发生氧化反应失效;试纸代码应与血糖仪相符。

护考链接

黄梅香,女,58岁。4年前因多饮、多食、多尿、消瘦,并伴血糖升高、尿糖强阳性而被确诊为糖尿病。经适当休息与运动、饮食控制与口服降血糖药物后,病情稳定。

问题:1. 该患者血糖监测的目的是什么?
2. 你如何指导患者正确使用血糖仪?

(6) 血糖仪应置于10~40℃的干燥环境中,每年请专业人员校正1~2次。

(7) 危重病患者血糖控制的目标范围是6.1~8.3 mmol/L。每3个月监测一次糖化血红蛋白,达到长期血糖控制的效果。

【评价】

1. 操作方法正确,患者无不适反应。
2. 护患沟通有效,患者配合。

(王正银)

第3节 中心静脉置管术及中心静脉压测定的配合与护理

一、中心静脉置管术的配合与护理

中心静脉置管术是临床常见的一种重要的有创诊疗措施,主要适用于危重患者和重大手术时的患者,在快速扩容、中心静脉给药、术后营养支持、监测中心静脉压等方面都发挥着重要的、不可替代的作用。通常选用的中心静脉有颈内静脉、锁骨下静脉及股静脉。如需要监测中心静脉压力,应选择锁骨下静脉或颈内静脉。

第1章 内科护理技术

案例1-4

牛红,女性,30岁,因家庭矛盾自服农药,3小时后被家人发现急送医院。来院时昏迷,有大蒜味,呼吸急促,双侧瞳孔如针尖样大小。初步诊断为"有机磷农药中毒"。请正确配合医生进行中心静脉置管。

问题:1. 该患者中心静脉置管的目的是什么?
　　　2. 怎样正确实施操作过程?有哪些注意事项?
　　　3. 结束中心静脉置管最重要的指征是什么?

(一)目的

1. 监测中心静脉压。
2. 静脉输液、给药、输血、快速扩容。
3. 静脉营养。
4. 抽取静脉血标本(此处仅适宜采集血培养标本)。
5. 实施血浆置换、血液透析及血液滤过等血液净化治疗。
6. 放置肺动脉漂浮导管和起搏导管。

(二)适应证

1. 病情危重的患者。
2. 各种原因所致的大出血。
3. 癌症患者进行化疗。
4. 紧急放置心内起搏导管。
5. 测量中心静脉压。

(三)禁忌证

无绝对禁忌证,但在下列情况时应谨慎使用。

1. 肝素过敏。
2. 穿刺局部疑有感染或已有感染。
3. 严重出血性疾病、溶栓或应用大剂量肝素抗凝时。
4. 心脏及大血管内有附壁血栓。
5. 上腔静脉综合征。

(四)操作流程

【评估】

1. 患者病情、意识状态、穿刺点皮肤情况。
2. 对清醒患者告知深静脉置管的目的及方法,取得患者配合。
3. 患者周围环境、光照情况。

【计划】

1. 护理人员准备　着装规范,举止端庄大方。洗手,戴口罩。
2. 用物准备　消毒治疗盘、碘伏、棉签、3～6U/ml的肝素生理盐水500ml、2%利多卡因10ml、中心静脉置管包1个(包括可撕裂鞘的穿刺针、导管等)、中心静脉测压装置(包括带刻度的测压标尺、三通等)以及输液器2个、除颤器及相关的急救药品。有条件的医院采用压力传感器测压者,则需准备多功能监护仪1台、压力传感器1个、压力套装1个。根据患者病情选用单腔、双腔或三腔中心静脉导管。

3. 环境准备　环境安静整洁安全,光线充足,室温适宜,适合操作。
4. 患者的准备　置管前检查患者的出凝血功能。对于清醒患者,应取得患者配合,并给予适当镇静。与患者或家属(不清醒患者)签知情同意书。

【实施】

1. 操作过程　见表1-4。

表1-4　中心静脉置管术操作过程

步骤	内容	护患沟通
准备	着装规范、洗手、戴口罩,备齐用物携至床旁	
问候、核对	问候患者,查看床头牌、腕带,核对姓名、床号,评估患者	请问您的家属叫什么名字?(牛红)
解释	解释中心静脉置管目的、作用、操作步骤、术中配合及注意事项。下面以首选的右侧锁骨下静脉置管为例	牛红病情危重,锁骨下静脉置管可快速换出有毒血浆,希望您能同意置管(只要能救活我妻子)
取体位	协助患者去枕仰卧,肩下垫以小枕,将头后仰低15°～30°,将头转向操作者对侧,以保持静脉充盈。肩下铺无菌巾	
定位穿刺点	右锁骨上法穿刺点于胸锁乳突肌锁骨头后缘与锁骨夹角的平分线上,朝向对侧乳头;右锁骨下法穿刺点位于锁骨中点或稍偏内、锁骨下1cm处,针头朝向胸骨上切迹	
消毒	常规消毒穿刺点周围皮肤20cm 3次,戴无菌手套,铺治疗巾、无菌洞巾,抽生理盐水接导管后预冲导管,局部浸润麻醉	
穿刺静脉	用带有可撕裂鞘的穿刺针,在选定的中央路径穿刺点进针,见回血后向前平推导管鞘1～2cm,退出穿刺针	
置入导管	将导管从导管鞘尾部缓慢、匀速推进到腔静脉预定部位,深度为3.5～4.5cm	
冲洗导管	接注射器抽到回血后,一推一停脉冲式推注含肝素的生理盐水,冲洗管腔以防止血栓形成;拿住可撕裂鞘侧翼退出血管后完全撕开撕裂鞘。如有导引钢丝就从导管尾部退出。接三通并转动三通使输液瓶与中心静脉导管相通,用于补充液体并保持静脉管的畅通	
固定导管	将导管用缝线固定在皮肤上,碘伏消毒穿刺点待干后纱布固定,用导管夹、固定夹和胶带固定导管,局部用透明贴膜粘牢固,固定留在体外的导管,接正压接头并用肝素帽封管、固定;在胶贴上注明穿刺者、穿刺日期和时间、置管深度等信息。使输液瓶与静脉导管相通	
观察、整理、记录	密切观察患者病情变化,协助患者取舒适卧位,整理床单位,用物分类处理;洗手	
确认导管位置	胸部X线检查,确认导管位置;记录	
拔除导管	向患者或家属解释拔管目的。让患者处于较舒适的体位,沿与皮肤平行的方向慢慢拔出导管。遇到阻力时,可在局部热敷20～30分钟后慢慢拔出;如仍有阻力,复查X线片,导管拔出后测量和观察导管,确定导管全部被拔出。消毒穿刺点,以无菌敷料覆盖。用物分类处理,洗手,记录	牛女士您恢复得很好,我来为您拔管(好的) 请放松不动,您配合得很好。拔管结束,穿刺点敷料要保持干燥(我记住了) 您好好休息,我会常来看您的(谢谢你救了我)

考点:中心静脉穿刺首选静脉

2. 注意事项

(1) 操作时必须严格无菌操作技术。

(2) 在选定穿刺点进针,将针斜面向上进行穿刺。见到回血后,连同可撕裂鞘一起沿着血管前行,确认可撕裂鞘全部进入血管后方可退出钢针;退出的钢针不能再次进入鞘内,以免切断鞘管造成栓塞。

(3) 中心静脉导管一般采用医用聚氨酯材料,具有极好的生物相容性。导管在 X 光下清晰可见,并配以特制的柔性软头,可最大限度地避免血管损伤。导管置入后拍胸部 X 线片,检查插管位置是否正确及有无气胸发生。

(4) 无针接头至少每 7 天更换 1 次;输全血或成分血时,输血装置和附加过滤器应在每一个单位全血或成分血输入后更换 1 次,或每 4 小时更换 1 次,如怀疑被污染或系统完整性受损时,应立即更换。用生理盐水在不相容药物和液体应用前、后冲管来确保导管通畅。

(5) 冲管液的最小量应为导管和附加装置容量的 2 倍。附加装置包括三通、延长管、肝素帽、无针接头及过滤器等,所有附加装置应为螺旋口设计,可防止使用过程中连接处断开。

(6) 保持穿刺部位清洁、干燥,穿刺点敷料可 5~7 日更换 1 次,如有渗血或污染应及时更换。

(7) 置管并发症的观察:心律失常;出血、血肿;正确摆放患者体位防止损伤神经及淋巴管;突然出现胸闷、胸痛、呼吸困难,甚至血压下降等气胸、血气胸症状;空气栓塞;导管打结等。

(8) 留管并发症的观察:穿刺局部出现红、肿、痛或皮温升高而原发病无法解释时,应考虑导管相关性感染;血栓形成及栓塞;管腔堵塞;导管打结;空气栓塞等。

(9) 拔管后静卧 30 分钟。

> **链接**
>
> **颈内静脉穿刺**
>
> 根据穿刺点与胸锁乳突肌的关系,穿刺径路分为前位径路、中央路径和后侧路径。前位路径穿刺点位于胸锁乳突肌前缘中点、颈动脉搏动的外侧 0.5~1cm,穿刺方向为同侧乳头和肩部,穿刺深度一般为 3~4cm;中央路径穿刺点位于胸锁乳突肌胸骨头、锁骨头及锁骨形成的三角形顶点,穿刺方向为同侧乳头,如能摸清颈动脉搏动,则按颈动脉平行方向穿刺;后侧径路穿刺点位于胸锁乳突肌锁骨头后缘、锁骨上 5cm,或颈外浅静脉与胸锁乳突肌交点的上方,穿刺方向为胸骨上切迹,紧贴胸锁乳突肌腹面,深度不超过 5cm。并发症相对少些。

> **链接**
>
> **股静脉穿刺**
>
> 股静脉穿刺时患者仰卧,大腿外旋并外展 30°。穿刺点位于腹股沟韧带下 2~3cm、股动脉搏动点内侧 1cm,针尖指向剑突,与皮肤呈 45°,一般进针 3~5cm 即可抽到回血。如需中心静脉压监测不选股静脉。

二、中心静脉压测定的护理

中心静脉压(central venous pressure,CVP)指上、下腔静脉或右心房内的压力,正常值为 5~12cmH$_2$O[①],即 3.7~8.9mmHg,但有时存在很大的个体差异。它可判断患者血容量、右心功能与血管张力的综合情况,是评价重症患者血流动力学的重要指标。

---

① 1cmH$_2$O=0.098kPa

案例1-5

牛红,女性,30岁,因家庭矛盾自服农药,3小时后被家人发现急送医院。来院时昏迷,有大蒜味,呼吸急促,双侧瞳孔如针尖样大小。初步诊断为"有机磷农药中毒"。请遵医嘱正确实施中心静脉压的测定。

问题:1. 该患者中心静脉压测定的目的是什么?
2. 怎样正确实施操作过程?有哪些注意事项?
3. 结束中心静脉压测定最重要的指征是什么?

(一) 目的

1. 监测大手术的患者CVP,以使血容量维持在最佳水平。
2. 了解危重症患者有效血容量、心功能和周围循环阻力的情况。
3. 观察血容量的动态变化,有无循环超负荷的危险,以指导临床补充血容量或液体。
4. 鉴别不明原因的急性循环衰竭的原因,患者少尿或无尿的原因。

(二) 适应证

1. 严重创伤、各种休克及急性循环功能衰竭等病情危重的患者。
2. 各种大、中手术,尤其是心血管、脑和腹部大手术。
3. 需大量快速输血、补液的患者。

(三) 禁忌证

无绝对禁忌证,但在穿刺静脉局部感染或血栓形成、凝血功能障碍等情况时应谨慎使用。

(四) 操作流程

【评估】

1. 对神志清楚者应告知目的以取得合作。
2. 了解中心静脉置管情况包括部位、穿刺点及通畅情况。
3. 了解患者身体情况,有无活动、频繁咳嗽、机械通气治疗,是否进行吸痰等治疗。

【计划】

1. 护理人员准备　着装规范,举止端庄大方。洗手,戴口罩。
2. 用物准备　消毒治疗盘、生理盐水100ml、输液器、专用测量标尺、压力传感器、传感器电缆、5ml注射器2支、多功能监护仪。
3. 环境准备　环境安静整洁安全,光线充足,室温适宜,适合操作。
4. 患者的准备　对于清醒患者,应取得患者配合;对于烦躁及神志不清的患者,应予严加防范,适当约束。病情许可时,适当应用镇静药。

【实施】

1. 操作过程　见表1-5。

表1-5　中心静脉压测定操作过程

步骤	内容	护患沟通
准备	着装规范,洗手,戴口罩,备齐用物携至床旁	
问候、核对	问候患者,查看床头牌、腕带,核对姓名、床号,评估患者	请问您的家属叫什么名字?(牛红)
解释	解释中心静脉压测定目的、作用、操作步骤、术中配合及注意事项	中心静脉压测定可判断其心功能,希望您同意(只要对牛红治疗有利)

考点:中心静脉压测定的目的

续表

步骤	内容	护患沟通
取体位	协助患者取平卧为位,头部尽可能不垫枕头。检查中心静脉置管通畅情况	
水压力计测压（标尺法）	准备测压计的玻璃(或塑料)测压管：将一直径 0.8~1.0cm 的玻璃管和刻有"cmH_2O"的标尺,一起固定在输液支架上；调节参考点(零点)：标尺零点对准腋中线第 4 肋间右心房水平(图1-6)	
测定 CVP	使三通开关一端与输液器相连,另一端接中心静脉导管(连接管内应排出气泡充满液体)。输液器卡入标尺内,关闭中心静脉端,将测压端与输液端相通,使测压端液面高于预计的静脉压后转动三通,关闭输液端,使测压端与中心静脉端相通,观察测压端液面下降,当液面不再下降时水平地观察测压标尺上的读数,记录在治疗卡上	
测压间歇	测压完毕,调整三通方向,阻断测压一端,将中心静脉导管与肝素生理盐水相通,以便在测压间歇输入肝素生理盐水,防止导管内血液凝固(如有输液,则不需要持续输入肝素生理盐水)	
调整输液滴数	再转动三通开关,使输液瓶与静脉导管相通,按医嘱调整输液滴数	
观察、整理、记录	密切观察患者病情变化,协助患者取舒适卧位,整理床单位,用物分类处理；洗手,记录	

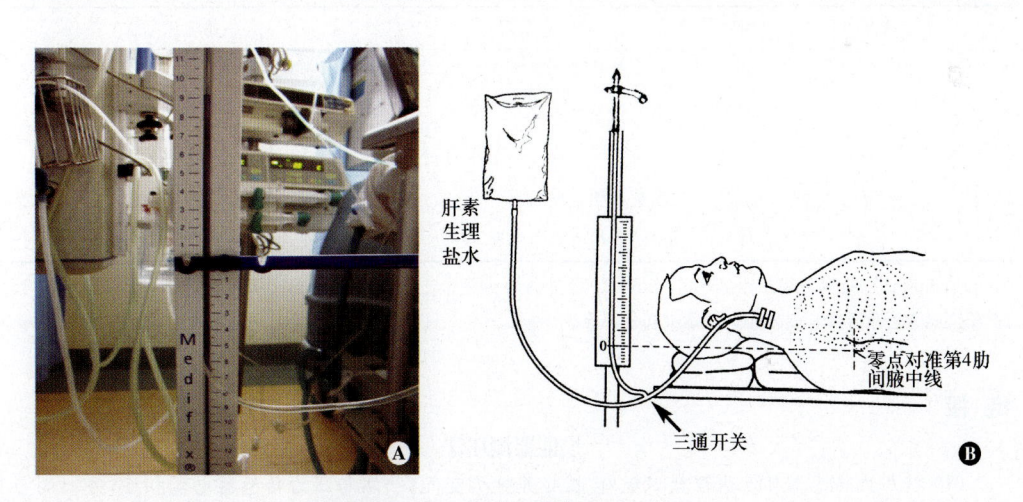

图 1-6 中心静脉压测定装置与校零

2. 注意事项

（1）严格无菌操作技术,每日更换测压管。采用压力传感器测压者压力传感器应 72 小时更换 1 次；保持穿刺部位清洁、干燥,穿刺点敷料可 5~7 日更换 1 次,如有渗血或污染应及时更换。

(2) 测压管零点必须与右心房中部在同一平面,相当于腋中线第四肋间的水平,体位变动后应重新调零点。

(3) 测压时测压管内应充满液体(生理盐水),不能有气泡。

(4) 测压后及时关闭测压端,打开输液通道,避免血液回流引起导管堵塞。

(5) 管路应保持密闭、畅通,防止管道受压、扭曲、接头松动或脱落。压力套装内的压力应保持在300mmHg,以防持续测压时血液回流导致管路堵塞。中心静脉导管不作输血用,以免影响中央静脉压力监测而致导管阻塞。

(6) 患者烦躁、咳嗽、屏气、伤口疼痛等因素均可影响中心静脉压的数值,应等待患者稳定10~15分钟后再测压。机械通气时常会使胸膜腔内平均压升高,因此测压时如患者情况许可,最好暂时断开呼吸机。如有终末正压(PEEP)则按一定比例减去一定数值($4cmH_2O$ PEEP=1mmHg)。

(7) 中心静脉导管保留时间长短与感染发生率有密切关系,需要长期留置导管的患者可以选用抗感染的中心静脉导管。应经常评估导管留置的必要性,一旦导管留置不再必需或导管局部皮肤出现红肿、渗液,应立即拔除导管。

【评价】

1. 操作方法正确,患者无不适反应。
2. 护患沟通有效,患者配合。
3. 中心静脉导管固定妥当,保持通畅。

> **链接**
>
> **中心静脉压与补液的关系(表1-6)**
>
> 表1-6 中心静脉压与补液的关系
>
> | | CVP | BP | 原因 | 处理原则 |
> |---|---|---|---|---|
> | 1. | 低 | 低 | 血容量严重不足 | 给予充分补液 |
> | 2. | 低 | 正常 | 血容量轻度不足 | 给予适当补液 |
> | 3. | 高 | 低 | 心功能不全或血容量相对过多 | 给强心药,纠正酸中毒,舒张血管 |
> | 4. | 高 | 正常 | 容量血管过度收缩 | 舒张血管 |
> | 5. | 正常 | 低 | 心功能不全或血容量不足 | 补液试验 |
>
> 注:补液试验是取等渗盐水250ml,在5~10分钟内快速静脉注入;BP升高而CVP不变,提示血容量不足;如BP不变,CVP升高3~$5cmH_2O$,提示心功能不全。

> **链接**
>
> **换能器测压法**
>
> (1) 将压力传感器插入生理盐水瓶内,挂起并排尽空气;一端与压力传感器电缆相连,另一端与中心静脉导管相连。
>
> (2) 校零:将传感器与大气相通,按监护仪上的CVP模块"zero"键,待屏幕上显示为"0"时,将传感器与静脉端相通,观察监护仪上的数值及波形。
>
> (3) 读取数值,记录。

第 1 章　内科护理技术

链接

CVP 波形监测

(1) 正常波形：正常右心房平均压为 1.5~4.5cmH$_2$O，典型 CVP 波形包括 3 个正向波 a、v、c 波和 2 个负向波 x、y 波。a 波由心房收缩产生；x 波为心房舒张和心室收缩带动三尖瓣环关闭、房室连接处向下运动而产生；c 波是三尖瓣关闭所产生的轻度压力升高；v 波是右心充盈同时伴随右心室收缩，三尖瓣关闭时心房膨胀的回力引起；y 波是由三尖瓣开放，右心房排空而产生。正常波形与心电图对照(图 1-7)。

(2) 异常波形：①a 波抬高和扩大：见于右心室衰竭、三尖瓣狭窄和反流、心脏压塞、缩窄性心包炎、肺动脉高压及慢性左心衰竭、容量负荷过多。②v 波抬高和扩大：见于三尖瓣反流、心脏压塞、舒张期充盈压升高；缩窄性心包炎的 x 波、y 波均明显。③自发呼吸时，吸气压力波幅降低，呼气增高；机械通气时变化更显著。

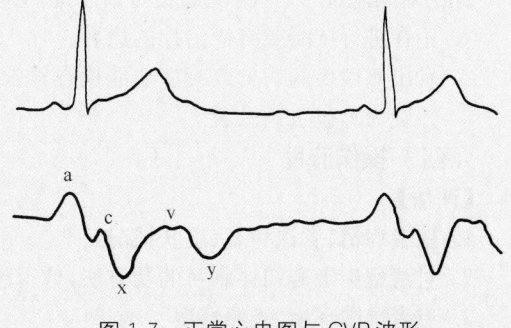

图 1-7　正常心电图与 CVP 波形

护考链接

胡其，男，20 岁，打架时左胸部被刀刺伤。半小时后急诊入院，血压 50/30mmHg，脉搏 134 次/分，估计失血超过 1800ml。

问题：1. 你认为可能性最大的诊断是什么？
　　　2. 该患者中心静脉置管的目的是什么？
　　　3. 中心静脉压监测的目的是什么？

(王正银)

第 4 节　常用穿刺术的配合与护理

一、胸腔穿刺术

胸腔穿刺术是用无菌注射器或特制穿刺器械经皮肤刺入胸膜腔内，抽取胸腔积液或积气进行诊断或治疗的一项重要诊疗技术。

案例 1-6

贾子东，男，60 岁，慢性支气管炎(简称慢支)，近一周逐渐出现呼吸困难，不能平卧，左肺呼吸音明显减弱，心率 120 次/分，节律不齐。X 线胸片提示左胸腔积液，B 型超声(B超)显示左胸腔 5cm×4cm×3.5cm 积液。初步诊断为"慢支合并胸腔积液"。

问题：1. 该患者胸腔穿刺术的目的是什么？
　　　2. 怎样正确实施操作过程？有哪些注意事项？

(一) 目的

1. 排出胸腔积液或积气，减轻压迫症状，避免胸膜粘连增厚。
2. 抽取胸腔积液送检，以明确胸水性质及细菌种类，协助诊断。
3. 胸腔内注射药物，进行治疗。

(二) 适应证

1. 胸腔积液性质不明者。
2. 胸腔大量积液或气胸者。
3. 脓胸抽脓灌洗治疗或恶性胸腔积液,需胸腔内注入药物者。

(三) 禁忌证

无绝对禁忌证,以下情况属相对禁忌证,必要时应积极干预后再考虑穿刺。

1. 正在进行抗凝或溶栓治疗的患者。
2. 有出血性疾病病史或凝血功能检查异常者。
3. 怀疑为肺包虫病患者。

(四) 操作流程

【评估】

1. 患者病情、意识状态、皮肤情况。
2. 对清醒患者告知穿刺目的及方法,取得患者配合。
3. 患者周围环境、光照情况。

【计划】

1. 护理人员准备　着装规范,举止端庄大方。洗手,戴口罩。
2. 用物准备　常规消毒治疗盘内盛:无菌胸腔穿刺包内主要器械为16～18G穿刺针,尾部可接三通活塞或医用硅胶管,另备血管钳、洞巾、无菌纱布、消毒碗、无菌手套、10ml及50ml注射器、皮肤消毒用品、2%利多卡因溶液、0.1%肾上腺素溶液,无菌试管及标本瓶,根据病情需要准备吸氧设备。
3. 环境准备　环境安静整洁,光线充足,室温适宜,酌情关闭门窗,适当遮挡患者。
4. 患者准备　胸部计算机层析成像(CT)或胸部B超检查,以明确胸腔积气或积液部位及量,确定最佳穿刺部位并做记号。根据病情予以适当镇静。

【实施】

1. 操作过程　见表1-7。

表1-7　胸腔穿刺术操作过程

步骤	内容	护患沟通
准备	着装规范,洗手,戴口罩,备齐用物携至床旁	
问候、核对	问候患者,查看床头牌、腕带,核对姓名、床号,评估患者	大爷您好,请问您叫什么名字?(贾子东)
解释	解释胸腔穿刺目的、作用、操作步骤、术中配合及注意事项	大爷,胸腔穿刺有些疼,我会告诉您怎样配合,不用担心。(好的)
取体位	协助患者取坐位(图1-8),或半坐卧位(图1-9),左侧上肢上举过头,暴露侧胸及前胸部	这个体位舒适吗?(舒适)
定位穿刺点	气胸患者选择患侧锁骨中线第2肋间或略偏外侧(图1-10),中、大量的胸腔积液,选择腋后线第7～8肋间(图1-9)或肩胛骨下(图1-8)为穿刺点	
皮肤准备	协助医生以穿刺点为中心常规消毒皮肤,消毒直径在20cm以上,铺洞巾(护士用胶布固定洞巾2个上角)	现在给您消毒皮肤,怎么样?(有点儿凉)

考点:常规穿刺点

续表

步骤	内容	护患沟通
麻醉	戴手套,协助医生用10ml注射器抽取2%利多卡因,在穿刺点自皮肤至壁层胸膜进行分层麻醉直至进入胸膜腔,回抽有液体后直接拔出注射针头	请别动,憋一口气。(好) 您配合得很好,现在可以放松一下
穿刺过程	术者以左手固定穿刺点部位皮肤,右手持穿刺针以与局麻注射针头相同的角度刺入,有落空感提示针头已进入胸腔。术者固定针头,助手戴手套抽吸液体并计量	请再次憋一口气别动(好的) 大爷怎么样?(还可以)
整理	穿刺完毕,拔穿刺针,压迫穿刺点片刻,局部再次消毒,覆盖无菌纱布后用胶布固定。协助患者取舒适体位,整理床单位,用物分类处理	这个体位舒适吗?(舒适) 床头呼叫器在这儿,有什么不适及时叫我。我会常来看您,谢谢您的配合(谢谢医生护士)
送检	尽快送检已贴上标签的胸液标本	
记录	洗手,记录抽出液体的颜色、性质、量及患者的反应	

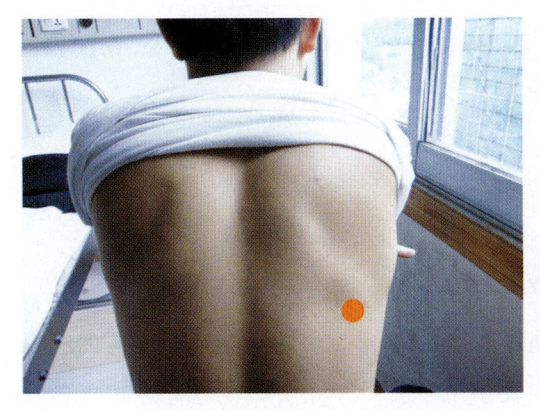

图 1-8 坐位胸腔积液穿刺点

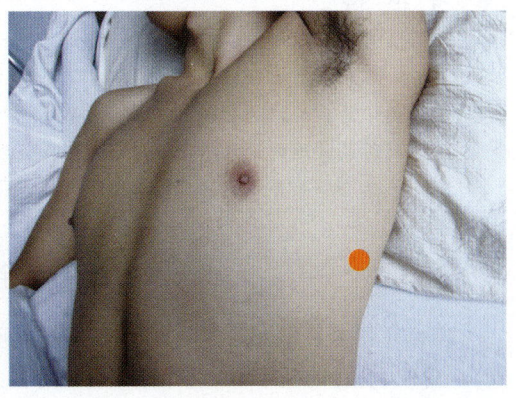

图 1-9 半坐卧位胸腔积液穿刺点

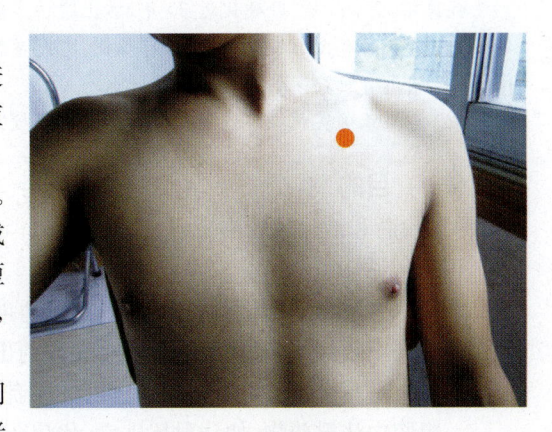

图 1-10 气胸穿刺点

2. 注意事项

(1) 严格无菌操作,操作中要防止空气进入胸腔,始终保持胸腔负压。再次穿刺时,应尽量避开原穿刺点。

(2) 操作过程中应密切观察患者的反应。如有头晕、面色苍白、出汗、心悸、胸部压迫感或剧痛、晕厥等胸膜反应;或出现连续性咳嗽、气短等现象时,立即停止抽液,给以吸氧等对症处理,必要时可皮下注射肾上腺素0.3~0.5mg。

(3) 穿刺点选在腋中线时,穿刺针应在肋间隙中间刺入,以避开肋间血管和神经;穿刺中术者固定针头以防止摆动或移位而损伤肺组织。

(4) 抽吸费力或抽出物为血性泡沫液体,穿刺针可能误穿入肺组织,应将穿刺针退出少许到胸膜腔。

> **链接**
> **胸腔穿刺并发症**
> 胸腔穿刺并发症有气胸、出血、膈下脏器损伤、胸膜反应、复张性肺水肿、胸腔感染、肿瘤种植等。

（5）每次抽液、抽气不可过多、过快，诊断性抽液为50～100ml盛入无菌标本容器中送检；如做细菌培养，应将无菌试管口及棉花塞经酒精灯火焰烧灼，防止胸液标本被污染；做细胞学检查至少需100ml，并应立即送检，以免细胞自溶。减压抽液，首次不超过600ml，以后每次不超过1000ml，以防纵隔复位太快，引起循环障碍；如为脓胸，每次尽量抽尽。视病情需要行B超显示下胸腔穿刺。

（6）观察患者呼吸、脉搏、胸痛等情况，注意穿刺点有无渗血、渗液或气体逸出。

【评价】
1. 操作方法正确，患者无不适反应。
2. 护患沟通有效，患者配合。

> **链接**
> **胸腔闭式引流**
> 胸腔闭式引流是经胸壁向患者胸膜腔内置入引流管道，通过单向引流装置持续排出胸膜腔内气体或液体的治疗方法。

> **护考链接**
> 邓普，男性，33岁，右胸车祸伤1小时，呼吸困难，发绀。查体：脉搏130次/分，血压76/50mmHg。右前胸可触及皮下气肿，右胸叩鼓音，右肺呼吸音消失。
> 问题：1. 你认为最迫切的护理诊断是什么？
> 　　　2. 此时最紧迫的抢救措施是什么？
> 　　　3. 该患者胸腔穿刺的目的是什么？

二、腹腔穿刺术

腹腔穿刺术是用无菌穿刺针直接从皮肤刺入腹膜腔，引出腹水、注入药物或气体的一项安全、简便、易行的基本临床诊治技术，是外科急腹症诊断中不可缺少的诊断手段之一。

> **案例1-7**
> 钱民丁，男，63岁，肝硬化近20年，右上腹持续胀痛，伴发热1个月余。体检：体温38℃，肝肋下4cm，质硬，表面有大小不等的结节，有压痛，有大量腹水。初步诊断为"肝癌"。
> 问题：1. 该患者腹腔穿刺术的目的是什么？
> 　　　2. 怎样正确实施操作过程？有哪些注意事项？

（一）目的
协助诊断和治疗腹腔内疾病。

（二）适应证
1. 抽取腹腔积液做化验和病理检查，以协助诊断。
2. 腹部闭合性损伤、怀疑有脏器破裂或内出血者，通过穿刺明确诊断。
3. 对大量腹水引起严重胸闷、气促、少尿者，适当放液以缓解症状。
4. 腹腔内注射药物，如注射抗生素、化疗药物以协助治疗疾病。
5. 腹腔手术需施行人工气腹者。

（三）禁忌证
无绝对禁忌证，以下情况属相对禁忌证，必要时应积极干预后再考虑穿刺。

1. 严重凝血功能异常者。
2. 严重肠胀气、妊娠者。
3. 粘连性腹膜炎、包虫病及卵巢囊肿者。
4. 因躁动而不能合作者。
5. 膀胱充盈未行导尿者。

（四）操作流程

【评估】

1. 患者病情、意识状态、呼吸困难的程度、腹部皮肤情况。
2. 对清醒患者告知穿刺目的及方法，取得患者配合。
3. 患者周围环境、光照情况。

【计划】

1. 护理人员准备　着装规范，举止端庄大方。洗手，戴口罩。
2. 用物准备　常规消毒治疗盘内盛无菌腹腔穿刺包，内有弯盘、治疗碗、小药杯、止血钳、组织镊、5ml及50ml注射器、6号及7号针头、腹腔穿刺针或腹腔穿刺导管、洞巾、纱布、棉球、培养瓶、持针器、缝针、缝线等。无菌手套、消毒橡皮管(70～80cm)、多头腹带、皮尺、盛腹水的容器、2%碘伏棉球、2%利多卡因溶液、吸氧设备，备无菌手术剪、刀和止血钳等。
3. 环境准备　环境安静整洁，光线充足，室温适宜，酌情关闭门窗，适当遮挡患者。
4. 患者准备　B超检查明确积液量和最佳穿刺点，并做记号。穿刺前排尽小便，以免损伤膀胱。测体重、量腹围，以便观察放液前后病情变化。

【实施】

1. 操作过程　见表1-8。

表1-8　腹腔穿刺术操作过程

步骤	内容	护患沟通
准备	着装规范,洗手、戴口罩,备齐用物携至床旁	
问候、核对	问候患者,查看床头牌、腕带,核对姓名、床号,评估患者	师傅您好,请问您叫什么名字?(钱民丁)
解释	解释腹腔穿刺目的、作用、操作步骤、术中配合及注意事项	钱师傅,腹腔穿刺有些疼,我会告诉您怎样配合,不用担心(好的)
取体位	协助患者取坐位,暴露腹部,将腹带放置腹后备用(图1-11)	体位舒适吗?(舒适)
定位	穿刺点选择脐与耻骨联合连线中点的上方1cm偏左或右1.0～1.5cm处(图1-12),或B超定位	
皮肤准备	协助医生以穿刺点为中心常规消毒皮肤,消毒直径在20cm以上,铺洞巾(护士用胶布固定洞巾2个上角)	给您消毒皮肤,怎么样?(有点儿凉)
麻醉	戴手套,协助医生用5ml或10ml注射器抽取2%利多卡因,在穿刺点自皮肤至壁腹膜进行分层麻醉直至进入腹腔,回抽有液体后直接拔出注射针头	您请放松(有点疼)一会儿就好
穿刺过程	术者以左手固定穿刺点部位皮肤,右手持穿刺针与局麻注射针头相同的角度刺入,有落空感提示针头已进入腹腔,医生固定针头,护士协助抽腹水或接腹腔引流管,同时观察患者	钱师傅请别动(好的)您怎么样?(还可以)

续表

步骤	内容	护患沟通
整理	穿刺完毕拔针,压迫穿刺点片刻,局部再次消毒,覆盖无菌纱布后用胶布固定。协助患者取舒适卧位,整理床单位,用物分类处理	这个卧位舒适吗?(舒适)床头呼叫器在这儿,有什么不适及时叫我。我会常来看您,谢谢您的配合(谢谢你们)
送检	尽快送检已贴上标签的腹水标本	
记录	洗手,记录抽出液体的颜色、性质、量及患者的反应	

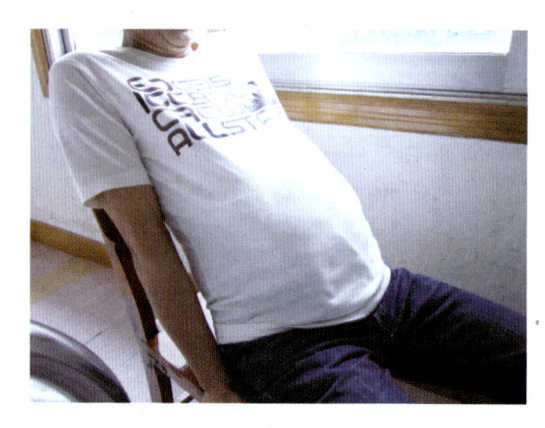

图 1-11 腹腔穿刺坐位

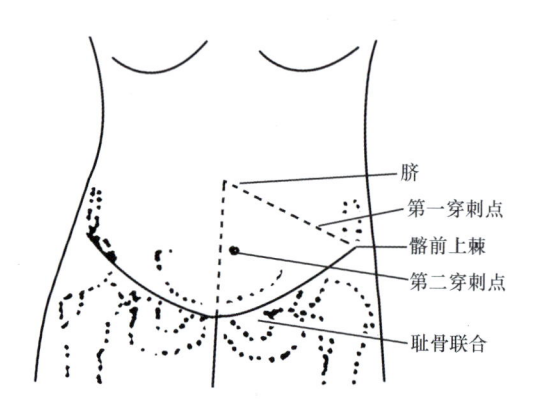

图 1-12 腹腔穿刺点

2. 注意事项

(1)严格无菌操作,防止感染。

(2)穿刺点选择在距病变较近处,叩诊浊音最明显处,卧位的较低处。坐位一般取脐与耻骨联合连线中点的上方1cm偏左或右1.0~1.5cm处;侧卧一般取髂前上棘与脐连线中外1/3处。积液量少时B超定位。在骨盆骨折时,穿刺点应在脐平面以上,以免穿刺针刺入腹膜血肿内而造成腹腔内出血。

(3)注意观察患者神志、呼吸的改变,如出现面色苍白、头晕、心悸、气短、恶心、脉搏增快等症状,应立即停止抽取,让患者卧床休息,予以输液等紧急措施。

(4)腹腔放液速度不宜过快,量不宜过多,每次不超过3000ml(有腹水回输设备则不受此限制)。放液过程中应逐渐缩紧腹部的多头腹带,以防腹压骤减而引发腹部不适、休克等并发症。

(5)大量引流腹水后,患者应卧床休息8~12小时,并密切观察生命体征、尿量、腹围的变化。

(6)保持局部敷料清洁干燥。

(7)视病情需要B超显示下腹腔穿刺。

(8)穿刺前后测量腹围并记录。

【评价】

1. 操作方法正确,患者无不适反应。

2. 护患沟通有效,患者配合。

第 1 章　内科护理技术

> 护考链接
>
> 周某,男,31 岁。上腹部被汽车撞伤 4 小时,患者面色苍白,四肢厥冷,脉搏 140 次/分,血压 60/40mmHg,全腹轻压痛,腹肌紧张及反跳痛。
> 问题:1. 你认为最迫切的护理诊断是什么?
> 　　　2. 此时最紧迫的抢救措施是什么?
> 　　　3. 该患者腹腔穿刺的目的是什么?

三、腰椎穿刺术

腰椎穿刺术是用腰椎穿刺针从皮肤通过腰椎间隙刺入脊髓蛛网膜下腔引出脑脊液或注入药物的一项诊疗技术。对诊断脑膜炎、脑血管病变、脑瘤等神经系统疾病有重要意义。

> 案例1-8
>
> 毛玉刚,男,28 岁。入院前 2 小时突感剧烈头痛,伴频繁呕吐数次,呕吐物为胃内容物,体温(T)37.2℃,脉搏(P)70 次/分钟,呼吸(R)16 次/分钟,血压(BP)140/90mmHg。神志尚清楚,烦躁不安。颈项强直,凯尔尼格征阳性,急诊脑 CT 检查。诊断为"蛛网膜下隙出血"。
> 问题:1. 该患者腰椎穿刺术的目的是什么?
> 　　　2. 怎样正确实施操作过程?有哪些注意事项?

(一)目的
1. 测定脑脊液压力,抽取脑脊液送检或进行脑或脊髓造影,以协助中枢神经系统疾病的诊断。
2. 鞘内药物注射,用于麻醉、控制感染或肿瘤化疗等。

(二)适应证
腰椎麻醉手术、脑膜感染、蛛网膜下隙出血或癌性脑膜炎等。

(三)禁忌证
1. 严重凝血功能异常者。
2. 已知或怀疑颅内高压,即将或已经出现脑疝者。
3. 已知或怀疑颅内或高位颈髓占位性病变者。
4. 非交通性脑积水者。
5. 穿刺部位感染者。

(四)操作流程
【评估】
1. 患者病情、意识状态、穿刺皮肤情况。
2. 对清醒患者告知穿刺目的及方法,取得患者配合。
3. 患者周围环境、光照情况。

【计划】
1. 护理人员准备　着装规范,举止端庄大方。洗手,戴口罩。
2. 用物准备　消毒治疗盘内放无菌腰椎穿刺包,内有 9 号、12 号腰椎穿刺针,5ml 及 10ml 一次性注射器、试管、测压管及三通管、7cm 橡胶管、止血钳、洞巾、纱布、无菌手套、皮肤消毒用品、2%利多卡因、无菌试管、培养瓶、酒精灯、火柴、吸氧设备、鞘内注射药物等。
3. 环境准备　环境安静整洁,光线充足,室温适宜,酌情关闭门窗,适当遮挡患者。
4. 患者准备　穿刺前排尽小便。

【实施】

1. 操作过程 见表1-9。

表1-9 腰椎穿刺术操作过程

步骤	内容	护患沟通
准备	着装规范,洗手,戴口罩,备齐用物携至床旁	
问候、核对	问候患者,查看床头牌、腕带,核对姓名、床号,评估患者	小伙子您好,请问您叫什么名字?(毛玉刚)
解释	解释腰椎穿刺目的、作用、操作步骤、术中配合及注意事项	伙子,腰椎穿刺有些疼,我会告诉您怎样配合,不用担心(好的)
取体位	协助患者取侧卧位,暴露背部两肩及两髂嵴连线互相平行并共同垂直于地平面。让患者头颈部和两膝尽量屈向胸部,呈虾米状(图1-13)	小伙子把下巴挨着胸部,双手交叉抱紧膝关节,您做得很好,请坚持一会儿(好的)
定位	穿刺点选择两侧髂后上棘连线与后正中线的交叉处,一般取第3、4腰椎棘突间隙(图1-13)(儿童腰椎穿刺一般选用腰4至腰5或腰5至骶1间隙作为穿刺点)	
皮肤准备	协助医生以穿刺点为中心消毒皮肤,消毒直径在20cm以上,铺洞巾(护士用胶布固定洞巾2个上角)	正在消毒皮肤,怎么样?(有点儿凉)
麻醉	戴手套,协助医生用10ml注射器抽取2%利多卡因,在穿刺点自皮肤至椎间隙两侧进行分层麻醉	请别动,您配合得很好。
穿刺过程	术者以左手固定穿刺点部位皮肤,右手持带有针芯的腰穿针从局麻皮肤处进针,腰穿针呈10°~15°略向头侧方向穿刺。有落空感提示针头已进入蛛网膜下腔。抽出针芯,脑脊液流出。用压力计测定脑脊液压力,用试管收集脑脊液,护士协助患者头颈部和两膝尽量屈向胸部	请别动,憋气 小伙子感觉怎么样?(还可以)
整理	穿刺完毕拔针,压迫穿刺点片刻,局部再次消毒,覆盖无菌纱布后用胶布固定。协助患者去枕平卧,整理床单位,用物分类处理	卧位舒适吗?(舒适) 床头呼叫器在这儿,有什么不适及时叫我。我会常来看您,谢谢您的配合(谢谢你们)
送检	尽快送检已贴上标签的常规、生化、培养等脑脊液标本	
记录	洗手,记录抽出液的颜色、性质、量及患者的反应	

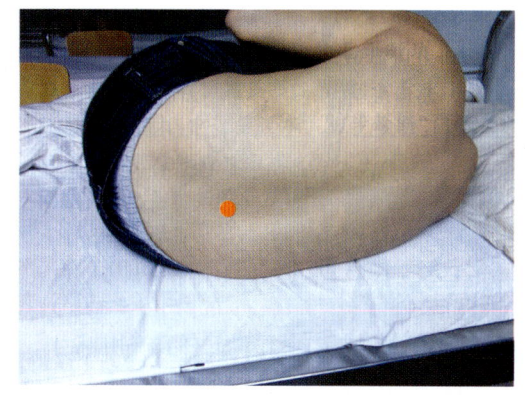

图1-13 腰椎穿刺体位及穿刺点

2. 注意事项

(1) 严格无菌操作,防止感染。

(2) 注意观察患者意识、瞳孔、生命体征的改变,如出现剧烈头痛、频繁呕吐、呼吸加深、血压升高等脑疝前兆,应立即报告医生及时处理。

(3) 穿刺成功后嘱患者全身放松,缓慢舒展颈部,防止头突然后仰。

(4) 术后患者去枕平卧6~8小时,最好24小时内勿下床活动。用吸管多饮水。可在床上侧翻身。

(5) 观察有无渗血,保持局部敷料清洁干燥。

【评价】
1. 操作方法正确,患者无不适反应。
2. 护患沟通有效,患者配合。

> **链接**
>
> **颅内血肿钻孔引流术**
>
> 　　颅内血肿钻孔引流术是应用 CT 定位,在局麻条件下,应用直径 3 mm 的血肿碎吸针进入颅内血肿,通过碎吸针注射尿激酶或肝素到血肿内,对血肿进行持续引流、置换,达到有效止血防治再出血的目的。

> **护考链接**
>
> 　　林青山,男,14 岁,寒战高热、头痛、喷射性呕吐持续 5 小时,精神委靡,面色苍白,血压 70/30mmHg,心率 120 次/分。
>
> 问题:1. 你认为首要的护理诊断是什么?
> 　　　2. 此时最紧迫的抢救措施是什么?
> 　　　3. 该患者腰椎穿刺的目的是什么?

四、骨髓穿刺术

　　骨髓穿刺术是用无菌骨髓穿刺针经皮肤刺入骨髓腔抽取骨髓液,观察骨髓中细胞的数量和质量的变化,对疾病的诊断、疗效的观察和预后的判断具有重要价值。

> **案例1-9**
>
> 　　楼平,男,21 岁。2 周来反复牙龈和鼻出血,咽喉疼痛,并出现畏寒、发热、全身乏力、食欲减退、四肢关节疼痛。体检:面色稍苍白,下颌和颈部淋巴结肿大,胸骨明显压痛。实验室检查:血红蛋白 56g/L,白细胞 $3.4×10^9$/L,幼稚淋巴细胞 15%,血小板 $86×10^9$/L,白细胞碱性磷酸酶阳性率 94%。初步诊断为"急性淋巴细胞白血病"。
>
> 问题:1. 该患者骨髓穿刺术的目的是什么?
> 　　　2. 怎样正确实施操作过程?有哪些注意事项?

(一)目的
采集骨髓液进行细胞学、细菌学检查,进行骨髓腔输液、输血和给药治疗。

(二)适应证
1. 某些造血系统疾病,如白血病、多发性骨髓瘤等的确诊。
2. 患者多次检查外周血异常,有不明原因的肝脾淋巴结大。
3. 骨髓移植。

(三)禁忌证
1. 严重凝血功能异常者如血友病等。
2. 有出血倾向患者。
3. 骨髓炎。

(四)操作流程
【评估】
1. 患者病情、意识状态、穿刺皮肤情况。

2. 对清醒患者告知穿刺目的及方法,取得患者配合。
3. 患者周围环境、光照情况。

【计划】
1. 护理人员准备　着装规范,举止端庄大方。洗手,戴口罩。
2. 用物准备　消毒治疗盘内放无菌骨髓穿刺包:内有骨髓穿刺针、5ml 和 20ml 注射器、7号针头、洞巾、纱布等;无菌手套、消毒用物 1 套、胶布、2%利多卡因、无菌试管、培养瓶、载玻片、推片、酒精灯、火柴等。
3. 环境准备　环境安静整洁,光线充足,室温适宜,酌情关闭门窗,适当遮挡患者。
4. 患者准备　检测出血时间、凝血时间。

【实施】
1. 操作过程　见表 1-10。

表 1-10　骨髓穿刺术操作过程

步骤	内容	护患沟通
准备	着装规范,洗手,戴口罩,备齐用物携至床旁	
问候、核对	问候患者,查看床头牌、腕带,核对姓名、床号,评估患者	小伙子您好,请问您叫什么名字?(楼平)
解释	解释骨髓穿刺目的、作用、操作步骤、术中配合及注意事项	骨髓穿刺有些疼,我会告诉您怎样配合,不用担心(好的)
取体位	协助患者取仰卧位,暴露腹部	体位舒适吗?(舒适)
定位	穿刺点选择两侧髂前上棘后 1~2cm 处。该部骨面较平,易于固定,操作方便,危险性小(图 1-14)	
皮肤准备	患者穿刺部位下铺治疗巾,协助医生以穿刺点为中心消毒皮肤 3 次,消毒直径在 20cm 以上,铺洞巾(护士用胶布固定洞巾 2 个上角)	正在消毒皮肤,感觉怎么样?(有点儿凉)放松点儿。(好的)
麻醉	协助医生用 5ml 或 10ml 注射器抽取 2%利多卡因,在穿刺点自皮肤至骨膜进行分层麻醉	请您坚持一下,别动。(好)
穿刺过程	将骨髓穿刺针固定器固定在 1.5cm 处,术者以左手拇指和示指固定穿刺点部位皮肤,右手持针从局麻皮肤处进针,向骨面垂直刺入,当针尖接触骨质时,将穿刺针左右旋转缓缓钻刺骨质。有落空感提示针头已进入骨髓腔。抽出针芯,接上干燥的 10ml 或 20ml 注射器,用适当力量抽吸约 0.2ml 骨髓液滴于载玻片上做骨髓涂片。如做骨髓细菌培养再抽取 1~2ml 骨髓液	您配合得很好,穿刺成功了。小伙子怎么样?(有轻微刺痛)坚持一会儿,马上就好(好的)
整理	穿刺完毕,左手取无菌纱布置于穿刺点,右手将穿刺针及针芯一起拔出。压迫穿刺点 2 分钟,局部再次消毒,覆盖无菌纱布后用胶布固定。协助患者取舒适位。整理床单位,用物分类处理	穿刺完成了。卧位舒适吗?(舒适)床头呼叫器在这儿,有什么不适及时叫我。我会常来看您,谢谢您的配合(谢谢你们)
送检	同时送检已贴上标签的骨髓涂片和 2 张外周血涂片标本	
记录	洗手,记录抽出的骨髓颜色、量及患者的反应	

2. 注意事项

(1) 严格无菌操作,防止感染。

(2) 注射器与穿刺针必须干燥,以免发生溶血。

(3) 注意观察患者面色、呼吸、脉搏、血压、体温等变化。

(4) 有出血倾向者,应密切注意穿刺处有无渗血,必要时沙袋压迫,保持局部敷料清洁干燥。有出血情况立即报告医生及时处理。

(5) 术后患者卧床休息4～6小时。

(6) 老年人骨质疏松,操作时不要用力过猛;小儿多不合作,应慎重选择穿刺部位。

【评价】

1. 操作方法正确,患者无不适反应。

2. 护患沟通有效,患者配合。

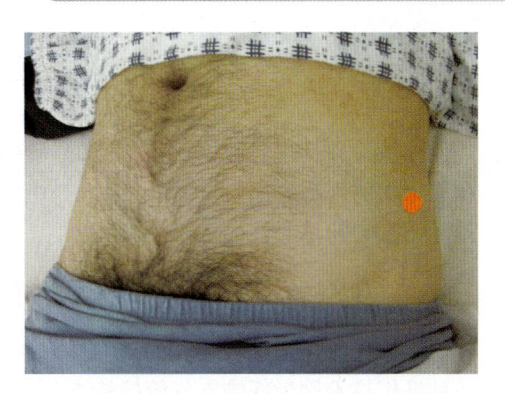

图 1-14 髂前上棘穿刺点

链接

骨髓穿刺部位

(1) 髂前上棘穿刺点:髂前上棘后1～2cm处。

(2) 髂后上棘穿刺点:位于骶椎两侧、臀部上方的突出部位(图1-15)。

(3) 胸骨穿刺点:胸骨柄或胸骨体相当于第1、2肋间隙的位置(图1-16)。胸骨较薄约1.0cm,其后方为心房和大血管,穿刺时骨髓穿刺针固定器固定在1.0cm处,穿刺时针体与骨面成30°～40°角,应严防穿刺针穿通胸骨而发生意外。由于胸骨骨髓含量丰富,当其他部位穿刺失败时,才做胸骨穿刺。

(4) 腰椎棘突穿刺点:位于腰椎棘突突出处。

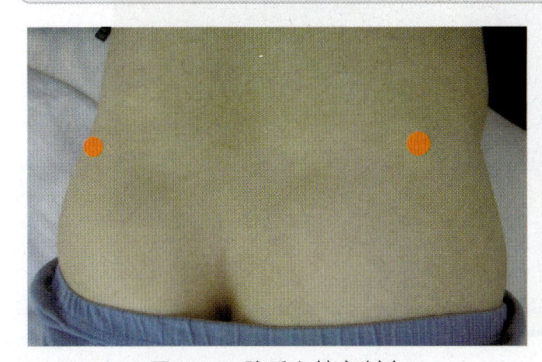

图 1-15 髂后上棘穿刺点

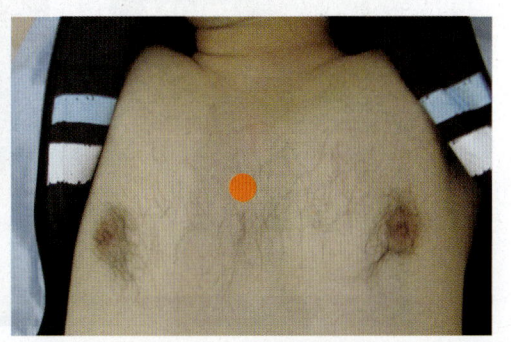

图 1-16 胸骨穿刺点

护考链接

方菲,女,42岁,做油漆工22年。因反复低热、乏力、消瘦1月余而入院。精神委靡,贫血貌,体温37.8℃,脉搏100次/分,呼吸22次/分,血压100/70mmHg;实验室检查:白细胞(WBC)$4.6×10^9$/L,幼稚淋巴细胞15%,血红蛋白(Hb)46g/L,血小板(PLT)$86×10^9$/L。

问题:1. 你认为首要的护理诊断是什么?

2. 该患者骨髓穿刺的目的是什么?

(王正银)

第 5 节　内镜检查的配合和护理

内镜检查是现代腔内疾病检查、治疗和诊断中不可缺少的一种手段。随着内镜检查技术在临床上的广泛应用,护理在内镜检查中的配合、物品的清洁、消毒、灭菌及管理等方面越来越显示出它的重要性。

一、纤维支气管镜

将导光性强并且可弯曲的极细玻璃纤维制成的内镜插入气管、支气管进行检查和治疗的一种操作技术称为纤维支气管镜检查。

> **链接**
>
> **电子内镜**
>
> 随着内镜检查技术的科学发展,电子技术已经成为现代内镜检查的主要方法,电子镜检查逐渐代替了纤维镜检查,其图像清晰、颜色真实、形象逼真的优势越来越得到人们的肯定(图 1-17)。加上固定画面、摄影、录像的配合,与计算机及图文处理系统的融合,更有利于资料的储存、图像的采集和分析(图 1-18)。

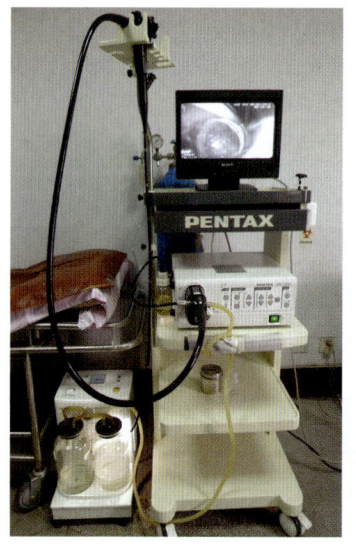

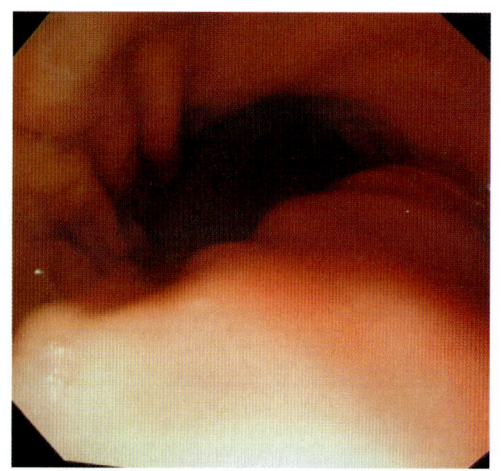

图 1-17　电子内镜　　　　图 1-18　电子内镜图像

案例1-10

患者,男性,58岁,有35年吸烟史。反复咳嗽、咳痰,近一个月来加重,偶尔出现痰中带血丝。自行服用过多种止咳祛痰药物,因效果不佳而就诊。胸部 X 线显示患者右上肺有一块状阴影。为了进一步明确诊断,征得患者的同意,将为他进行纤维支气管镜检查。

问题:1. 纤维支气管镜检查的目的是什么?
　　　2. 有哪些禁忌证和并发症?
　　　3. 怎样配合和护理?

（一）目的

1. **明确诊断**　如通过病理检查，明确肺部肿块的性质、肺癌术前分期及决定切除范围。
2. **协助诊断**　如通过灌洗液，寻找可疑和阳性痰细胞的起源，为感染性疾病提供病原学诊断，尤其是不典型肺结核和支气管结核的诊断。
3. **用于治疗**　如取支气管异物、支气管肺泡灌洗、治疗，清除吸入肺部有害物质，改善肺通气等。

（二）适应证

1. 不明原因咯血，需明确出血部位和咯血原因者。
2. X线胸片显示块影、肺不张、阻塞性肺炎，疑为肺癌者需钳取肺组织作病理切片或刷取肺深部细支气管的分泌物作病原学培养。
3. X线胸片阴性，但痰细胞学阳性的"隐性肺癌"者。
4. 引流呼吸道分泌物、做支气管灌洗；摘除息肉、去除异物、局部止血及用药治疗。

（三）禁忌证

1. 对麻醉药过敏者以及年龄太大、精神不能配合检查的患者。
2. 有严重心肺功能不全、严重心律失常、频发心绞痛者、低血糖患者。
3. 全身状况极度衰弱不能耐受检查者。
4. 严重凝血功能障碍及出血倾向者。
5. 主动脉瘤有破裂危险者。
6. 急性上呼吸道感染、肺部感染、哮喘发作者。

（四）并发症

1. **喉痉挛**　多为麻醉药所致的严重并发症。
2. **低氧血症**　一般插镜时约80%的患者动脉氧分压（PaO_2）下降，操作时间越长，下降幅度越大。
3. **术中、术后出血**　施行了组织活检者均有不同程度出血。
4. **气胸**　主要是由肺活体组织检查（活检）引起。
5. **术后发热**　发生率约6%。

（五）操作流程

【评估】

1. 患者对纤维支气管镜检查的认识、接受、合作程度及有无心理紧张、恐惧等反应。
2. 患者的口腔内有无活动性义齿、鼻腔有无鼻中隔偏曲、鼻腔炎症、阻塞等情况。
3. 患者有无高血压、严重心律失常、心功能障碍、糖尿病等疾病。
4. 检查纤维支气管镜及附属器件的性能和消毒情况。

【计划】

1. 患者准备

（1）有出血倾向者需作凝血时间和血小板计数等检查。
（2）对年老体弱、心肺功能不佳者作心电图和肺功能检查。
（3）患者需有近期胸片，包括正侧位片、必要时有断层片或胸部CT片，以确定病变位置。
（4）术前禁食4小时。
（5）术前清洁口腔，取下活动性义齿。
（6）术前用药，按医嘱术前30分钟肌注地西泮10mg，阿托品0.5mg。

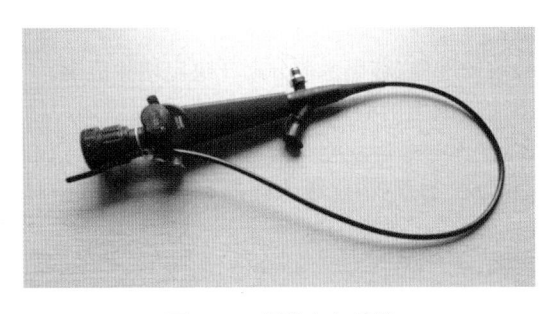

图 1-19　纤维支气管镜

2. 用物准备

(1) 已消毒好的纤维支气管镜(图 1-19)。

(2) 70%乙醇、吸引器、活检钳、细胞刷、冷光源、注射器、弯盘、标本瓶(内盛甲醛固定液)。

(3) 药物：2%利多卡因溶液、1:1000肾上腺素、50%葡萄糖溶液、生理盐水、氧气装置等。

3. 医护人员准备　洗手并消毒手，戴手术帽子、口罩，穿手术衣。

4. 环境准备　环境清洁、安静、温度及湿度舒适，空气质量达到标准。

【实施】

1. 操作过程　见表 1-11。

表 1-11　纤维支气管镜检查操作过程

步骤	内容	护患沟通
准备	护士着装规范、洗手、戴口罩、备齐用物	
问候、核对	问候患者，查看床头牌、腕带，核对病历本、姓名、床号	先生，您好，请问您叫什么名字？(张世昌)
解释	向患者说明检查的目的、操作过程及有关配合方法，以消除患者的顾虑，取得合作	张先生您不要怕，等会我给您吸入一些麻药才做。医生给您插管的时候您不要紧张，尽量用鼻子呼吸，有液体流出时，用纸巾擦了丢在这里，有什么不舒服时告诉我们，不能用手拉管子，好吗？(好的)
局部麻醉	局部麻醉：用2%利多卡因接氧气喷雾，作鼻、咽、喉表面麻醉，每3～5分钟一次，共3次(图1-20)；喷雾后嘱患者做吞咽动作，当感觉咽部麻木、吞咽似有梗阻感时，即表示麻醉已妥	张先生，请您坐好，头后仰，张开嘴巴……吸……好，鼻腔……吸……好，(等3分钟后)再吸……现在怎么样？(吞口水有些困难了) 好，麻醉好了，进检查室吧
取体位	患者一般取平卧位，不能平卧可取坐位。给氧3L/min。颌下垫治疗巾，用毛巾包头部并遮盖眼睛	这个卧位舒适吗？(舒适)
协助插管	协助医生选择经口或鼻插管插镜，经纤维支气管镜内滴入2%利多卡因作黏膜表面麻醉或根据患者情况滴入0.01%肾上腺素止血	现在给您插管了，不用紧张，哎，很好。用嘴巴呼吸，好了，好了
术中配合	协助医生作组织活检、治疗等工作，注意观察病情，有异常及时通知医生，询问患者的感受，鼓励患者继续配合	张先生怎么样了，坚持一会，张嘴深呼吸，马上做完了
拔管	协助医生拔管，帮助擦净患者口鼻部分泌物，扶持患者下检查台	张先生已经做完了，感觉怎样？可以下检查台了，您自己行吗？
整理	清理用物，作初步浸泡消毒，标本及时送检。	
交代注意事项	(1) 卧床休息1～2小时 (2) 漱口，尽快清除口腔中残留的麻药 (3) 不要用力咳嗽，有痰液时轻轻咳出痰液和血液 (4) 1～2小时后可试饮水，无呛咳现象方可进食冷流质食物	插管很成功。回去要注意休息，用温水至凉开水阶梯式的水温漱口10次；2小时后试饮水，待麻醉作用消失后方可进食、进水，以防误吸入气管。开始进食时，以温凉流质、半流质饮食为宜，尽量少说话，使声带得到休息；不要用力，轻轻咳出痰液和血液，有什么不舒服及时告诉我们，谢谢您的配合

第1章　内科护理技术

2. 注意事项

(1) 严格遵守无菌技术操作,预防交叉感染,做好纤维支气管镜及有关器械的清洁、消毒、灭菌工作,并妥善保管。

(2) 术后密切观察患者有无胸痛、呼吸困难、咳大量血性痰,如有上述症状,及时通知医生,做进一步检查并积极配合医生进行抢救。

(3) 观察有无发热、声嘶或咽喉疼痛,如声嘶或咽喉疼痛者,可遵医嘱给雾化吸入。

(4) 一根支气管镜在短时间内多次使用时,应严格消毒,先在流动水里刷洗干净,然后用1:200的3M快速清洗酶冲刷2分钟,再用2%戊二醛浸泡20分钟以上才能给下一位患者使用,以防交叉感染。

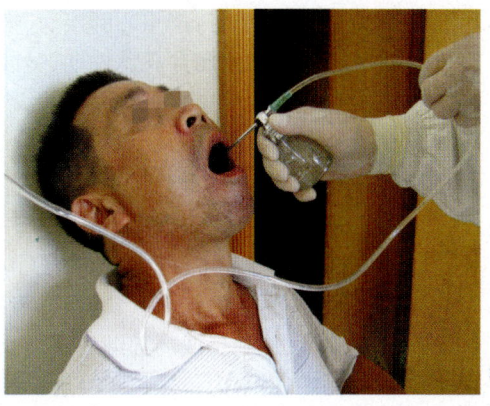

图 1-20　表面麻醉

考点:纤维支气管镜检查的注意事项

【评价】

1. 与患者沟通有效,配合良好。
2. 操作规范,动作轻柔,患者无特殊不适感。
3. 密切观察病情,配合医生对插镜的过程及时作出反应并有效地处理。

二、纤维胃、十二指肠镜

上消化道内镜检查是应用最早、进展最快的内镜检查。其方法就是将内镜插入患者的食管、胃、十二指肠内,以协助诊断或治疗的一项操作技术。通常亦称胃镜检查。

案例1-11

黄女士,32岁。自述4天来上腹部疼痛难忍,特别是胸骨后疼痛、有烧灼感,伴有饱胀、食欲下降等上消化道症状。无既往史,无特殊饮食嗜好。

问题:1. 胃镜检查的目的是什么?
2. 有哪些适应证和禁忌证?
3. 怎样配合胃镜检查?
4. 胃镜检查术前、术后的护理有哪些?

(一) 目的

1. 明确诊断　在胃、十二指肠镜直视下的检查可以确定病变的部位、性质、程度,以明确诊断。
2. 治疗疾病　如上消化道息肉摘除、取出胃内异物、胃内出血者镜下止血、食管静脉曲张注射硬化剂与结扎及食管狭窄扩张术等。

(二) 适应证

1. 出现不明原因的上消化道症状。
2. 不明原因的上消化道出血。
3. 胃黏膜病变和疑有肿瘤患者。
4. 药物治疗及前后对比观察,需要随访观察的病变或手术后随访。

(三) 禁忌证

1. 神志不清、精神失常,不能合作的患者。

2. 休克、昏迷的患者,严重心肺疾病、哮喘、呼吸衰竭不能平卧者。

3. 食管、胃、十二指肠穿孔急性期、腐蚀性食管损伤。

4. 严重急性咽喉疾患者、主动脉瘤及严重颈胸段脊柱畸形者。

5. 急性传染性肝炎或胃肠道传染病一般暂缓检查;慢性乙型、丙型肝炎或病原携带者应具备特殊的消毒措施。

（四）并发症

1. 由于插镜刺激迷走神经及低氧血症可诱发心搏骤停、心肌梗死、心绞痛等。

2. 操作粗暴,盲目插镜可致食管、胃肠穿孔。

3. 感染,吸入性肺炎或局部继发感染或乙型、丙型病毒性肝炎。

考点:胃镜检查的并发症

4. 低氧血症,由于内镜压迫呼吸道引起通气障碍或患者紧张憋气所致。

（五）操作流程

【评估】

1. 患者对胃镜检查的认识、接受、合作程度及有无心理紧张、恐惧等反应。

2. 患者的病情、年龄、意识状态、生命体征、呼吸情况,口腔内有无活动性义齿、咽部情况,有无消化道、血液-体液传播性疾病。

3. 患者在体能上对纤维胃、十二指肠镜检查的承受能力。选择何种检查方法。

4. 检查纤维胃、十二指肠镜及附属器件的性能和消毒情况。

【计划】

1. 患者准备

（1）了解有无麻醉药过敏史。

（2）嘱患者检查前禁烟1天,禁食、禁水8小时。幽门梗阻者,应洗胃后再检查。

（3）检测乙型、丙型肝炎病毒,对阳性者用专门胃镜检查。

（4）检查前取出活动性义齿,以免检查中误吸或误咽。

（5）术前用药:按医嘱术前30分钟肌内注射地西泮10mg,阿托品0.5mg。

2. 用物准备

（1）胃、十二指肠镜检查仪器1套、活检钳。检查胃镜及配件:注意光源、送水、送气是否良好,吸引装置,操纵部旋钮控制的角度等。检查胃镜屏幕影像的清晰度。

（2）胃镜润滑胶浆4ml,有润滑、麻醉和消泡的作用。去甲肾上腺素50~100mg,生理盐水、2%利多卡因。喷雾咽部2~3次。

（3）无菌手套、弯盘、治疗巾、牙垫、乙醇棉球、润滑油(硅油)、纱布、标本瓶(甲醛)等。

3. 医护人员准备　洗手并消毒手,戴口罩、帽子,工作服整洁。

4. 环境准备　环境清洁、安静、温度及湿度适宜,空气质量达到标准。

链接

无痛胃、十二指肠镜检查

无痛胃、十二指肠镜技术在临床上日趋成熟,越来越多的患者在做胃、十二指肠镜检时,都选择了无痛法。准备的方法与常规法相同,检查当天先给患者口服胃镜润滑胶浆4ml,静脉输5%葡萄糖盐水250ml。进入检查室由麻醉师在监护仪监护下,为患者进行静脉麻醉。当患者意识丧失时,由医生插入腔镜检查,护士协助医生作组织活检、治疗等工作,并操作计算机截图并保存图像(图1-21),以便资料收集。检查完毕停止推注麻醉药,患者即清醒,移出检查室,卧床休息,观察20~30分钟,患者无头晕、头痛现象,恢复站立行走即可离开。

【实施】

1. 操作过程　见表1-12。

表1-12　胃、十二指肠镜检查操作过程

步骤	内容	护患沟通
准备	护士着装规范、洗手、戴口罩、备齐用物	
问候、核对	问候患者,核对病历本、腕带、姓名、床号。查对和询问采用何种方式的胃镜检查	阿姨,您好,请问您叫什么名字?(黄娟) 你做常规的方法还是无痛的(常规的)
解释	向患者说明检查的目的、操作过程及有关配合方法,以消除患者的顾虑,取得合作	这是胃镜润滑胶浆,请您先喝了,它有润滑、麻醉的作用
取体位	患者一般取左侧卧位,不能平卧者可取坐位,颌下垫一张消毒治疗巾,双腿屈曲,头稍后仰,放松领扣和腰带,口边置弯盘,嘱患者含上牙垫,轻轻咬住	这体位舒服吗(舒服)
咽喉麻醉	局部麻醉:2%利多卡因喷洒咽喉部2~3次,作咽、喉表面麻醉	给您喷洒一些麻药,含一下再咽下,有利于麻醉
协助插管	协助医生将胃镜从患者口腔缓缓插入。密切观察患者的反应,嘱患者头部位置不动,当插入14~16cm时,嘱患者做吞咽动作。如有恶心,嘱患者张嘴深呼吸,有助于减轻恶心等不适反应(图1-22)	给您插管了,不要动,请张开嘴巴深呼吸,好…现在像吃东西一样,吞咽…很好,张开嘴巴深呼吸,好了
术中配合	协助医生作组织活检、治疗等工作,必要时注入去甲肾上腺素20mg+生理盐水50ml止血。操作计算机截图并保存图像,以便资料收集	黄阿姨,马上就做完了
拔管、交代注意事项	协助医生拔管,帮助擦净患者口鼻分泌物,扶持患者下检查台	插管很成功,已经完成了。回去要注意休息,2小时后试饮水,待麻醉作用消失后方可进食、进水。今天饮食以流质、半流质为宜。有什么不舒服及时告诉我们,谢谢您的配合
整理	清理用物,作初步消毒处理;及时送检标本	

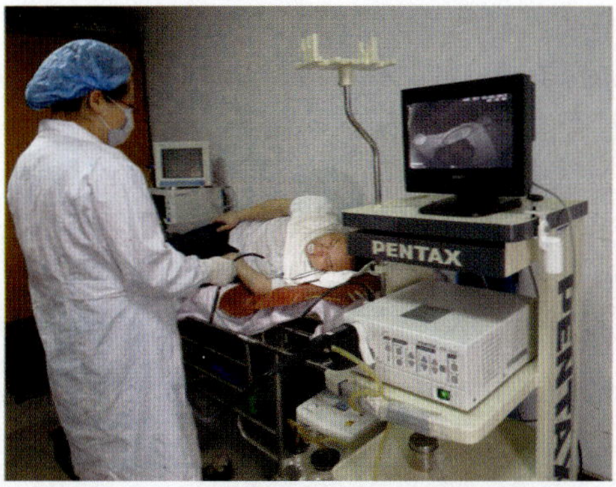

图1-21　无痛胃、十二指肠镜检查

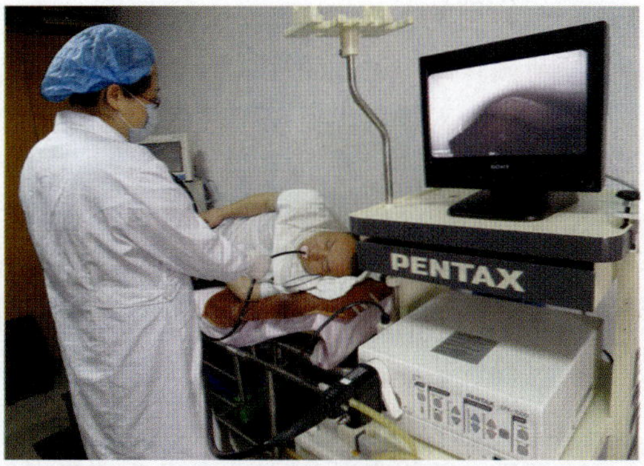

图1-22　插入胃镜

考点:胃、十二指肠镜检查的配合

2. 术后指导

(1) 在咽喉部麻醉作用尚未完全消失前,不要吞唾液,以免呛咳,同时禁食、禁水 2 小时。饮食以流质、半流质为宜。作组织活体检查者,4 小时后方可进冷流质,以减少对胃肠黏膜创面的刺激引起出血。

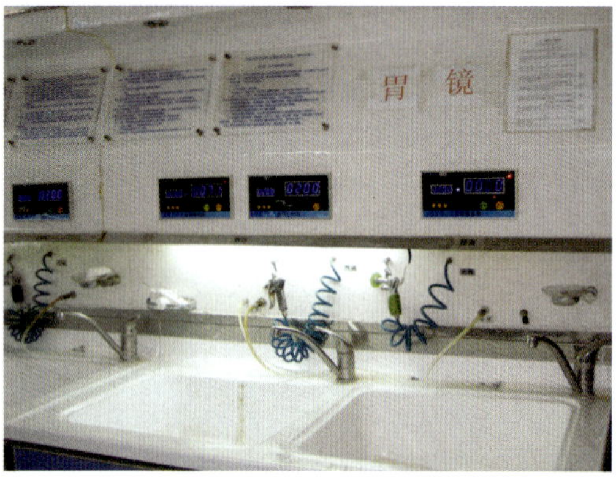

(2) 术后不要用力咳嗽,以免损伤咽喉部黏膜,如有咽喉部疼痛,咽后壁异物感或声音嘶哑,可用温盐水漱口。

3. 注意事项

(1) 胃镜室应设专人管理,每次使用前应全面检查纤维内镜的性能,做好器械的清洁、消毒、保养和保管工作(图 1-23)。

(2) 设消化道传播疾病患者专用胃镜。

【评价】

1. 治疗性沟通有效,关心体贴患者,患者能充分合作。

2. 密切观察病情,并能及时有效处理。

图 1-23 胃镜消毒设施

3. 动作轻柔,操作规范,无意外情况发生。

三、纤维结肠镜

将带光源的内镜经肛门插入直肠、结肠内,以协助诊断和治疗的一项操作技术。

案例 1-12

刘先生,48 岁,体型消瘦。长期不明原因腹痛、腹泻,曾服用过多种治疗肠道疾病的药物,效果均不佳。医嘱做纤维结肠镜检查。

问题:1. 纤维结肠镜检查的目的是什么?
2. 纤维结肠镜检查有哪些适应证与禁忌证?
3. 纤维结肠镜检查术前需要做哪些准备?
4. 如何配合医生进行纤维结肠镜检查?

(一) 目的

1. 明确诊断　通过纤维结肠镜检查以诊断直肠、结肠内病变部位、性质。

2. 治疗　对肠道出血点可行镜下止血或息肉切除及扩张肠狭窄等治疗。

(二) 适应证

1. 原因不明的便血、慢性腹泻或腹痛、腹部包块患者。
2. 临床或 X 线检查发现结肠、直肠有病变但性质不明确者。
3. 结肠癌术前确诊、术后复查者,肠息肉需电凝切除者。
4. 已确诊某些肠道疾病,如肠套叠、肠扭转、肠狭窄的治疗。

(三) 禁忌证

1. 严重心功能衰竭、精神失常及昏迷患者。
2. 怀疑有肠腔穿孔、急性腹膜炎或腹腔广泛粘连者。
3. 急性重度结肠炎,如暴发性溃疡型结肠炎。

4. 急慢性细菌性痢疾（简称菌痢）、阿米巴痢疾及肠道传染病等。

5. 妊娠期妇女。

（四）并发症

1. 肠穿孔。

2. 肠出血。

3. 肠系膜裂伤。

4. 心脑血管意外。

（五）操作流程

【评估】

1. 患者对纤维结肠镜检查的认识、接受、合作程度，有无心理紧张、恐惧等反应。

2. 患者的病情、年龄、意识状态、生命体征、呼吸情况，患者有无高血压、心律失常等情况。

3. 患者在体能上对纤维结肠镜检查的承受能力。选择何种检查方式。

4. 患者肛门情况，注意有无痔疮、肛裂等。

5. 检查纤维结肠镜及附属器件的性能和消毒情况。

【计划】

1. 患者准备　肠道准备是检查成功的前提。

(1) 检查前3日进半流质饮食，检查前1日进流质饮食，当日禁食。

(2) 患者检查前6小时口服甘露醇1500ml，15～20分钟反复自行排便，或按医嘱用其他肠道清洁法。

考点：患者的肠道准备

(3) 术前用药。按医嘱术前30分钟肌内注射地西泮10mg、阿托品0.5mg。

2. 用物准备

(1) 纤维结肠镜1套、活检钳。

(2) 阿托品、1:1000肾上腺素等药物。

(3) 无菌手套、治疗巾、乙醇棉球、润滑油（硅油）、纱布、标本瓶（甲醛）。

3. 医护人员准备　洗手并消毒手，戴口罩、帽子，工作服整洁。

4. 环境准备　环境清洁、安静，温度及湿度适宜，空气质量达到标准。

【实施】

1. 操作过程　见表1-13。

表1-13　纤维结肠镜检查操作过程

步骤	内容	护患沟通
准备	护士着装规范、洗手、戴口罩、备齐用物。	
问候、核对	问候患者，核对病历本、腕带、姓名、床号。查对和询问采用何种方式的肠镜检查	先生，您好，请问您叫什么名字？（刘国强）您做常规的方法还是无痛的（常规的）
解释	向患者说明检查的目的、操作过程及有关配合方法，以消除患者的顾虑，取得合作	这个检查是用一条可弯曲的管子从肛门插入，不用紧张，有什么不舒服告诉我们好吗？（好）
取体位	患者一般取左侧卧位，双腿屈曲内收	这体位舒服吗？（舒服）
麻醉	不须麻醉，如有肿瘤、狭窄、痔疮、肛裂可在检查前用1%～2%丁卡因棉球塞入肛管数分钟，并涂润滑剂	刘先生您平时大便肛门有无疼痛和出血？（没有）

续表

步骤	内容	护患沟通
协助插管	用沾有硅油的纱布润滑镜身,协助医生将结肠镜从患者肛门缓缓插入。通过帮助患者变换体位方式来协助医生进行旋转镜身、腹部加压等,让结肠镜逐段缓慢插入直至到达回盲部。如患者出现剧烈腹痛时,应停止推进	给您插管了,不要动,放松腹部,好,插进去了,痛不痛?有什么不适请告诉我们好吗?(好的)
术中配合	协助医生作组织活检、治疗等工作,并配合摄影保存图像,以便资料收集	刘先生,马上就做完了,感觉怎么样?(还好)
拔管、交代注意事项	协助医生拔管,擦净患者肛门周围,扶助患者下检查台	插管很成功,回去如果没有感觉不适,可进食流质、半流质食物。如出现腹痛、便血,请及时告诉我们,谢谢您的配合
整理	清理用物,作初步消毒处理,及时送检标本	

2. 注意事项

(1) 做息肉切除及止血治疗者,按医嘱应用抗生素数天,半流食和适当休息3~4天。

(2) 肠镜室应设专人管理,每次使用前应全面检查纤维内镜的性能,做好器械的清洁、消毒、保养和保管工作(图1-24)。

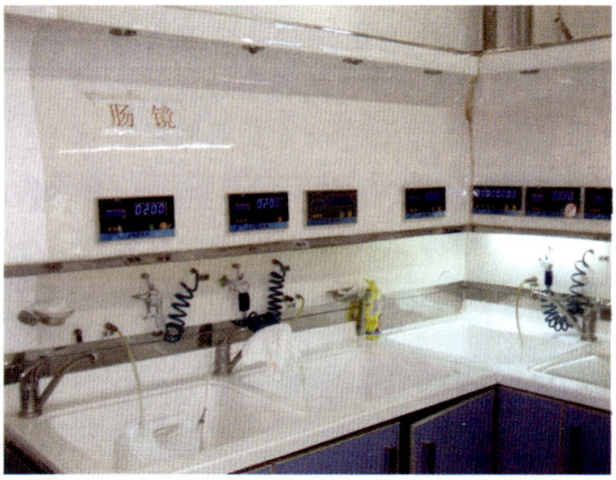

(3) 肠镜清洗、消毒应与其他的内镜严格分开。

【评价】

1. 治疗性沟通有效,关心体贴患者,患者能充分合作。

2. 密切观察病情,并能及时有效处理。

3. 动作轻柔,操作规范,无意外情况发生。

图1-24 肠镜消毒设施

四、内镜室的清洗消毒技术

内镜清洗消毒工作,是内镜室护理工作的重要组成部分,清洗、消毒、灭菌质量的高低与院内交叉感染有着密切的关系。规范医院内镜清洗消毒工作,是保障医疗质量和医疗安全的一个环节,医院要制定和完善内镜室管理的各项规章制度,并落实到位。

(一) 人员要求

1. 从事内镜清洗消毒工作的护理人员,应当具备内镜清洗消毒方面的知识,接受相关的医院感染管理知识培训,严格遵守有关规章制度。

2. 加强工作责任心,提高自律性,严格遵守各项规章制度和操作规程。

3. 工作人员清洗消毒内镜时,应当穿戴必要的防护用品,包括工作服、口罩、帽子、手套、防渗透围裙等。

(二) 环境管理

1. 灭菌内镜的诊疗应当在达到手术标准的区域内进行,并按照手术区域的要求管理。

2. 不同部位内镜的检查应当分室进行,上消化道、下消化道内镜的检查不能分室进行的,应当分时间段进行。

3. 内镜的清洗消毒室应与内镜的检查室分开进行,设单独的清洗消毒室和内镜诊疗室,不同部位内镜的清洗消毒设备应当分开,室内应当保证通风良好。

(三)清洗步骤、方法及要点

按照水洗、酶洗、冲洗、化学消毒剂浸泡消毒的四个步骤进行。

【水洗】

1. 腔镜

(1) 将内镜放入清洗槽内,在流动水下彻底冲洗,用纱布反复擦洗镜身,同时将操作部清洗干净。

(2) 取下活检入口阀门、吸引器按钮和送气送水按钮,用清洁毛刷彻底刷洗活检孔道和导光软管的吸引器管道,刷洗时必须两头见刷头,并洗净刷头上的污物。

(3) 安装全管道灌流器、管道插塞、防水帽和吸引器,用吸引器反复抽吸活检孔道。

(4) 全管道灌流器接50ml注射器,吸清水注入送气送水管道。

(5) 用吸引器吸干活检孔道的水分并擦干镜身。

2. 将取下的吸引器按钮、送水送气按钮和活检入口阀用清水冲洗干净并擦干。

3. 内镜附件如活检钳、细胞刷、切开刀、导丝、碎石器、网篮、造影导管、异物钳等使用后,先放入清水中,用小刷刷洗钳瓣内面和关节处,清洗后并擦干。

4. 清洗纱布应当采用一次性使用的方式,清洗刷应当一用一消毒。

【酶洗】

1. 多酶洗液的配置和浸泡时间按照产品说明书。

2. 将擦干后的内镜置于酶洗槽中,用注射器抽吸多酶洗液100ml,冲洗送气送水管道,用吸引器将含酶洗液吸入活检孔道,操作部用多酶洗液擦拭。

3. 擦干后的附件、各类按钮和阀门用多酶洗液浸泡,附件还需在超声清洗器内清洗5~10分钟。

4. 多酶洗液应当每清洗1条内镜后更换。

【冲洗】

1. 多酶洗液浸泡后的内镜,用水枪或者注射器彻底冲洗各管道,以去除管道内的多酶洗液及松脱的污物,同时冲洗内镜的外表面。

2. 用50ml的注射器向各管道充气,排出管道内的水分,以免稀释消毒剂。

【化学消毒剂浸泡消毒】

1. 2%碱性戊二醛浸泡消毒或灭菌时,应当将清洗擦干后的内镜置于消毒槽并全部浸没消毒液中,各孔道用注射器灌满消毒液。

2. 非全浸式内镜的操作部,必须用清水擦拭后再用75%乙醇擦拭消毒。

3. 2%碱性戊二醛消毒时,浸泡时间为:胃镜、肠镜、十二指肠镜浸泡不少于10分钟;支气管镜浸泡不少于20分钟;需要灭菌的内镜,必须浸泡10小时。

4. 采用化学消毒剂浸泡灭菌的内镜,使用前必须用无菌液体彻底冲洗,去除残留消毒剂。

5. 活检钳、细胞刷、造影导管、切开刀、导丝、碎石器、网篮、异物钳等内镜附件必须一用一灭菌。首选方法是压力蒸汽灭菌,也可用环氧乙烷气体灭菌。灭菌后的附件应当按无菌物品

考点:清洗步骤、方法及要点

储存要求进行储存。

6. 继续使用的胃镜、肠镜、十二指肠镜、支气管镜等需要消毒的内镜采用2%碱性戊二醛消毒时,应当延长消毒时间至30分钟。

(四)内镜保管

1. 每日诊疗工作结束,用75%的乙醇对消毒后的内镜各管道进行冲洗、干燥,储存于专用洁净柜或镜房内。

2. 镜体应悬挂,弯角固定钮应置于自由位。

(彭永红)

第6节 十二指肠引流术的护理

十二指肠引流术是用十二指肠引流管将十二指肠液及胆汁引流出体外的方法,可协助诊断胆囊和胆管的炎症、梗阻、结石及胆系运动功能异常;也可协助肝胆寄生虫病的诊断,如华支睾吸虫(肝吸虫)、蓝氏贾第鞭毛虫病等;还可通过引流管注入药物,用于治疗胆管阻塞与胆囊炎,此外还能测定十二指肠液的胰酶,以了解胰腺功能,是胆、胰管及十二指肠疾病诊断与治疗的重要方法之一。

> **案例1-13**
>
> 梁笑,男,68岁,因间歇性上腹胀痛5年余加重2周入院。腹痛呈持续性、阵发性加重,向右背部放射,腹痛无规律性,与进食无明显关系,平时偶有反酸,无嗳气。入院查体:心肺(一),腹部平坦,腹壁静脉无曲张,未见肠型及蠕动波,腹软,上腹部剑突下有压痛,无反跳痛。B超检查提示:胆囊结石(充满型)。初步诊断:慢性结石性胆囊炎。请遵医嘱正确实施十二指肠引流术。
>
> 问题:1. 进行十二指肠引流术目的是什么?
>
> 2. 怎样正确实施操作过程?注意事项有哪些?

(一)目的

用导管将十二指肠液及胆汁引流出来,协助诊断及治疗。

(二)适应证

1. 疑有胆囊和胆管炎症、梗阻、结石及功能异常者。
2. 疑有肝胆系统寄生虫病变者。
3. 疑有胰腺病变者。
4. 严重胆道感染而又不能耐受手术者用此法作引流治疗。

(三)禁忌证

1. 有重度食管静脉曲张、食管狭窄、食管肿瘤等食管疾病。
2. 胆囊炎、胰腺炎症的急性期。
3. 溃疡病出血满2周为相对禁忌证。
4. 有严重心脏病、高血压、心力衰竭、动脉硬化和主动脉瘤等心血管疾病者。
5. 休克状态、晚期妊娠、身体衰弱者。

(四)操作流程

【评估】

1. 患者对十二指肠引流术的认知、接受及合作程度。

2. 患者的病情、年龄、意识状态、生命体征,患者有无心律失常及严重高血压。
3. 检查患者咽部、扁桃体有无充血、肿胀。

【计划】
1. 用物准备　常规消毒治疗盘内盛放十二指肠引流包、无菌手套、液状石蜡棉球、弯盘、纱布、胶布、夹子、火柴、酒精灯、试管架、无菌试管3个(先标明号码)、33%硫酸镁溶液30～50ml(用时需加温至35℃左右)。
2. 护理人员准备　衣帽整洁、洗手、戴口罩。
3. 环境准备　环境安静整洁、光线充足、温度适宜。

【实施】
1. 操作过程　见表1-14。

表1-14　十二指肠引流术操作过程

步骤	内容	护患沟通	
准备	着装规范,洗手、戴口罩,备齐用物携至床旁		
问候、核对	核对医嘱,问候患者,查看床头牌、腕带、姓名、床号	先生,您好,请问您叫什么名字?(梁笑)	
解释	向患者及家属解释十二指肠引流术的目的,操作过程,配合方法等	梁先生,十二指肠引流术是用十二指肠引流管将十二指肠液及胆汁引流出体外,协助诊断疾病的一种方法。等会儿,我将给您插管,我会尽量小心,请您不用担心。(好的)	
取体位	协助患者取坐位,头略后仰,胸前铺橡胶单和治疗巾	这个卧位舒适吗?(舒适)	考点:引流卧位
插管	(1) 用液状石蜡棉球润滑管道前端,将十二指肠引流管从患者口腔缓缓插入,当插至患者咽喉部时,嘱患者吞咽,使引流管经食管进入胃内(距切齿的距离50～55cm),抽空胃液。 (2) 当插入 55～66cm 以后,再下送时应时常抽取少量液体,根据液体性质判断引流管头端位置(碱性证明已进入十二指肠)。 (3) 当引流管插入约75cm时,即可用胶布固定于面部,协助患者取右侧卧位,并抬高床尾15～20cm,管外端置于床面之下,液体自然流出,此液称为 D 液(十二指肠液)	不要紧张,只要您照我说的做,会很顺利的。像我这样做吞咽动作,对了,您配合得很好。请右侧卧位,床位抬高有些不适,坚持一下	
引流	D液引流毕,将37～38℃的33%硫酸镁溶液50ml用注射器缓慢从引流管外口注入,注完后,用止血钳紧夹管端5～10分钟。将管放低,放开止血钳,用注射器轻轻抽吸后,即可流出液体	我注射硫酸镁是促进胆囊收缩,奥狄括约肌松弛,利于胆汁流出	考点:盛装胆汁的试管顺序
收集引流液	将首先流出的硫酸镁液弃去,先后将流出的金黄色、深褐色或深绿色、浅黄色液体分别盛装在标好的A、B、C试管瓶中;拔出引流管,将3份标本及时送检	我要接胆汁了,请保持体位不动。我要拔管了,请做深呼吸,您配合得很好,辛苦您了	
整理	整理床单位,清理用物,洗手,初步消毒处理,及时送检标本	好好休息,有事按呼叫器,我会常来看您	
记录	记录引流液的量、颜色、性质、患者反应并签名		

> **链接**
>
> **不同部位胆汁**
>
> （1）A瓶：金黄色，黏稠度高，来自胆总管，约10～15ml。
> （2）B瓶：深褐色或深绿色液体，黏稠度高，来自胆囊，一般30～60ml。
> （3）C瓶：淡黄色，黏稠度低，来自肝胆管。

2．注意事项

（1）严格遵守无菌操作。

（2）插入十二指肠管，嘱患者吞管不要过快，一般每分钟1～2cm为宜，过快易使引流管折转在胃内。引流管较难进入的患者，可以将管道抽回至第一标位处，如前所述方法缓缓送入，如必要时肌内注射阿托品0.5mg，以松弛幽门，或借助X线透视下协助插管。

考点：判断引流管已进入十二指肠的方法

（3）判断引流管是否进入十二指肠，可注入10ml空气，同时用听诊器听患者胃部，如有强烈的气过水声则表示在胃内，如音响远而较弱表示管端在十二指肠；抽取少量液体，呈淡黄色，较清澈，黏稠，酚红实验为红色，表示进入十二指肠内，若为黄色则在胃中。

（4）术后指导：嘱患者如有不适可暂禁饮食，待不适缓解后再进食。观察病情的变化，如有呕血、黑便等现象，配合医生进行处理。

【评价】

1．护患通有效，关心体谅患者，患者能努力配合。

2．动作轻柔，准确，熟练，患者无特殊不适及意外发生。

3．密切观察病情变化，并能配合医生及时有效地处理。

（唐文丽）

第7节 双气囊三腔管压迫止血术的配合与护理

双气囊三腔管压迫止血术指利用胃气囊及食管气囊充气后直接压迫胃底和食管下段1/3静脉予以止血的技术。气囊压迫止血效果较好，止血率在90%左右，操作方便，可由一个人独立完成。但缺点是患者痛苦大，并发症多。鉴于近年药物治疗和内镜治疗的进步，目前已不推荐气囊压迫止血作为首选止血措施，其应用宜限于药物不能控制出血时作为暂时止血用，以赢得时间去准备其他更有效的治疗措施。

> **案例1-14**
>
> 患者李政，男，61岁，退休工人，因突然呕血1小时入院。患者于1小时前进食晚餐后出现恶心，呕出鲜红色血液，量约300ml，无血凝块。伴头晕、心悸、口干。入院后又呕鲜血约500ml，头昏、乏力。患者有乙肝病史多年。胃镜：食管中下段静脉中、重度曲张。B超：提示肝硬化，门静脉（简称门脉）高压，脾大，中等量腹水。初步诊断"门脉性肝硬化，胃底食管静脉破裂出血"。请遵医嘱正确实施双气囊三腔管压迫止血术。
> 问题：1．双气囊三腔管压迫止血的适应证有哪些？
> 　　　2．怎样正确实施操作过程？有哪些注意事项？

（一）目的

利用充气的气囊压力压迫胃底和食管下段破裂的静脉，达到压迫止血的目的。

（二）适应证

门脉高压等原因引起的食管、胃底静脉曲张破裂大出血。

（三）禁忌证

有上消化道内镜检查禁忌者；出血性休克难以控制者；高血压、冠心病及心功能不全者慎用。

（四）操作流程

【评估】

1. 患者的病情、生命体征、意识状态、消化道症状、出血情况。
2. 患者理解能力及合作程度。
3. 患者心理状态，沟通能力，对双气囊三腔管压迫止血术的认知程度等。

【计划】

1. 用物准备　一次性双气囊三腔管、止血钳三把、无菌手套、弯盘一个、治疗碗一个、50ml注射器一副、液状石蜡、棉签、线绳、纱布、胶布、治疗巾、0.5kg重物一个、滑轮牵引固定架、血压计、听诊器、压舌板、置管包、胃肠减压器。
2. 护理人员准备　着装规范，举止端庄、大方。洗手、戴口罩。
3. 环境准备　环境安静整洁、安全，光线充足，室温适宜，适合操作。

【实施】

1. 操作过程　见表1-15。

表1-15　双气囊三腔管压迫止血术操作过程

步骤	内容	护患沟通
准备	着装规范，洗手、戴口罩，备齐用物携至床旁	
问候、核对	问候患者，查看床头牌、腕带，核对姓名、床号	先生，您好，请问您叫什么名字？（李政）
解释	向患者及家属说明双气囊三腔管压迫止血的方法、目的及必要性，以取得患者及家属配合	李先生，双气囊三腔管压迫止血是利用充气的气囊压力压迫胃底和食管下段破裂的静脉，达到压迫止血。等会儿，我会从您鼻腔插一根管子到您胃底，可能稍有不适，我会告诉您怎样配合，不用担心。（好的）
取体位	协助患者取半坐卧位或斜坡卧位，治疗巾垫于颌下	这个卧位舒适吗？（舒适）
清洁鼻腔	用棉签蘸温水清洁插管侧鼻腔，备胶布	我用清水棉签为您清洁鼻腔，感觉怎么样？（还好）
检查漏气	检查双气囊三腔管是否漏气，管腔是否通畅	
润滑鼻胃管	用液状石蜡纱布或棉签润滑三腔管前端及气囊	
插管	一手持纱布托住三腔管，另一手持血管钳夹住三腔管前端，沿选定鼻孔轻轻插入，至鼻咽部（10～15cm）时，嘱患者做吞咽动作，顺势将鼻胃管向前推进，至胃部约65cm	像我这样做吞咽动作，对了，很顺利，您配合得很好
证实胃管在胃内	连接注射器在鼻胃管末端回抽，抽出胃内容物证明在胃内	
压迫止血	用注射器向胃囊腔内注气150～200ml左右，压力维持40～50mmHg，用止血钳夹闭胃囊腔管；将三腔管缓缓向外牵拉感到有弹性阻力时，表示胃囊已达胃底部，固定三腔管于患者面部；将1kg重的沙袋或同等重的物品用线与双囊三腔管连接，通过滑轮装置牵引三腔管并固定于床尾支架上，以免三腔管滑入胃内；如仍有出血，用注射器向食管气囊内充气100～150ml，压力维持30～40mmHg，以压迫食管静脉，用止血钳夹闭食管囊腔管；将胃管连接于胃肠减压器，可自吸引瓶中了解止血是否有效	插管很成功，我会给您固定好，您不要随意动它。床头呼叫器在这儿，有什么不适及时叫我

续表

步骤	内容	护患沟通
拔管	出血停止24小时后,可放去食管气囊气体,放松牵引,继续观察有无出血,24小时后无继续出血,将胃气囊内余气放尽,然后口服20～30ml液状石蜡,15～30分钟后慢慢拔管	您已经不再出血了,我来为您拔管。照我这样深吸一口气,慢慢呼出……您配合得很好,您好好休息,我会经常来看您。(谢谢)
整理、记录	整理床单位,清理用物,洗手。记录插管、止血及患者的反应等情况	

2. 注意事项

(1) 向气囊充气时,应先向胃气囊内充气,再向食管气囊内充气,胃气囊充气要足,以免在牵引时滑出而引起窒息。食管气囊充气不可太多,以免压迫食管黏膜引起坏死。

考点:气囊充气和拔管前放气的顺序

(2) 气囊压迫期:每12～24小时放气并松开牵引一次,每次30分钟。以防止胃底黏膜受压时间过长而糜烂、渗血。

(3) 气囊压迫期限一般为3～5天,当压迫无效时,应及时检查气囊内压力,压力偏低者需再次注入气体,注气后囊内压力仍不升者,提示囊壁已破,应即刻更换。以防气囊脱出引起再次出血或窒息。

(4) 拔管时,先将食管囊的气放出,再将胃囊的气放出,然后口服20～30ml液状石蜡,缓慢拔出双囊三腔管。

(5) 拔管后禁食24小时,然后循序渐进给予流质、半流质及软食。勿进食过热、粗硬食物,避免辛辣刺激性食物。

【评价】

1. 患者及家属理解双气囊三腔管压迫止血的目的,能积极配合插管。
2. 操作过程中动作轻柔、准确、熟练、患者无特殊不适及意外发生。
3. 止血效果好,达到目的。

(唐文丽)

第8节 腹膜透析

腹膜透析(PD)简称腹透,是向患者腹腔内输入透析液,利用腹膜的半透膜功能,使透析液和腹膜毛细血管内的血液之间进行物质交换,清除代谢产物与过多水分,纠正水、电解质和酸碱紊乱,保持机体内环境恒定的方法。腹膜透析方法有间歇性腹膜透析、持续性不卧床性腹膜透析、持续循环式腹膜透析等。腹膜透析是一种设备简单、操作易掌握,可以和正常人一样生活的治疗方法,对心脏和血管影响甚少(图1-25)。

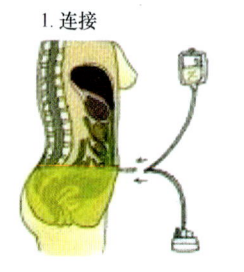

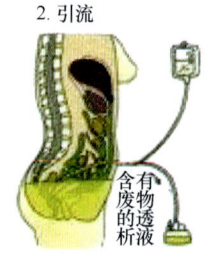

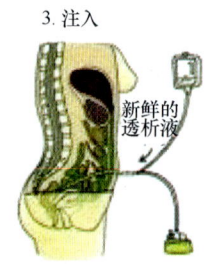

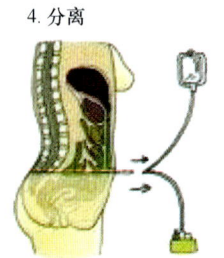

图1-25 腹膜透析插管位置示意

案例1-15

李先生,60岁。患者1年前开始出现四肢麻木,伴有双下肢抽搐,自服钙片后抽搐消失。10天前开始无明显诱因出现颜面及双下肢水肿,以双下肢为甚,多于下午及夜晚出现,次日早上可缓解,遂来院诊治。入院症状:多饮、多食、多尿,双下肢明显水肿呈凹陷性。查肾功能血肌酐升高。初步诊断:1型糖尿病、糖尿病肾病。行腹透管安置术,术后常规腹膜透析。

问题:1. 腹膜透析的目的是什么?
2. 怎样正确实施操作过程?有哪些注意事项?

(一)目的

1. 清除体内多余的水分和电解质,维持水、电解质和酸碱平衡。
2. 清除体内蛋白质代谢产物,如尿素、尿酸和肌酐等。
3. 清除进入体内的药物与毒物。

(二)适应证

1. 急、慢性肾衰竭或急性肾损伤。
2. 严重水、电解质和酸碱失衡。
3. 急性药物或毒物中毒。
4. 终末期肾病。

(三)禁忌证

1. 腹膜炎。
2. 腹膜广泛粘连或纤维化。
3. 腹部大手术后导致腹膜缺损。
4. 其他:外科无法修补的疝、肠梗阻、严重肺功能不全等。

(四)操作流程

【评估】

1. 患者的生命体征、营养状况、体重及水肿情况。
2. 患者对腹膜透析的认识、接受及合作程度。
3. 有无腹膜透析禁忌证。

【计划】

1. 用物准备 腹透物品:如腹透管、穿刺插管或手术切开包、Y形接管、袋装透析液、多头腹带等。透析液:检查有效期、浓度、容量、澄清度,无误后置温箱内加温至37~38℃备用。
2. 护理人员准备 衣帽整洁、洗手、戴口罩。必要时戴手套。
3. 环境准备 环境安静整洁、光线充足、温度适宜、减少人员走动。

【实施】

1. 操作过程 见表1-16。

表1-16 腹膜透析操作过程

步骤	内容	护患沟通
准备	着装规范,洗手、戴口罩,备齐用物携至床旁	
问候、核对	核对医嘱,问候患者,查看床头卡、腕带、姓名、床号、年龄,嘱患者大小便	先生,您好,请问您叫什么名字?(李强)

续表

步骤	内容	护患沟通
解释	向患者及家属解释腹透的目的、方法、注意事项及透析时可能出现的反应	李先生,遵医嘱您需要腹膜透析,希望您能配合。(好的)
取体位	协助患者取仰卧位或半卧位,注意保暖,鼓励患者有效咳嗽、翻身	这个卧位舒适吗?(舒适)
术前准备	清洁处理患者体表的毛发,下腹部及会阴部进行术前备皮,做普鲁卡因皮肤敏感试验(简称皮试)。术前禁食,排空膀胱	我现在为您进行备皮和皮试,感觉怎么样?
协助插管	配合医生插管和安装透析装置,透析管末端连接Y形管,另两端分别接引流管(引流袋)(低于腹部50~60cm)和透析液(高于腹部50~60cm)	
透析中的观察与记录	透析时灌注液量不宜过快,每次1000~2000ml;观察透析液流进腹腔后患者的感觉,如有便意属正常现象;如有腹痛应与医生联系;准确记录透析液进出腹腔的时间及量,仔细观察流出液的色、质和量,如有混浊应留标本做细菌培养等检查;透析完毕,再次给患者称体重,注意观察病情变化	李先生,这一次的腹膜透析结束了,请保留30~45分钟后再开放引流管。(好的,谢谢)
整理	整理床单位,清理用物,洗手	
记录	记录,准确记录24小时出入量	

考点：腹膜透析适应证

2. 注意事项

(1) 严格执行无菌技术操作,避免感染;最好在专用病房内进行。

(2) 加强饮食护理:由于腹透可丢失体内大量的蛋白质及其他营养成分,应通过饮食给予补充。蛋白质的摄入量为每日每千克体重 1.2~1.3g,其中 50% 以上为优质蛋白,必要时静脉补充白蛋白。水的摄入应根据每日的出量来决定,如出量在 1500ml 以上,患者若无明显高血压、水肿等,可正常饮水。

(3) 透析管出口局部护理:腹膜透析患者应保持清洁,每次操作应严格执行无菌技术原则。密切观察局部有无渗血、渗液、红、肿、热感染症状,每日换敷料1次,如有潮湿随时更换。患者淋浴前可将透析管用塑料布包扎好,确保腹透管固定妥当和敷料干燥,淋浴后将其周围皮肤轻轻拭干,消毒后重新包扎。观察透析管出口处局部皮肤有无渗血、渗液、红肿症状等,如有发生及早通知医生处理。

(4) 加强病情观察:严密观察管道有无打折、堵塞、漂浮,观察并记录患者的生命体征、24小时出入量、体重及水肿情况,观察有无因腹膜透析超滤过多引起的脱水、腹腔出血、低血压、腹膜透析管滑脱等急性并发症;腹透时间长者应注意有无肠粘连、腹膜后硬化等慢性并发症。

(5) 定期送引流液做各种检查:观察引流管是否通畅,有无腹痛伴寒战、发热、腹部压痛及反跳痛、引流液混浊等,如有则提示发生腹膜炎,应及时报告医生进行相应处理。

【评价】

1. 严格执行无菌技术操作,动作轻柔熟练。

2. 腹膜透析顺利,无并发症发生。

3. 治疗中沟通有效,患者感到安全,能够配合。

(唐文丽)

第9节 血液透析

血液透析(HD)简称血透,即"人工肾"透析,是最常用的血液净化方法之一。血液透析是将人的血液经动静脉通路引入透析器中,利用弥散、超滤和对流原理清除血液中有害物质和过多水分将血液净化,再将血液回输体内(图1-26)。

> **案例1-16**
>
> 卢先生,男,69岁,2010年12月08日因"颜面、下肢水肿伴恶心、纳差、乏力1周"入院。有双肾结石病史20余年,有反复尿路感染史,有反复使用中药排石史,有高脂血症、前列腺增生病史。入院查体:体温36.5℃,脉搏84次/分,血压200/90mmHg,慢性病容,贫血面貌,颜面水肿,颈静脉无充盈,两肺呼吸音清,腹软,无压痛、反跳痛,肝脾肋下未触及移动性浊音,双下肢轻度水肿,神经系统检查未见异常。入院诊断:肾病综合征、慢性肾衰竭(尿毒症期)、肾性贫血、肾性高血压。请遵医嘱正确实施血液透析。
>
> 问题:1. 行血液透析的目的是什么?
> 2. 怎样正确实施操作过程?注意事项有哪些?
> 3. 如何观察和防治并发症?

(一)目的
1. 清除体内多余的水分和电解质,维持水、电解质和酸碱平衡。
2. 清除体内蛋白质代谢产物,如尿素、尿酸和肌酐等。
3. 清除进入体内的药物与毒物。

(二)适应证
1. 急、慢性肾衰竭,严重水、电解质和酸碱失衡。
2. 急性药物或毒物中毒。
3. 急性肾损伤。

(三)禁忌证
血透无绝对禁忌证。相对禁忌证为凡有严重休克或低血压、心力衰竭、心肌梗死、心律失常、严重出血或感染、恶性肿瘤晚期等。

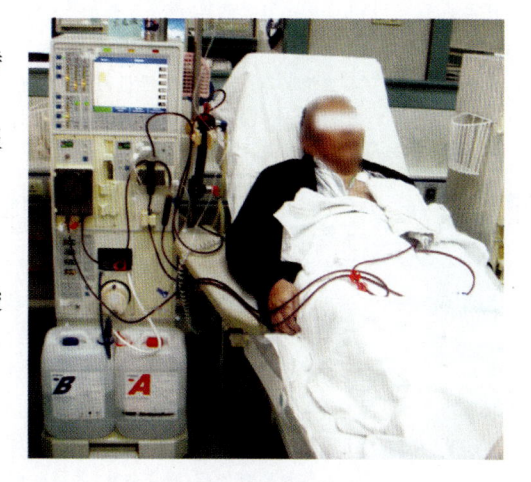

图1-26 血液透析

(四)操作流程
【评估】
1. 患者的生命体征、体重,神志,有无心律失常、心力衰竭和休克,有无出血和感染。
2. 患者年龄,对血液透析的认识、接受和合作程度。
3. 患者是否有动、静脉瘘,穿刺部位有无瘢痕、感染等。

【计划】
1. 用物准备
(1)透析设备:透析器、透析供水系统、透析管道(一次性透析管道质量)是否完好,穿刺针。在开机后各项指标(透析液温度、电导度、流量及监护指标)达到稳定后才能开始透析。
(2)透析药品:包括透析用药(生理盐水、肝素、5%碳酸氢钠溶液)、急救用药(一般急救药品及降压药)、高渗葡萄糖注射液、10%葡萄糖酸钙溶液、促红细胞生成素、地塞米松及透析液(分为醋酸盐和碳酸氢盐两类)等。

2. 护理人员准备　衣帽整洁、洗手、戴口罩，必要时戴手套，按无菌技术操作进行准备。
3. 环境准备　环境安静整洁、光线充足、温度适宜，减少人员走动。

【实施】

1. 操作过程　见表1-17。

表1-17　血液透析操作过程

步骤	内容	护患沟通
准备	着装规范，洗手，戴口罩，备齐用物携至床旁	
问候、核对	核对医嘱，问候患者，查看床头牌、腕带、姓名、床号，嘱患者大小便	先生，您好，请问您叫什么名字？(卢征)
解释	向患者及家属解释血透目的、作用、方法、可能出现的情况及注意事项，测体重、脉搏、血压	卢先生，血液透析能清除您血液中有害物质和过多水分将血液净化，缓解您的颜面、下肢水肿，等会儿，我将从您的动、静脉瘘进针，再接管到透析机，可能会有一点痛，我会尽量小心，请您不用担心。(好的)
取体位	协助患者取舒适卧位，暴露穿刺部位，注意保暖	这个卧位舒适吗？(舒适)
透析前	测体重、脉搏、血压，了解患者的心、肺、肝功能及出凝血情况等；开血液透析机，连接透析液，调试机器，用生理盐水预冲透析管各个环节，连接空气、压力监测器	
透析中	消毒、铺巾，进行动静脉内瘘穿刺或临时的动、静脉穿刺，从静脉端注入肝素；连动静脉穿件针，固定；开始透析，将血流速度由小到大逐渐调至100～200ml/min，遵医嘱设置治疗参数。观察透析装置运行是否正常，处理各种透析监护系统的报警、机器故障等，注意防止导管接头脱落	卢先生，请把手伸出来，我看一下您的瘘口皮肤情况(好的)，皮肤情况良好，我现在为您消毒，请保持手不要乱动。(好的) 穿刺成功了，管道也接好了，请放心，您好好休息。(好的)
透析后	透析结束后用生理盐水100ml回血；拔出穿刺针，盖上无菌纱布按压10～20分钟，用弹性绷带轻压包扎。监测生命体征，测量体重，并留取血标本送检	卢先生，今天的血透结束了，一切都很顺利。请休息10～20分钟再离开。(好的，谢谢)
整理	整理床单位，清理用物，洗手	
记录	记录透析时间、脱水量、肝素用量，签名	

链接

动静脉瘘

动静脉瘘是供血透患者血液透析时使用，分为外瘘和内瘘，动静脉外瘘是切开患者前臂的桡动脉和头静脉，分别插管，在皮肤外用硅胶管将两者连接成"U"字形，形成动静脉体外分流。优点是：手术简单，术后能立即使用，血流大而稳定。缺点是：导管易滑脱、出血，长期留置易发生感染和血栓形成。动静脉外瘘既可作为临时性血流通路，也可作为永久性的血流通路。动静脉内瘘是通过外科手术将桡动脉与头静脉直接吻合，形成皮下动静脉内瘘，待内瘘愈合成熟后才能使用，一般需2～6周。动静脉内瘘是维持血透患者最常用的永久性血流通路。

链接

血透时肝素的使用方法

(1) 常规肝素化:适用于无出血倾向和无心包炎的患者。首次肝素剂量为15～20mg(根据患者的体重决定),于透析前10分钟从瘘管注入,在透析过程中,持续用肝素泵每小时注入5～10mg,透析结束前30分钟停用肝素。

(2) 边缘肝素化:适用于轻、中度出血或有心包炎的患者。首次肝素剂量为6～8mg,在透析过程中,持续用肝素泵每小时注入5mg,直至透析结束。

(3) 局部肝素化:适用于严重出血的患者,无首次剂量肝素。在透析器动脉端用肝素泵持续注入肝素,在静脉端用鱼精蛋白泵持续注入鱼精蛋白以中和肝素,从而使体内凝血机制基本无变化。肝素与鱼精蛋白的用量之比为1:1。

(4) 无肝素透析:适用于高危出血患者,在透析前用无肝素生理盐水将含肝素的预充液排去。

(5) 低分子质量肝素:将标准肝素分解,提取低分子质量的肝素(分子质量4000～6000Da),既能增强抗凝血作用,又可减少出血的不良反应。

链接

血液透析并发症

(1) 低血压:是最常见的并发症。可伴有胸闷、恶心、呕吐、面色苍白、出汗、一过性意识改变等。可能与超滤速度过快、量过多、血容量不足、心源性休克、心律失常(如房颤)、过敏反应等有关。透析过程中应严格掌握脱水量,一旦发生,通过透析管道注入生理盐水、碳酸氢钠、林格液或新鲜血液200～300ml,也可静脉注射50%葡萄糖40～60ml,必要时取头低脚高位。

考点:血液透析的并发症

(2) 失衡综合征:常见于血尿素氮水平很高的患者,尤其多见于首次透析。主要症状有头痛、乏力、倦怠、恶心、呕吐、血压升高、睡眠障碍等,严重者可有精神异常、抽搐、震颤。可能与超滤速度过快和量过多有关。防治措施包括:首次透析时间缩短至3～4小时;提高透析液渗透浓度,采用高钠透析液(Na^+ 155～160mmol/L);超滤脱水不可过多过快。症状轻者减慢血流速度,静脉注射50%葡萄糖液40～60 ml,症状明显者应静脉滴注20%甘露醇250 ml,并减少负压流量,严密观察心率、心律、呼吸和血压的改变。出现严重失衡综合征应停止透析,及时抢救。

(3) 致热原反应:因为内毒素进入机体所致,表现为寒战、高热。防治要点为严格执行无菌操作,最好使用一次性透析管。一旦发生可给予异丙嗪、地塞米松等。

(4) 其他:如出血、过敏反应、心绞痛、心律失常、肌肉痉挛、栓塞、溶血、硬膜下血肿等。出现相应征象时,应及时报告医生,并协助处理。

2. 注意事项

(1) 穿刺血管时动作要熟练、轻巧,尽量减少患者的疼痛。

(2) 各种管道连接要紧密,严禁空气进入。

(3) 透析开始时,血流速度应由慢(50ml/min)逐渐增快,约15分钟后才能使血流量达到200ml/min。待血流量稳定后,设置好报警阈值。按要求采集化验标本送检。

(4) 严格执行无菌操作,注意保护血液通路。采用动静脉内瘘时,应熟悉内瘘的穿刺和保护方法,严禁在瘘管所在肢体上输液、测血压等。采用动静脉外瘘时,应熟悉外瘘的使用方法,并注意观察导管有无脱落、出血、栓塞、感染等情况发生,保持导管清洁无菌。

(5) 严密观察患者生命体征的变化,防止发生透析并发症。

(6) 加强饮食护理:血液透析患者的营养问题极为重要,营养状况直接影响患者的长期存活及生活质量。蛋白质的摄入量为每日每千克体重1.1～1.2g,50%以上应为优质蛋白;能量的供给为每日每千克体重 125.5kJ,其中脂肪供能占 30%～40%,其余由糖类供给,钠的摄入为每日 0.75～2g。并注意锌及多种维生素的补充。透析期间要特别注意控制摄入水量,体重增长不宜超过 2.5kg。少尿或无尿者严格限制入水量,水钠潴留者限盐。

(7) 透析结束时回血应缓慢,穿刺透析者应做好穿刺部位的压迫止血。透析后 2～4 小时内避免各种注射、穿刺及侵入性检查,注意有无出血倾向、低血压、心力衰竭等,并注意听诊动静脉通路的血流声。防止外瘘导管滑脱、出血,并避免在该侧肢体测量血压及静脉穿刺。

(8) 如为长期透析者,应与其约定下次透析的时间。

【评价】

1. 严格执行无菌操作,穿刺动作轻柔熟练。
2. 血液透析顺利,无并发症发生。
3. 治疗中沟通有效,患者感到安全,能够配合。

(唐文丽)

第10节　高压氧舱的使用

机体处于高气压环境中所呼吸的与环境等压的纯氧或高浓度氧,称为高压氧。利用高压氧治疗疾病的方法叫高压氧疗法。高压氧舱治疗作为一种治疗手段,在现代医学实践中起着重要作用,已发展成为现代医学的一部分。它对局部或全身缺血、缺氧疾病的救治,有着独特的疗效,是其他治疗手段无法与之相比的。

案例1-17

患者方某,女性,27 岁。于 2011 年 9 月 27 日骑摩托车下班,与一辆货车迎面相撞。患者头部着地,意识不清,呼之不应,头面部肿胀,口腔及双鼻孔流血,急送医院抢救;经救治患者目前生命体征平稳,意识清醒,但精神状态差,诉头痛、头晕。遂给予高压氧治疗。

问题:1. 高压氧治疗的目的是什么?
　　　2. 怎样正确实施操作过程?有哪些注意事项?

(一) 目的

1. 增加血液中血氧含量和血氧分压,促进氧在组织中的弥散。
2. 促进侧支循环的建立,改善缺血缺氧。
3. 抑制及杀灭厌氧菌。
4. 降低血液黏稠度,改善微循环,增加红细胞膜脆性,促进血肿的溶解吸收。

(二) 适应证

1. 急性一氧化碳中毒及中毒性脑病、急性气栓症、急性减压病、有害气体(硫化氢、氨气、汽油等)中毒。
2. 气性坏疽、软组织感染坏死。
3. 挤压伤、过量失血后的贫血、溃疡(糖尿病溃疡、坏疽及压疮的溃疡)。
4. 颅内脓肿、顽固性骨髓炎。
5. 植皮和皮瓣手术后、延迟性软组织放射性坏死、烫伤。
6. 脑水肿、脑血栓、脑出血、脑外伤。

第1章 内科护理技术

(三) 禁忌证

1. **绝对禁忌证** 氧敏感试验阳性及氧中毒史,未经处理的气胸、纵隔气肿、活动性出血及出血性疾病,结核空洞形成并咯血。

2. **相对禁忌证** 重症上呼吸道感染,重度肺大泡、肺气肿、癫痫、高热、支气管扩张、重度鼻窦炎,未经处理的恶性肿瘤、视网膜脱离、病态窦房结综合征、心动过缓、化脓性中耳炎、咽鼓管阻塞、血压高于160/100mmHg、高碳酸血症、脑血管瘤、畸形、Ⅱ度以上心脏传导阻滞等。

(四) 操作流程

【评估】

1. 患者的病情、年龄及生命体征,有无出血及其他禁忌证。
2. 患者对高压氧治疗的认识、接受及合作程度。

【计划】

1. **用物准备** 高压氧舱(图1-27)空气压缩机、储气罐、空调系统、监视设备、控制台、对讲设备。准备好各种急救药品和器材,以备抢救时使用。
2. **环境准备** 整洁、安静,光线适宜,减少人员走动。

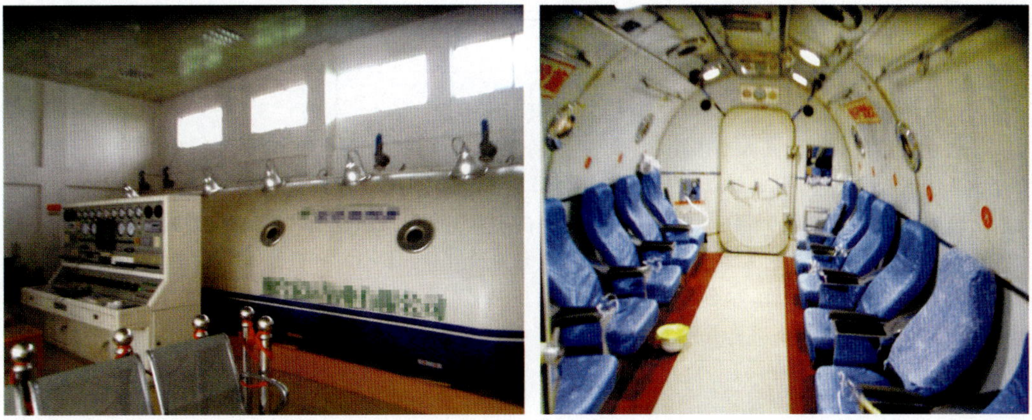

图1-27 高压氧舱

【实施】

1. 操作过程 见表1-18。

表1-18 高压氧舱操作过程

步骤	内容	护患沟通
准备	检查操作台各系统设备有无异常,嘱患者进舱前排空大小便。当天不吃易产气的食物	
问候、核对	核对医嘱、患者床号、姓名、腕带等	女士,您好,请问您叫什么名字?(方芳)
解释	向患者及家属说明高压氧治疗的目的、过程、所需时间及注意事项	方女士,高压氧治疗对您恢复很好,我会告诉您怎样做,不用担心
进舱前的准备	进舱时需穿棉质衣物,禁穿化纤衣服,严禁火种入内,不带与治疗无关的物品进舱;教会患者做咽鼓管开启动作,如张嘴、吞咽、咀嚼、捏鼻闭嘴鼓气动作等	方女士,您是第一次做高压氧治疗吗?(是)在高压氧治疗时,严禁携带易燃易爆、易挥发物品及电动电子玩具、手表、钢笔等,请你检查一下(好)

续表

步骤	内容	护患沟通
升压	通知舱内人员做好开始升压准备;加压阶段注意升压速度,原则上是先慢后快,总升压时间10~15分钟;当舱压升到预定治疗压力值后,关闭加压舱的进气阀,停止加压	方女士,如有耳痛、耳鸣等不适或听声音遥远等感觉,请做吞咽动作或讲话
稳压	指导患者戴好面罩吸氧,同时注意舱压与氧浓度的变化,防止氧中毒。吸氧结束后做好舱内氧浓度的记录,治疗过程中间,要严密观察病情变化,防止意外发生	方女士,现在可以戴好面罩吸氧了,有什么问题及时告诉我
减压	告知患者,摘掉面罩,保持自然呼吸,不要屏气与剧烈咳嗽,防止发生肺气压伤,注意观察患者有无反跳现象;打开加压舱的排气阀,排气降压,严格执行减压方案,减压速度要均等	方女士,治疗结束了,开始减压了,您可能会感到有气体从耳部跑出来,这是正常的,请摘掉面罩,保持自然呼吸,不要屏气
整理、记录	患者出舱后,所有设备清洁、消毒、通风,恢复治疗前的状态。护士认真填写各项记录并签名;注意观察患者有无不良反应,并做好详细记录	谢谢您的配合,好好休息!

链接

高压氧与氧中毒

氧中毒是指长时间吸入高浓度、高流量、高分压的氧气,使氧自由基的产生大于消除,过多的氧自由基造成机体损害,出现刺激性咳嗽、胸骨后疼痛、头晕、面肌口肌抽搐等情况。在高压氧下,自由基清除酶的产生要求高于常压氧下,一般短时间使用不会发生氧中毒。但高压氧疗的压力在2个大气压,连续吸氧2~4小时或在3个大气压下,连续吸氧1~2个小时可能发生氧中毒。目前,高压氧治疗大多采用间断式吸氧,即2个大气压下吸氧30分钟,休息5~10分钟,再吸30分钟,共1小时。可见,正常高压氧疗不会引起氧中毒。

2. 注意事项

(1) 做好解释,消除患者恐惧和紧张心理。

(2) 不能携带易燃物品进舱(打火机、火柴、乙醇及电动电子玩具等)。

(3) 如出现发热、感冒,妇女经期、妊娠早期及青光眼的患者应暂停高压氧治疗。

考点:高压氧疗的注意事项

(4) 治疗过程中,密切观察、询问患者感受,如出现双耳胀痛、耳鸣等现象。这是因为氧气舱内升压时,气压加压在鼓膜上所造成的,此时须做吞咽动作或讲话,使咽鼓管开放,从而使鼓膜内外压力平衡。患者也可通过咀嚼糖果以增加唾液分泌以便于吞咽及增加吞咽动作,亦可自行捏鼻鼓气使咽鼓管自行通气。

(5) 请勿在吸氧时看书,应自然、放松,以确保疗效。

(6) 一般采取间断式吸氧。如吸氧过程中出现面肌、口角抽搐、刺激性咳嗽及胸骨后疼痛等氧中毒症状,应立即摘下面罩停止吸氧并报告医生处理。

(7) 治疗结束减压时会感到耳部有气体跑出,这是正常现象。这时切勿屏气,注意放松作正常呼吸,防止肺气压伤。

【评价】

1. 正确执行操作过程,动作熟练。
2. 高压氧治疗顺利,无并发症发生。

3. 治疗中沟通有效,患者感到安全,能够配合。

(唐文丽)

第11节 有效排痰

排痰术是指利用机械力量使呼吸道内分泌物松动并排出体外的一种技术,包含深呼吸和咳嗽、胸部叩击和震荡、振动排痰仪使用、体位引流和机械吸引等措施。

> **案例1-18**
>
> 马林,男,70岁,2011年10月28日因"呼吸困难、喘息、咳嗽咳痰加剧2天"入院。11年前感冒后发热、咳嗽、咳脓痰。以后每逢冬春季常咳嗽、咳白色泡沫痰,有时为脓痰,反复加重。入院查体:体温37.4℃,脉搏98次/分,呼吸28次/分,血压102/79mmHg。慢性病容,端坐呼吸,唇及皮肤明显发绀,吸气时胸骨及锁骨上窝明显凹陷,叩诊呈过清音,双肺散在干、湿啰音。入院诊断:"慢性支气管炎"、"阻塞性肺气肿"。请正确实施有效排痰。
>
> 问题:1. 该患者怎样选择有效排痰的方法?
> 2. 怎样正确实施操作过程?
> 3. 有哪些禁忌证?

一、深呼吸和咳嗽

取舒适的坐位或卧位,指导患者先做5~6次深呼吸,深吸气末屏气,继而咳嗽,连续数次让痰移到咽部,然后用力咳嗽,将痰排出;或者让患者取坐位,两腿上放一枕头,顶住腹部,身体向前倾,头颈屈曲,张口咳嗽将痰液排出。对胸部有外伤或实行了手术的患者,让其用双手放在伤口两侧(或用枕头按压在切口缝线两侧)以固定或扶持伤口部位,慢慢深吸气,吸足气后屏气数秒钟,然后咳嗽、咳痰。

二、胸部叩击与胸壁震荡

(一)适应证
适于久病体弱、长期卧床、排痰无力者。

(二)禁忌证
禁用于经引流的气胸、肋骨骨折、有病理性骨折史、咯血及低血压、肺水肿等患者。

(三)操作流程
【评估】
1. 患者神志,有无出血、能否耐受振动。
2. 患者年龄,对胸部叩击与胸壁震荡的认知、接受和合作程度。

【计划】
1. 用物准备 单层薄布。
2. 护理人员准备 衣帽整洁、洗手、戴口罩。
3. 环境准备 环境安静整洁、光线充足、温度适宜。

【实施】
1. 操作过程 见表1-19。

表 1-19　胸部叩击与胸壁震荡操作过程

步骤	内容	护患沟通
准备	着装规范,洗手,戴口罩,备齐用物携至床旁	
问候、核对	核对医嘱,问候患者,查看床头牌、腕带,核对姓名、床号,嘱患者大小便	先生,您好,请问您叫什么名字?(马林)
解释	向患者及家属解释胸部叩击与胸壁震荡的目的、方法	马先生,胸部叩击与胸壁震荡可震动气道,刺激咳嗽,有利于痰液咳出(好的)
取体位	协助患者侧卧位,暴露叩击部位,注意保暖	这个卧位舒适吗?(舒适)
操作	(1)胸部叩击时,叩击者两手的手指指腹并拢,使掌心呈杯状。以手腕力量,从肺底自下而上、由外向内,迅速而有节律地叩击胸壁,震动气道,边拍边鼓励患者咳嗽,以促进痰液排出,每侧肺叶反复叩击 1~3 分钟,每分钟 120~180 次,叩击时发出一种空而深的拍击音则表明手法正确 (2)胸壁震荡时,操作者双手掌重叠,将手掌置于欲引流的胸廓部位,吸气时手掌随胸扩张慢慢抬起,不施加任何压力,从吸气最高点开始,在整个呼气期手掌紧贴胸壁,施加一定压力并作轻柔的上下抖动,即快速收缩和松弛手臂和肩膀(肘部伸直),以震荡患者胸壁 5~7 次,每一部位重复 6~7 个呼吸周期。震荡法只在呼气期进行,且紧跟叩击后进行	这样的振动频率和强度您觉得合适吗?(合适)
整理	整理床单位,洗手。协助患者做好口腔护理,去除痰液气味	

考点:胸部叩击方法;胸壁震荡方法

2. 注意事项

(1)叩击力量适中,以患者不感到疼痛为宜。

(2)每次叩击和(或)震荡时间以 5~15 分钟为宜,应安排在餐后 2 小时至餐前 30 分钟完成,避免治疗中呕吐。

(3)操作时应注意患者的反应。

(4)操作后询问患者的感受,观察痰液情况,复查生命体征、肺部呼吸音及啰音变化。

【评价】

1. 操作时动作轻柔,患者感到安全。
2. 治疗中沟通有效,患者能够配合。

三、振动排痰仪的使用

振动排痰仪(图 1-28)是一种利用叩击、震颤功能起到松动痰液以利于痰液咳出的有效排痰设备。它是根据临床胸部物理治疗原理,在患者身体表面产生特定方向周期变化的治疗力,达到促进痰液排除的作用。其中垂直方向治疗力产生的叩击、震颤可促使呼吸道黏膜表面黏液和代谢物松弛和液化;水平方向治疗力产生的定向挤推、震颤帮助已液化的黏液按照选择的方向(如细支气管→支气管→气管)排出体外。

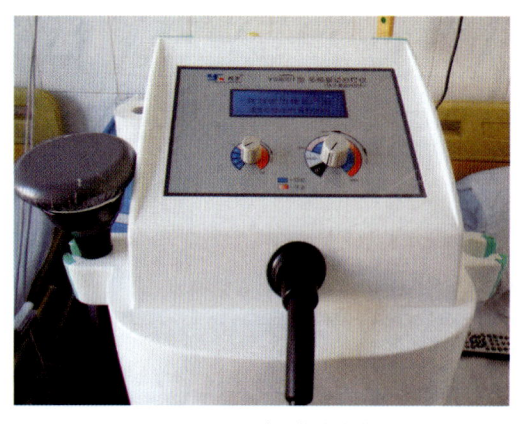

图 1-28　振动排痰仪

（一）适应证

外科术后患者；支气管扩张；哮喘；慢性支气管炎；慢性阻塞性肺气肿；急性肺炎；肺囊性纤维性病变；老年病；气管切开术；术前清理；昏迷；烧伤；呼吸衰竭。

（二）禁忌证

肺部肿瘤及血管畸形；肺结核、气胸、胸腔积液、及胸壁疾病；肺脓肿；出血性疾病或凝血机制异常有发生出血倾向者；肺部栓塞；肺出血及咯血；急性心肌梗死；不能耐受振动的患者。

（三）操作流程

【评估】

1. 患者的神志，有无出血、能否耐受振动。
2. 患者年龄，对振动排痰的认识、接受和合作程度。

【计划】

1. 用物准备　振动排痰仪，叩击罩，电源。
2. 护理人员准备　衣帽整洁、洗手、戴口罩。
3. 环境准备　环境安静整洁、光线充足、温度适宜。

【实施】

1. 操作过程　见表1-20。

表1-20　振动排痰操作过程

步骤	内容	护患沟通
准备	着装规范，洗手，戴口罩，备齐用物携至床旁	
问候、核对	核对医嘱，问候患者，查看床头牌、腕带，核对姓名、床号，嘱患者大小便	先生，您好，请问您叫什么名字？（马林）
解释	向患者及家属解释振动排痰的目的、方法	马先生，振动排痰仪产生的治疗力可穿透皮层、肌肉、组织和体液，刺激咳嗽，有利于痰液咳出（好的）
取体位	协助患者侧卧位或坐位，暴露叩击部位，注意保暖	这个卧位舒适吗？（舒适）
操作	(1) 开启电源开关，待机 (2) 调节治疗模式，设定治疗时间。当左调节旋钮指示在蓝色区域（自动模式）时，将右调节旋钮调至白色（PAUSE）区域，液晶屏幕显示自动模式暂停界面。左调节旋钮选择好定时时间（即治疗时间）后，将右调节旋钮由 PAUSE 区域调至 P1、P2、P3 或 P4 任一自动程序模式（蓝色区域），仪器按照所选择的自动程序模式运行 (3) 当左调节旋钮指示在橙色区域（手动模式）时，将右调节旋钮调至白色（PAUSE）区域，调节左调节旋钮可更改定时时间，屏幕显示设定好的治疗时间。选择好治疗时间后，将右调节旋钮由 PAUSE 区域调至 10Hz～60Hz 区域（橙色区域），仪器按照所选择的治疗频率运行 (4) 操作者手持手柄，将排痰仪叩击头放在患者的肺底部（图1-29），其顺序由肺底部慢慢向肺尖部移动，由外向内，先做近侧再做对侧 (5) 若要停止治疗，将右调节旋钮由 10Hz～60Hz 区域调至 OFF 区域即可停止，仪器进入待机状态	这样的振动频率和强度您觉得合适吗？（合适）
整理	整理床单位，洗手	
记录	记录振动排痰时间，签名	

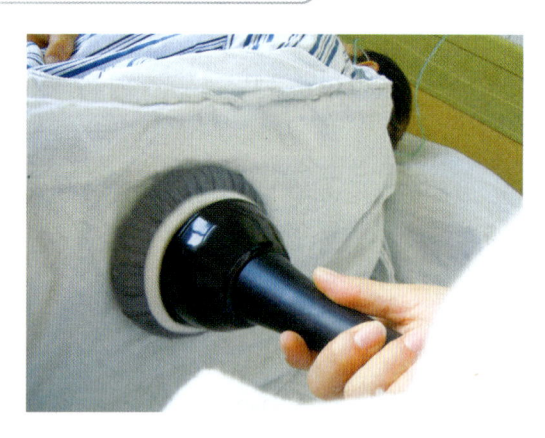

图 1-29　振动排痰

2.注意事项

（1）由于排痰机对深、浅部组织有振荡、松动作用，使用时应遵照医嘱，严格区分治疗区域。

（2）根据患者情况及时调整治疗力大小、振动频率及治疗时间。

（3）在调整频率过程中，护士应手持治疗头并暂时脱离患者身体。

（4）治疗时用叩击罩包住治疗头，避免传染。

（5）每日治疗 2~4 次，每次治疗时间一般为 5~10 分钟，应在餐前 1~2 小时或餐后 2 小时进行，治疗前进行 20 分钟雾化治疗，治疗后 5~10 分钟吸痰。

【评价】

1.操作时动作轻柔，患者感到安全。

2.治疗中沟通有效，患者能够配合。

四、体 位 引 流

体位引流（又称姿势性排痰）是利用重力引导促进气道内分泌物移动，使患者不必太用力，即能有效地清除气道分泌物，特别是末梢气道分泌物。

（一）各肺叶引流姿势（图 1-30）

1.左肺上叶肺尖段的引流　采取腿上放垫被，两臂抱靠躬背的座位（图 1-31）。

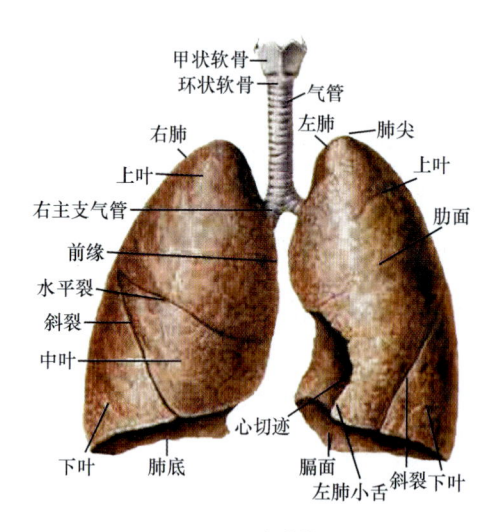

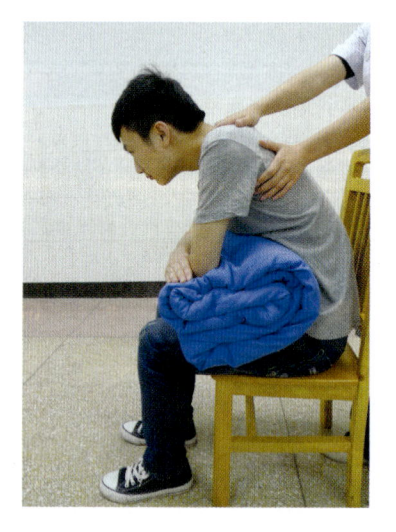

图 1-30　肺叶位置　　　　图 1-31　左肺上叶肺尖段的引流

2.左肺上叶下段的引流　采取头低脚高右半侧仰卧位（图 1-32）。

3.大气管引流的基本姿势　采取头低脚高，头侧转向左俯卧位（图 1-33）。

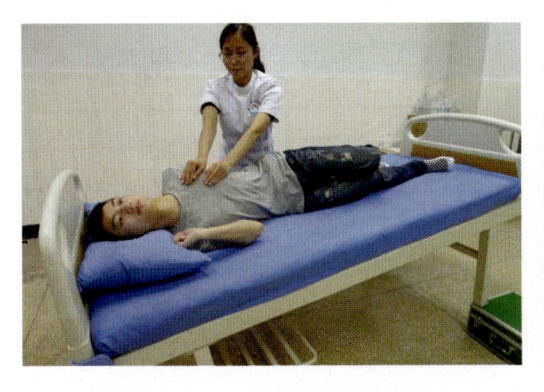

图 1-32　左肺上叶下段的引流 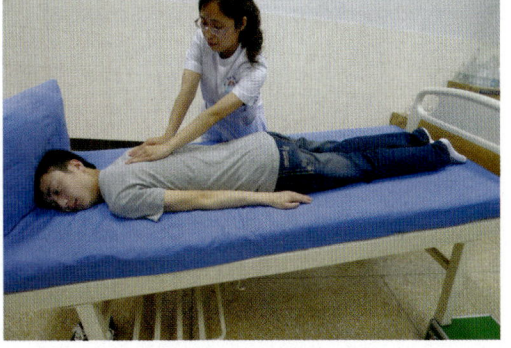　　　　　　图 1-33　大气管引流

4. 左肺下叶上段的引流　采取左侧背侧翘俯卧位（图 1-34）。
5. 左肺下叶后底段的引流　采取头低脚高右半侧俯卧位（图 1-35）。

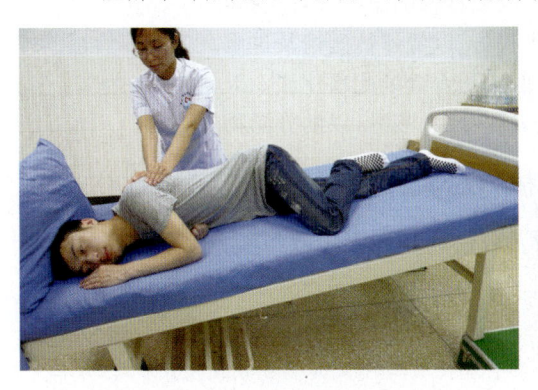

图 1-34　左肺下叶上段的引流 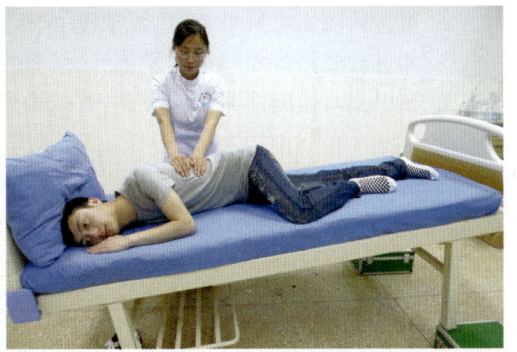　　　　　　图 1-35　左肺下叶后底段的引流

6. 右肺上叶肺尖段的引流　采取半坐卧位（图 1-36）。
7. 右肺中叶外侧段的引流　采取右侧背侧翘俯卧位（图 1-37）。

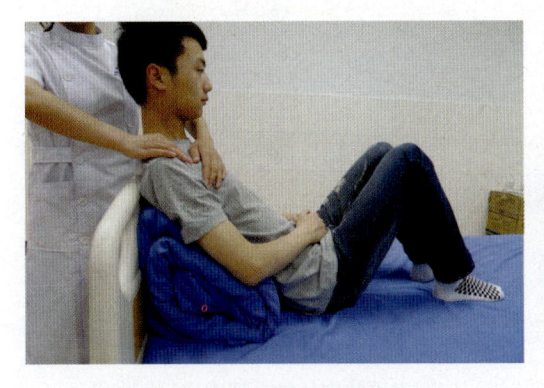

图 1-36　右肺上叶肺尖段的引流 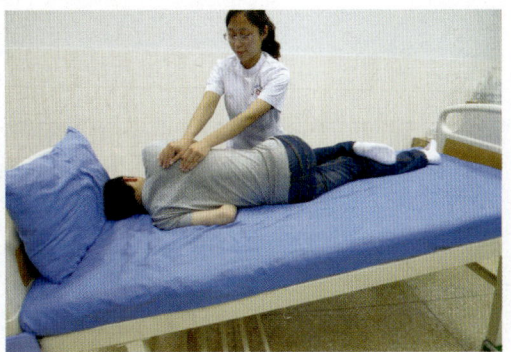　　　　　图 1-37　右肺中叶外侧段的引流

8. 右肺中叶中段的引流　采取头低脚高左半侧仰卧位（图 1-38）。
9. 右肺下叶前底段与中底段的引流　采取头低脚高左半侧俯卧位（图 1-39）。

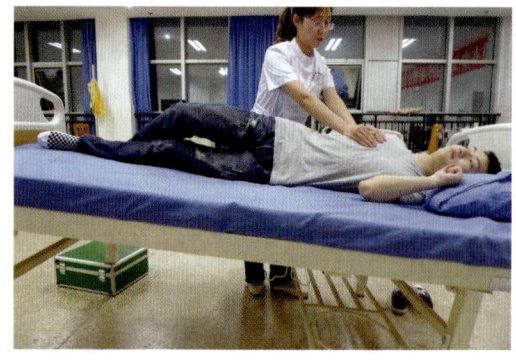

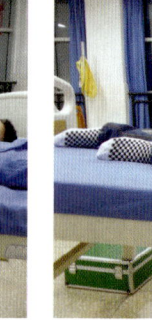

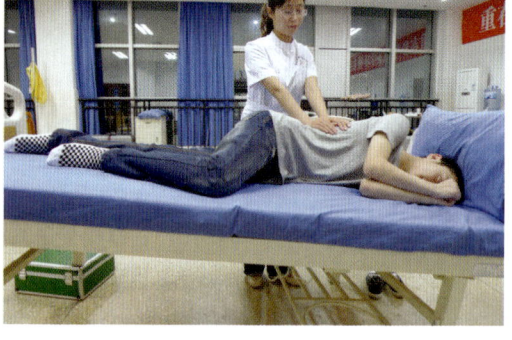

图 1-38　右肺中叶中段的引流　　　　　图 1-39　右肺下叶前底段与中底段的引流

（二）注意事项

1. 体位式排痰前约 1 小时，避免大量进食，以免食物倒流入气管及呕吐。
2. 留意所咳出之痰量、颜色及浓度，向医生报告，以便评估病情及进展。
3. 如进行姿势排痰感觉头晕或气促，报告医生是否继续此项疗法。
4. 在引流时做胸部叩击或震动，再鼓励患者深呼吸、咳嗽，以助分泌物的排出。

五、机械吸痰

适用于咳嗽反射减弱或消失者、意识不清及分泌物黏稠无力咳出者。见《护理技术（上册）》。

小结

本章主要内容为内科系统常用检查的配合和护理技术，包括心电监护仪使用及护理、尿糖测定及血糖仪使用、中央静脉插管及中心静脉压测定的配合与护理、常用穿刺术的配合与护理、内镜检查的配合和护理、十二指肠引流术的护理、双气囊三腔管压迫止血的配合与护理、腹膜透析、血液透析、高压氧舱的使用、有效排痰等，它们对于观察病情和治疗疾病具有非常重要的作用，要求护士能正确地完成各项操作技术的术前准备、术中配合、术后护理，防止并发症的发生。

（唐文丽　曾建平）

自测题

选择题

A₁ 型题

1. 心电监护能够监测（　　）
   A. 心电图　　　　B. 呼吸
   C. 血压　　　　　D. 经皮血氧饱和度
   E. 以上都可
2. 对于急性心肌梗死所致的心源性休克，目前认为最好的治疗方法是（　　）
   A. 使用血管收缩药升压
   B. 使用酚妥拉明
   C. 使用硝普钠
   D. 使用快速强心制剂
   E. 应用主动脉内气囊反搏术进行辅助循环
3. 心脏猝死患者一半以上见于下述何种疾病（　　）
   A. 慢性肺源性心脏病（简称，肺心病）
   B. 心肌病
   C. 冠状动脉性心脏病（简称冠心病）

D. 急进性高血压
E. 病毒性心肌炎
4. 高血压病最常见的死亡原因是（　　）
   A. 尿毒症　　　　　　B. 高血压危象
   C. 心力衰竭　　　　　D. 合并冠心病
   E. 脑血管意外
5. 猝死较多见于哪种心肌病（　　）
   A. 肥厚型梗阻性心肌病　　B. 扩张型心肌病
   C. 肥厚型非梗阻性心肌病　D. 酒精性心肌病
   E. Fiedleys 心肌炎
6. 变异型心绞痛的主要特点是（　　）
   A. 心绞痛发作时常可见 Q 波
   B. 常于劳累后发作
   C. 情绪激动是常见诱因
   D. 发作时 ST 段上移
   E. 发作时 ST 段明显下移
7. 心电监护的目的是（　　）
   A. 连续监测生命特征
   B. 早期发现心律失常
   C. 预测严重心律失常的预后
   D. 及时抢救
   E. 以上都对
8. 心电监护的适应证有（　　）
   A. 急性心肌梗死　　B. 毒蛇咬伤
   C. 呼吸衰竭　　　　D. 重度哮喘
   E. 以上都是
9. 心电监护的注意事项有（　　）
   A. 仪器须放在平台上
   B. 患者不能自行取下心电极贴片
   C. 仪器应每月充电一次
   D. 不要将液体倾倒在监护仪上
   E. 以上都是
10. 心电监护的左下导联电极放置的位置是（　　）
    A. 右锁骨中线第 1 肋间
    B. 左锁骨中线第 1 肋间
    C. 左锁骨中线剑突水平处
    D. 右腹股沟
    E. 左锁骨中线第 2 肋间
11. 临床心电监护常用导联（　　）
    A. Ⅰ导联　　B. Ⅱ导联　　C. Ⅲ导联
    D. aVR 导联　E. V 导联
12. 心电监护停机主要指征（　　）
    A. 患者病情好转
    B. 患者病情稳定
    C. 无胸痛
    D. 病情好转稳定无心律失常
    E. 偶有胸痛
13. 血糖检测时需要（　　）
    A. 75％乙醇消毒完全干燥后采血
    B. 75％乙醇消毒后立即采血
    C. 碘伏消毒后采血
    D. 穿刺后过度用力挤压穿刺点
    E. 血量不够反复挤压穿刺点
14. 中心静脉置管应首先选择（　　）
    A. 左侧颈内静脉　　B. 右侧颈内静脉
    C. 右锁骨下静脉　　D. 左股静脉
    E. 右股静脉
15. 右侧颈内静脉置管时患者的体位（　　）
    A. 去枕仰卧　　　　B. 肩下垫以小枕
    C. 头后仰低 15°～30°　D. 头转向操作者对侧
    E. 以上都是
16. 测中心静脉压时刻度管的终点应与患者仰卧时的哪条线平齐（　　）
    A. 腋前线　　B. 腋中线　　C. 腋后线
    D. 锁骨中线　E. 肩胛后线
17. 典型 CVP 波形是（　　）
    A. 正向波 a 波
    B. 正向波 v 波
    C. 负向波 X 波
    D. a、c、v 正向波和 x、y 负向波
    E. 正向波 X 波
18. 腹腔穿刺点在脐与髂前上棘连线的（　　）
    A. 内 1/3 处　　B. 中 1/3 处
    C. 外 1/3 处　　D. 中内 1/3 交界处
    E. 中外 1/3 交界处
19. 成人腰椎穿刺点在第几腰椎棘突间隙（　　）
    A. 1～2　　B. 2～4　　C. 3～5
    D. 2～5　　E. 5～6
20. 腰椎穿刺后患者应去枕平卧（　　）
    A. 1～2 小时　B. 2～4 小时　C. 4～6 小时
    D. 6～8 小时　E. 8～10 小时
21. 咽部表面麻醉药中哪项是对的（　　）
    A. 4％可卡因作用强毒性非常低
    B. 1％丁卡因是现在常用的表面麻醉剂
    C. 达克罗宁毒性作用非常大
    D. 利多卡因表面麻醉作用非常好

E. 普鲁卡因表面麻醉作用快而持久

22. 支气管镜检查适应证中,错误的是( )
   A. 支气管阻塞者
   B. 可疑气管、支气管有病者
   C. 确定气管、支气管病变部位
   D. 晚期肺结核和急性肺炎者
   E. 了解气管支气管病变治疗情况

23. 纤维支气管镜的最大特点是( )
   A. 镜体软、可弯曲   B. 管径细、损伤少
   C. 操作易、较安全   D. 视野广、亮度强
   E. 功能多、可摄影

24. 纤维支气管镜检查适应证中,错误的是( )
   A. 长期原因不明的咯血
   B. 取新生物做病理检查
   C. 取出支气管较小异物
   D. 晚期肺结核支气管检查
   E. 用于支气管及肺部病变的治疗

25. 十二指肠引流术前,患者应禁食( )
   A. 12小时   B. 6小时   C. 24小时
   D. 4小时   E. 10小时

26. 十二指肠引流术中,插入十二指肠吞咽速度一般为每分钟( )
   A. 1～2cm   B. 2～4cm   C. 4～6cm
   D. 6～8cm   E. 8～10cm

27. 双气囊三腔管压迫止血期限一般为( )
   A. 1小时   B. 24小时   C. 36小时
   D. 72小时   E. 12小时

28. 双气囊三腔管压迫止血的适应证为( )
   A. 食管胃底静脉曲张破裂出血
   B. 消化性溃疡并发出血
   C. 胃癌破裂出血
   D. 急性出血性糜烂性胃炎
   E. 食管癌破裂出血

29. 双气囊三腔管压迫止血食管气囊应每隔几小时放气一次( )
   A. 5小时   B. 10小时
   C. 12～24小时   D. 24～36小时
   E. 36～72小时

30. 双气囊三腔管压迫止血,下列叙述哪项正确( )
   A. 适用于肝硬化食管静脉曲张破裂和胃黏膜糜烂出血
   B. 先给食管囊充气,必要时再给胃囊充气

C. 压迫止血12～24小时气囊应放气15～30分钟,同时放松牵引
D. 出血停止,立即拔管
E. 双气囊三腔管压迫止血的优点是安全、有效,患者易接受

31. 血液透析最常用的抗凝剂是( )
   A. 阿司匹林   B. 肝素   C. 双香豆素
   D. 凝血酶   E. 华法林

32. 血液透析最常见的并发症是( )
   A. 出血   B. 溶血   C. 低血压
   D. 过敏反应 E. 发热反应

33. 关于血液透析患者的饮食护理,错误的是( )
   A. 患者要多吃富含高蛋白的食物
   B. 多饮水
   C. 脂肪占供能的30%～40%
   D. 注意补充锌
   E. 注意补充维生素

34. 关于血液透析的作用,错误的是( )
   A. 可清除体内多余的水分
   B. 可输入多种抗生素
   C. 可清除体内多余的电解质
   D. 可部分替代肾脏作用
   E. 可清除体内的药物和毒物

35. 关于血液透析,下列哪种说法不正确( )
   A. 血液透析无绝对禁忌证
   B. 所有患者均需要使用抗凝剂
   C. 操作前后均要测量体重
   D. 长期血液透析患者最好使用动静脉内瘘
   E. 血液透析过程中要严密观察病情变化

36. 透析性低血压发生的主要原因( )
   A. 有效血容量的减少
   B. 血浆渗透压的上升
   C. 自主神经功能的紊乱
   D. 心脏功能的异常
   E. 有效血容量的增加

37. 透析液引起低血压的主要原因( )
   A. 透析液的温度
   B. 透析液成分
   C. 透析液钠浓度过低
   D. 透析膜生物相容性差
   E. 透析液钠浓度过高

38. 透析患者的饮食治疗原则是( )
   A. 低脂、优质高蛋白、低磷

B. 低脂、优质低蛋白、高磷
C. 低脂、优质低蛋白、低磷
D. 高热量、高蛋白、高磷
E. 高热量、优质低蛋白、低磷

39. 透析间期体重增长不超过体重的多少( )
   A. 3%　　B. 4%　　C. 5%
   D. 6%　　E. 8%

40. 每次透析4小时可丢失葡萄糖多少克( )
   A. 20～30g　B. 25～30g　C. 30g
   D. 30～35g　E. 20～25g

41. 血液透析复用用水的水质细菌学、内毒素最初检测时间应为( )检测1次
   A. 每天　　B. 每周　　C. 每月
   D. 每季　　E. 每3天

42. 血液透析复用用水的常规细菌学检测应( )1次
   A. 每天　　B. 每周　　C. 每月
   D. 每季　　E. 每10天

43. 血液透析复用用水的常规内毒素检测应( )至少1次
   A. 每天　　B. 每周　　C. 每2周
   D. 每月　　E. 每季

44. 透析室复用间应设有紧急( )冲洗水龙头，确保复用工作人员一旦被化学物质飞溅损伤时能即刻有效地冲洗
   A. 眼部　　B. 口腔　　C. 鼻腔
   D. 耳朵　　E. 手

45. 高压氧治疗的含义是( )
   A. 在常压下呼吸纯氧
   B. 在超过常压的环境下吸50%以下浓度的氧气
   C. 在超过一个大气压的密闭环境中，呼吸高浓度的氧气以治疗疾病的一种方法
   D. 在一个绝对压的环境下吸氧气与二氧化碳的混合气体
   E. 在高压环境下吸空气

46. 高压氧治疗时临床上常用的压力单位是( )
   A. 大气压　B. 表压　　C. 绝对压
   D. 附加压　E. 氧压

47. 标准大气压是指下列哪种条件下物体在单位面积上所承受的压力( )
   A. 在海平面上，温度为4℃
   B. 在赤道海平面上，温度为0℃
   C. 在赤道海平面上，温度为4℃
   D. 在纬度为45°的海平面上，温度为0℃
   E. 在纬度为45°的海平面上，温度为4℃

48. 在紧急情况下，工作人员快速减压出舱，如发生减压病应如何处理( )
   A. 舱旁观察6～8小时
   B. 舱旁吸氧观察4小时
   C. 给予镇静剂及大剂量维生素E
   D. 重新进舱加压，按规定程序减压治疗
   E. 在减压各停留站吸氧

49. 下列不属于医用氧气的质量标准为( )
   A. 无杂质、无有害气体
   B. 氧浓度不小于99.5%
   C. 二氧化碳浓度不高于0.01%
   D. 水气不高于5ml/瓶
   E. 温度不高于22℃

50. 凡确诊为破伤风、气性坏疽等厌氧菌感染的患者，高压氧治疗后的消毒措施不包括( )
   A. 严格隔离
   B. 用紫外线消毒30分钟后即可开舱
   C. 空气消毒：以每100m³体积用乳酸12ml蒸熏30分钟后通风，再用紫外线消毒30分钟，每日1～3次
   D. 所用敷料均彻底烧毁
   E. 用0.2%～0.5%的"84"消毒液抹舱体

A₂型题

51. 患者郑某，男，36岁，司机，车祸中闭合性气胸。气胸穿刺点在锁骨中线( )肋间进针
   A. 第3肋间　B. 第4肋间　C. 第2肋间
   D. 第1肋间　E. 第5肋间

52. 患者刘某，女，57岁，职员，肺结核合并胸腔积液，胸腔穿刺体位首选( )
   A. 正坐位　　　　B. 仰卧位
   C. 反坐位或骑坐位　D. 俯卧位
   E. 侧卧位

53. 平菌，女，11岁，2周来反复牙龈和鼻出血，四肢关节疼痛，全身乏力。穿刺部位首选( )
   A. 胸骨　　B. 髂前上棘　C. 髂后上棘
   D. 腰椎棘突　E. 胫骨

54. 患者张某，因胃部疼痛多年，曾服用过多种治疗胃的药物，效果不好，需要做胃镜检查，胃镜检查最易损伤的部位是( )
   A. 胸段食管　　B. 食管入口处
   C. 贲门处　　　D. 有憩室处

E. 有息肉处

55. 黄先生因经常腹泻、黏液便就诊,医生约他下周一下午进行结肠镜检查,下列做法哪项不正确( )
    A. 检查前3日进半流质饮食
    B. 检查前1日进流质饮食
    C. 当日禁食
    D. 检查前1天下午口服甘露醇1500ml
    E. 检查前当天上午口服甘露醇1500ml

A₃型题

(56~58题共用题干)

56. 黄林,男性,59岁,车祸致伤,神志模糊,左侧胸部严重擦伤,心率98次/分,血压120/90mmHg,四肢活动尚可。患者自述心悸,室性期前收缩的心电图表现,下列哪一项是正确的( )
    A. R波与QRS波无关
    B. QRS波消失由P波取代
    C. QRS波群形态宽大畸形
    D. f波替代QRS波群
    E. 心室率快,但节律规则

57. 心室颤动时的临床表现是( )
    A. 心音低沉   B. 血压下降   C. 脉搏细速
    D. 意识丧失   E. 陈-施呼吸

58. 心电监护时发现以下哪一项心律失常需马上投入抢救( )
    A. 心室颤动   B. 室性心动过速

C. 心房颤动   D. 频发室性期前收缩
E. 房室传导阻滞

(59~61题共用题干)

钱女士,43岁,胃癌切除术后3年,定期进行胃镜检查。

59. 护士在配合医生检查时,下述哪项不正确( )
    A. 协助患者取右侧卧位
    B. 颌下垫一张消毒治疗巾,双腿屈曲,头稍后仰
    C. 口边置弯盘,嘱患者含上牙垫,轻轻咬住
    D. 用2%利多卡因喷洒咽喉部2~3次
    E. 协助医生将胃镜从患者口腔缓缓插入

60. 下列哪项不是插镜引起的并发症( )
    A. 心搏骤停、心肌梗死、心绞痛
    B. 食管、胃肠穿孔
    C. 吸入性肺炎或局部继发感染
    D. 甲型病毒性肝炎
    E. 低氧血症

61. 检查完毕,胃镜处理正确的是( )
    A. 在流动水里刷洗干净
    B. 然后用1:200的3M快速清洗酶冲刷10分钟
    C. 2%戊二醛浸泡2分钟
    D. 胃镜前端置于消毒液中浸泡,各孔道用注射器灌满消毒液
    E. 工作人员清洗消毒胃镜时,穿一般工作服

第2章

外科常用护理技术

第1节 手术室的护理工作

手术室是医院对患者进行手术治疗、检查、抢救的场所,是医院的重要技术部门之一。手术室的护理工作就是为患者提供安全的手术环境,协助患者缓解因面对手术和陌生的环境所产生的恐惧和无助等心理压力,使患者有安全感,使患者顺利安全渡过手术期,为患者手术康复打下基础。因此,手术室的护理工作有业务面广、技术性强、洁净度高、无菌操作严格的特点,要求手术室护士具备科学的管理能力、熟练的操作技术、严谨的工作作风,才能承担手术治疗和抢救患者的重任。

一、手术室的设置及管理

(一)设置

1. 手术室的位置及设施

(1)手术室应安排在医院内安静、洁净、便于和相关科室联络的位置。一般位于病房大楼的较高层,靠近手术科室,方便接送患者;与监护室、病理科、放射科、血库、中心化验室等相邻,最好有直接的通道和通讯联系设备。手术室的建筑应向东西方向延展,主要手术间的设置应设在北面,以避免阳光直射,妨碍手术间的照明。

(2)应配有专用的水电供应、电梯传送、防火设施,有条件的设置空气过滤除菌、排气和空调设施,室温保持在18~22℃,相对湿度40%~60%。

(3)手术间的设置:①手术间的门要宽大,安装自控启闭门或双合叶门;每个手术间应有两个门,一为接送患者通向外走廊,一为通往刷手间等清洁区;窗口应大,利于采光,安装要紧密,应有双层玻璃和一层纱窗,以免灰尘和飞虫进入。墙壁应隔音良好,墙角呈弧形,不宜蓄积灰尘;地面多用易清洗、耐消毒液的材料铺设,坚硬、光滑。②手术间数与手术台数应与外科的实际床位数成比例,一般为1:(20~25)。普通手术间面积一般为25~40m²为宜,仅放置一个手术台;用于心血管直视手术等手术间,一般面积为60m²左右。

考点:手术间的设置

2. 手术室的布局与分区

(1)手术室布局:手术室出入口的设置应符合功能流程和洁污分区的要求,三条出入路线,即工作人员出入口、患者出入口、污物出口,尽量做到隔离、洁污分流。避免交叉感染。

(2)手术室分区:手术室一般分为三个区。①非限制区。设在最外侧,为污染区,包括接送患者区、标本间、更衣区、污物处理区、麻醉苏醒区、值班区、麻醉医生和护士办公室。②半限制区。设在中间,为过渡区,包括储藏室、器械敷料准备室、麻醉准备室、消毒室、内镜室、急诊清创室等。③限制区。设在最内侧,为清洁区,包括手术间、刷手间、无菌物品存放间等,其中有菌手术间应靠外侧,无菌手术间应靠内侧,此区要求最为严格。

3. 手术间的基本设备　手术间内只允许放置必需的器具和物品,包括:多功能手术床、无影灯、器械桌、升降器械台、麻醉桌、麻醉机、监护仪、吸引及吸氧设备、输液架、高频电刀、X 线观片灯、固定紫外线灯管、立灯、药物及敷料柜、转凳及脚踏凳、敷料桶、电钟、湿温度计等。

> **链接**
>
> **生物洁净手术室**
>
> 采用生物洁净技术,通过三级过滤除掉空气中的微尘埃(0.5~5μm)和选用合理的气流方式达到空气洁净的目的。细菌通常附着在尘埃上,所以从一定意义上讲,滤过空气中的尘埃也就除去了细菌。空气过滤采用初、中、高效三级过滤网。初级过滤用泡沫塑料海绵过滤,过滤率为 50% 以下;中效过滤用无纺布过滤,过滤率为 50%~90%;高效或亚高效过滤用玻璃纤维或超细玻璃纸过滤,过滤率为 99.95%~99.99%。凡在送风系统上装置高效或亚高效过滤器的手术间,称为生物洁净手术室。

(二) 手术室的管理

1. 手术室的基本规则

(1) 严格执行无菌管理制度,除手术室人员和参加当日手术者外,与手术无关人员不得擅自进入;患有上呼吸道感染、急慢性皮肤感染疾病者,不可进入手术室,更不可能参加手术。实施感染手术的医务人员,术毕不得到其他手术间参观走动。

(2) 凡进入手术室人员,必须按规定更换手术室所备衣、裤、口罩、帽子、鞋(或一次性鞋套)等,戴帽不可外露头发,口罩不可外露口鼻,内衣不可外露。离开手术室应将以上用物放到指定地点。

(3) 手术室内应保持肃静,禁止高声谈笑、喊叫,门要轻开轻关;手术进行时,勿走正门。尽量减少不必要的活动。

(4) 手术室工作人员应熟悉手术室内各种物件的固定放置位置和使用方法,用后放回原处。有关急救药品、器材,要定位、定数、定人管理,定期检查、维修。做到急救药品齐全,器材性能良好。一切器械、物品未经负责人许可不得擅自外借。

(5) 凡需手术者,应由各科主管医师填写手术通知单。择期手术应在前一天按规定时间送手术室,急症手术或紧急手术可先行电话通知手术室,并尽快补送手术通知单。需特殊器械或有特殊要求的,应在手术通知单上注明。因故暂停或更改手术,应预先通知联系。

(6) 无菌手术间与有菌手术间相对固定。无条件固定者,应先施无菌手术,后施污染和感染手术。优先安排急诊手术。严禁在一个手术间内同时施行无菌及污染手术。

(7) 重大手术或新开展手术,有关手术人员应参加术前讨论,做好充分准备。必要时,手术者可到手术室检查准备的器械和物品。

考点:手术室基本规则

(8) 参加手术人员应按时洗手,准时手术。值班人员应坚守岗位,随时准备接受急诊手术,不得擅自离开。

2. 手术室参观制度　参观人员最好安排在教学参观室看闭路电视,如无教学参观室则应执行以下制度。

(1) 凡来参观者,必须凭医务科开具的允许参观通知单,征得护士长同意后,统一安排,方可进入手术室参观。

(2) 根据手术间的面积严格限定参观人数,大间不超过 6 人,小间不超过 4 人。

(3) 参观者进入手术间前,应先更换参观专用的衣、裤、鞋、帽、口罩。按指定手术间参观手术。应接受医务人员的指导,不得任意走动和出入。

(4)参观时应遵守无菌原则,参观者应立于手术人员身后,不可距手术台过近或过高,距手术无菌区域应在30cm以上,避免污染手术区。

考点: 手术室参观人数要求

(5)患者亲友、无关手术人员、特殊感染手术谢绝参观。

3. 接送患者制度

(1)接患者

1)一般提前30分钟或1小时将患者接入手术间,病情危重的由主治医生护送。接患者时严格核对病区、床号、姓名、性别、年龄、诊断、手术名称及部位。确定无误后方可将患者接到指定手术间的手术台上,接小儿患者时,一车不得同时运载两人,以防差错。

2)接患者时,根据病历检查术前准备是否完善,如术前用药、禁食、配血、灌肠、插胃管或导尿管、X光片、特殊用药等。无留置导尿管患者应嘱患者排尿。注意与病房护士办好交接手续。

3)随身贵重物品及义齿不带入手术室。患者进入手术室后必须戴清洁帽、换鞋等。

(2)送患者

1)手术结束后,待生命体征平稳,根据手术和病情由手术医师、麻醉师、巡回护士、护工一起送患者,以防护送途中发生意外。

2)在护送途中,注意输液、输血通畅。至病房或ICU后与当班护士面对面交接病历、输液、输血、引流管、随带的物品及术后注意事项等情况,做好交接手续。

考点: 手术室接送患者时间和要求

4. 手术室清洁消毒制度

(1)手术室应保持整洁、无尘、无蝇。每天早上打扫各间平面卫生,务必保持手术间内器具清洁无尘。

(2)每次手术完毕进行清洁消毒处理。开窗通风,撤销污染布类及其他污物,用消毒液擦拭手术床、器械台、无影灯、输液架、脚凳、吸引管等各处污迹,拖净地面,用紫外线空气消毒30~60分钟。铺清洁手术床单。特殊感染手术后,应先进行空气消毒再进行清洁处理。药物选择见《护理技术(上册)》。

(3)每周末彻底大扫除一次,用消毒液刷洗手术间地板、墙壁,擦洗桌凳、门窗、无影灯、手术床、器械柜等。对手术间及无菌室进行空气熏蒸消毒,其余时间每晚或术毕用紫外线灯或电子灭菌灯照射1小时;所有容器进行灭菌处理并更换器械浸泡消毒液;检查无菌包,超过1周的需要重新灭菌。

(4)每月定期做空气细菌培养,合格后方可使用。

二、常用的手术器械和物品的准备及使用

手术器械是手术操作必备工具,分基本器械和特殊器械两大类。基本手术器械为各种手术的基本工具,专科手术器械则为某一专科手术需要而特制的器械。常用的基本手术器械有:刀、剪、钳、镊、牵开器、缝针和吸引器头等几类。

(一)基本手术器械

1. **手术刀** 手术刀主要用来切开和分离组织。由刀片和刀柄两部分组成,刀片有圆头、尖头之分,并有各种大小规格。安装时,用持针钳持刀片前端背侧,与刀柄头槽对合,往后拉,使刀片卡入刀头柄槽内;术毕再以持针钳夹持刀片尾端背侧稍加提起向前推即可取下(图2-1,图2-2)。

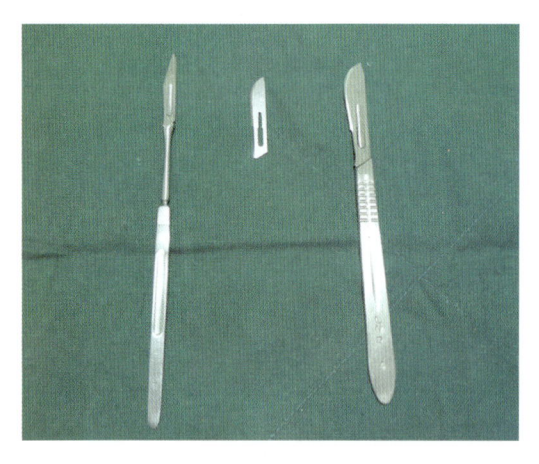

图 2-1 手术刀

2. 手术剪　手术剪分为组织剪和线剪。组织剪头圆而窄。刃薄、锐利，型号较多，柄较长，有直弯两种，浅部操作可用短直剪。深部则用长弯剪。线剪多为直剪，头宽而刃端较尖或一叶尖头一叶圆头，用于剪断缝线、引流物及敷料等（图 2-3）。

3. 钳类　钳类包括血管钳、持针钳、组织钳、卵圆钳、布巾钳等。

（1）血管钳（止血钳）：用于止血、分离组织、夹持组织等。有直、弯、大、小、全齿、半齿、有钩、无钩等不同规格。直血管钳用于皮下止血，弯血管钳用于深部止血和分离组织；有钩直钳用于钳夹较厚易滑脱的组织（图 2-4）。

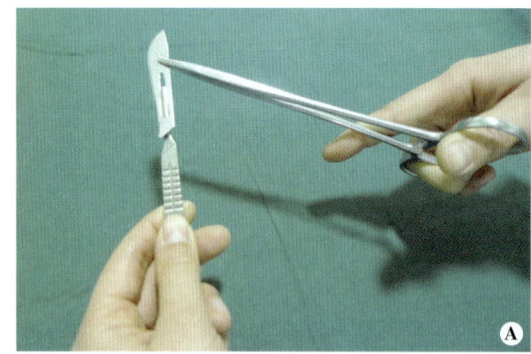

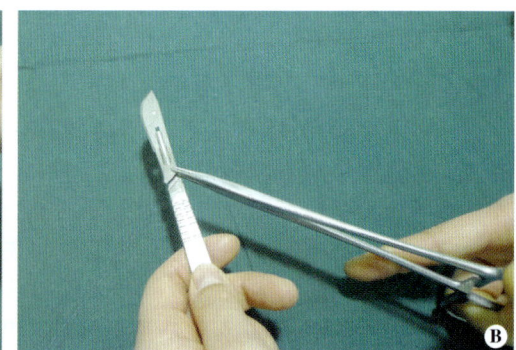

图 2-2　装、卸手术刀片
A. 刀片卡入刀头柄槽内；B. 向前推卸下刀片

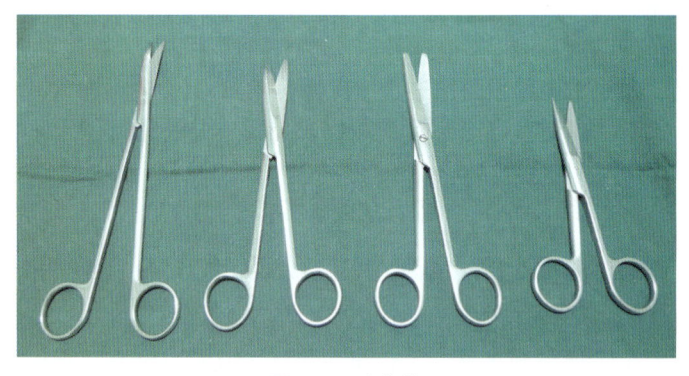

图 2-3　手术剪

（2）持针钳（持针器）：柄长，头端粗短而直，咬合面有纵横交错的沟槽，便于固定。用于夹持缝针缝合及持针打结。缝合时，应以持针钳的尖端夹持缝针的中、后 1/3 交界处（图 2-5）。

（3）组织钳（鼠齿钳）：弹性与持力较好，用于夹持组织，以便牵引。特点是头端有一排细齿，夹持组织不宜滑脱而且对组织损伤小（图 2-5）。

（4）布巾钳：用于钳夹固定手术野的手术巾（图 2-5）。

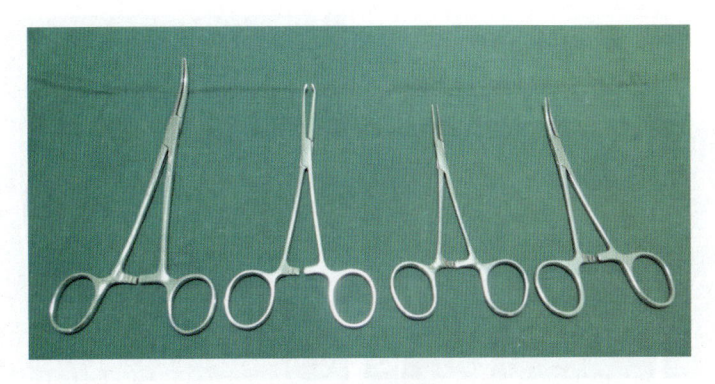

图 2-4　血管钳

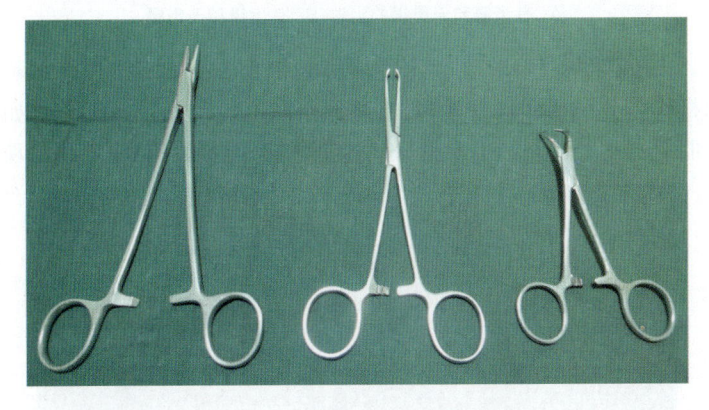

图 2-5　持针钳、组织钳、布巾钳

(5) 卵圆钳(海绵钳)：有齿纹的用于夹持敷料、皮肤消毒或作持物钳使用。无齿纹的可夹持并牵引脏器(图 2-6)。

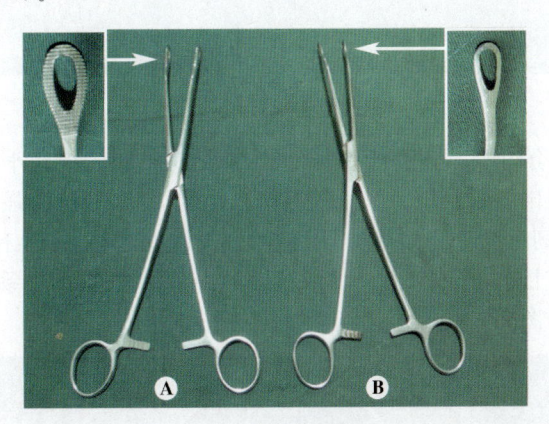

图 2-6　卵圆钳
A. 有齿卵圆钳；B. 无齿卵圆钳

4. 手术镊　手术镊分为有齿和无齿两种，长短不一。有齿镊用于夹持皮肤、肌腱、筋膜等韧厚组织。无齿镊用于夹持黏膜、肠管、神经等脆弱的组织。长镊用于夹持体腔深部组织(图 2-7)。

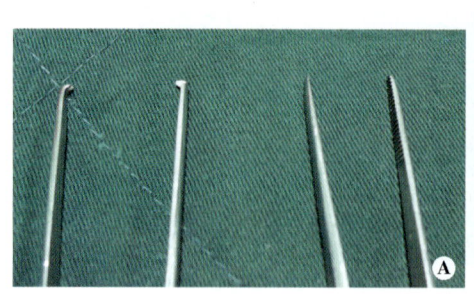

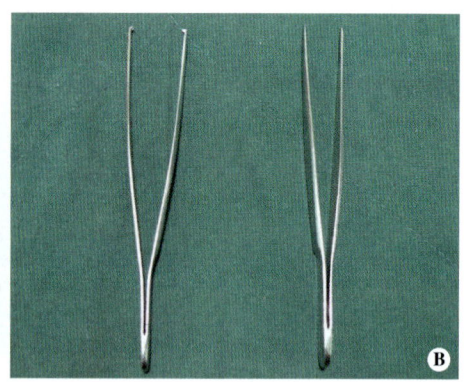

图 2-7 手术镊
A. 有齿镊和无齿镊的尖端;B. 有齿镊和无齿镊

5. 牵开器 牵开器俗称拉钩,在手术中需显露深层组织时采用,充分暴露深部手术部位,以便于手术操作。分手持和自动两种,有不同形状、大小、深浅等型号。如牵开腹壁用直角拉钩,牵开腹腔脏器用"S"形拉钩,牵开头皮用爪形拉钩,显露胸、腹腔用自动拉钩(图 2-8)。

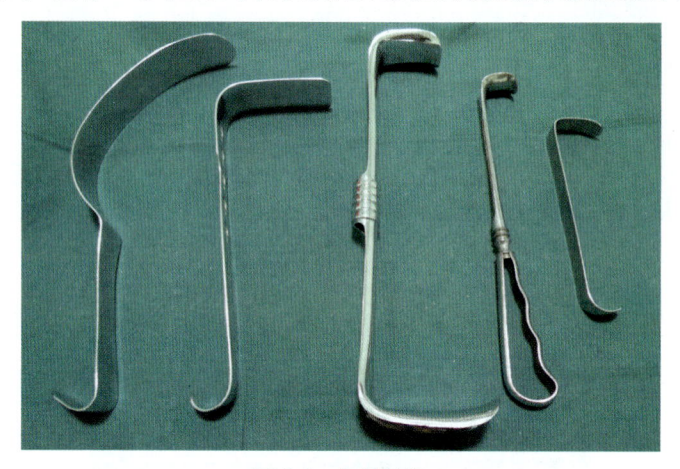

图 2-8 各种拉钩

6. 缝针 用于缝合组织。分圆针和三角针,圆针对组织的损伤小,但穿透力小,用于缝合脏器、血管、神经、肌肉等软组织。三角针有带三角的刃缘,穿透力强,损伤较大,用于缝合皮肤、韧带、软骨等坚韧组织。有大小型号及直、弯不同的规格,弯针有一定的弧度,最为常用,需用持针器操作。目前,已有针线一体的缝合针,从针到线粗细一致,对组织损伤小,并防止缝针在手术中脱离(图 2-9)。

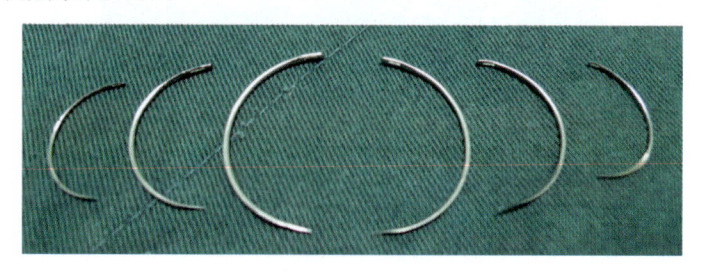

图 2-9 缝针

第 2 章 外科常用护理技术

7. 吸引器头　用于吸出手术野中渗血、冲洗液及空腔器官切开时露出的渗出物等。有金属管或一次性塑料管等。使用时将吸引器头与吸引管相连,并用钳夹固定在手术巾上(图2-10)。

（二）特殊手术器械

1. 内镜类　有膀胱镜、腹腔镜、胸腔镜及纤维支气管镜和关节镜等。

2. 吻合器类　有食管、胃、直肠和血管等吻合器。

3. 其他精密仪器　包括电锯、电钻、激光刀、取皮机、手术显微镜、高频电刀双极电凝、螺旋水刀、电脑气压止血器及心肺复苏仪器等。

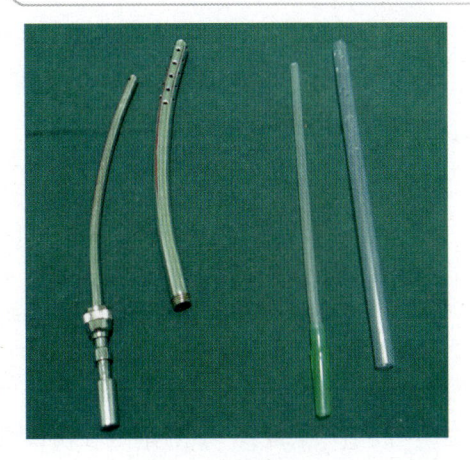

图 2-10　吸引器头

> **链接**
>
> **超声止血刀**
>
> 超声止血刀是通过超声频率发生器(电能变为机械能)作用于金属探头(刀头)、以超声频(55.5kHz)致刀头机械振荡,继而使组织内水汽化、蛋白氢链断裂从而使蛋白凝固、血管闭合,达到切开、凝血的效果。其优越性主要在于切割精确、可控制凝血、无烟、少焦痂、无传导性组织损伤(对组织远端的热传导和损伤远远小于电刀),特别适用于重要脏器附近的分离、装有心脏起搏器的患者手术,广泛应用于普外科、妇科、肛肠科、内镜及其他科室。

> **链接**
>
> **自体-2000 型血液回收机**
>
> 自体-2000 型血液回收机(简称血液回收机)是利用现代医学成果和高科技手段,把患者术中收集起来的血液,进行过滤、分离、清洗、净化后再回输给患者。这不但可以解决血源问题,而且避免了异体输血带来的各种危害。可用于出血在 400ml 以上的各种大手术,被严重污染的血及败血症禁忌使用。

> **链接**
>
> **充气升温机**
>
> 充气升温机是一种充气升温装置,即通过升温机将加热的空气持续吹进盖在患者身上的一次性充气毯内,达到主动升温的目的。充气式升温毯能替代水垫和红外线灯,不必提高室内温度,防止烫伤患者,是一种安全有效的升温装置,适用于手术室、ICU 和急诊室,能预防和治疗低温症。

（三）手术器械的保养与管理

1. 器械应由专人负责保管,严格按操作规程处理,定位放置、定期检查、保养和维修。每次使用前后,均应常规检查各部件是否齐全,接连处有无松动,性能是否良好。任何器械都不能投掷、互相碰撞。器械多为不锈钢制成,术后用清水刷洗干净,消毒后烘干涂上液状石蜡保护,特别是轴节部位,然后分类存放于器械柜内。

2. 手术前根据需要挑选、检查器械功能完好、打包后进行高压灭菌。锐利手术器械如刀、剪可采用化学灭菌法,如采用 2% 戊二醛溶液浸泡 10 小时,用无菌水冲净后方可使用。对特殊器械,应根据其制作材料选用不同的消毒方法,对接触或跨越手术野的部件要进行灭菌处理,如环氧乙烷气体灭菌 6 小时、2％戊二醛溶液浸泡 10 小时,若为手术显微镜各调节部位,可带上无菌布套,术者借助无菌布套操作。

考点：手术器械保管要求

（四）缝线的准备和用途

缝线用于缝合各种组织和脏器,以促进手术伤口愈合,也用来结扎缝合血管,起到止血的作用。缝线的粗细以号码标明,各种缝线的粗细以号码来表明,零以上号码越大线越粗,常用有 0 号、1 号、4 号、7 号、10 号,零以下零数越多线越细,有 0～0000 号不等。目前手术室所用的缝线大部分已经包装和灭菌,无须手术室自行消毒。缝线分为可吸收和不可吸收两类。

1. 不可吸收缝线　指不能被组织吸收的缝线,如丝线、金属线、尼龙线等。丝线是手术中最常用的缝线和结扎线,特点是组织反应小、质软不滑、拉力好、打结牢、价廉易得,金属线及尼龙线常用于减张缝合。

2. 可吸收缝线　此种缝线在伤口愈合同时,在体内能被吸收而不留异物。包括天然和合成两种。天然线有肠线和胶原线。肠线常用于胃肠、胆、膀胱等黏膜基层的吻合,分为普通肠线和铬制肠线两种。普通肠线由羊肠或牛肠黏膜下层组织制作,一般 6～12 天可被吸收;铬制肠线经过铬盐处理,经过 10～20 天被吸收。近年来出现合成缝线,如聚乳胶羟基乙酸线(XLG)、聚二氧杂环己铜线(PDS)等,比铬制肠线更易吸收,组织反应轻。

（五）引流物的准备和用途

引流物种类很多,应根据手术部位、深浅、引流液量和性质,选择合适的引流物。

1. 橡胶片引流条　可用废橡胶手套剪成条状制成,用于浅部切口和小量渗液的引流。

2. 纱布引流条　包括凡士林沙条、盐水沙条、浸有抗生素的沙条、干纱条等。用于浅表部位、感染创口的引流。

3. 烟卷式引流条　将细纱布卷成卷烟状,外面包以橡胶膜制成。常用于腹腔局部渗血、渗液等引流。使用时需将插入段管壁四周剪数个孔,以便膜内纱布吸水引流。

4. 管状引流管　用各种粗细的橡胶、硅胶或塑料管制成。常用于胸腔、腹腔以及深部组织的引流。用时剪开侧孔或剪成鱼嘴状,以防堵塞。包括普通引流管、双腔(或三腔)引流套管、T 形引流管等。

（六）手术室布类及敷料的准备和使用

手术室布类包括手术衣、手术单和包布。应选择质地细柔,且厚实的棉布,颜色以浅绿色、淡蓝色或白色为宜。敷料由纱布制成块、垫、球、条等。

1. 规格和用途　见表 2-1。

表 2-1　手术室常用布类及敷料的规格和用途

名称	规格(cm)	用途
手术衣	分大、中、小号,以穿后能遮盖膝下为度,前襟至腰部为双层,松紧袖口,腰带缝在前腰处,左右各 70cm	遮盖手术人员身上未经消毒的衣服和手臂,起无菌隔离作用
手术巾	单层90cm×90cm 60cm×40cm	覆盖手术野周围皮肤及器械台等
中单	单层 200cm×80cm	遮盖手术野上下端及升降器械台
剖腹单	300cm×160cm,距头端 100cm 处中心开一个 25cm×7cm 的孔,其上端标一红色三角标志。外周 30cm 为单层,其余均为双层	覆盖于手术巾及中单之上,开孔对准手术野

第 2 章 外科常用护理技术

续表

名称	规格(cm)	用途
孔巾(洞巾)	80cm×50cm,正中开一直径约为9cm的圆孔,孔周20cm为双层	用于小手术,椎管麻醉等
包布	双层,分大、中、小规格,大:110cm×110cm;中:90cm×90cm;小:60cm×60cm	包裹各类手术器械及用品
纱布块	有大小不同规格,一般用40cm×12cm,周边抽去乱纱,折叠而成	拭血,覆盖伤口
纱布垫	30cm×20cm,4～8层纱布缝制而成,分无带和有带(有带一角缝1根20cm长带)	热盐水浸湿后覆盖内脏表面,也用于吸取术中渗血
纱布球	用15cm×15cm纱布对折2次后卷成球形	消毒皮肤或擦拭深部组织出血点,压迫止血
纱布条	纱布制成大、小、厚、薄不同规格,大号100cm×12cm中号50cm×6cm,小号30cm×2cm凡士林纱条由纱条加凡士林后高压灭菌而成	填塞伤口、引流、止血
剥离子(花生米)	将纱布剪成5cm² 大小,将四周向内折,卷紧至花生米粒大,用线缝扎其蒂	用弯止血钳夹住,剥离粘连组织

目前我国部分手术已使用一次性使用的口罩、帽子、手术衣、治疗巾、中单、洞巾等,由工厂制作并灭菌,可以直接使用于手术中,不但减轻了护理人员的工作负担,而且节约棉布、使用方便。

考点: 手术室布类和敷料的用途

2.布类的折叠和包扎

(1)折叠方法

1)手术衣的折叠:手术衣平铺于桌面,后两叶反向前折,将下摆纵向对折,再两端对折2次,衣面向内,衣领在最外面(图2-11)。

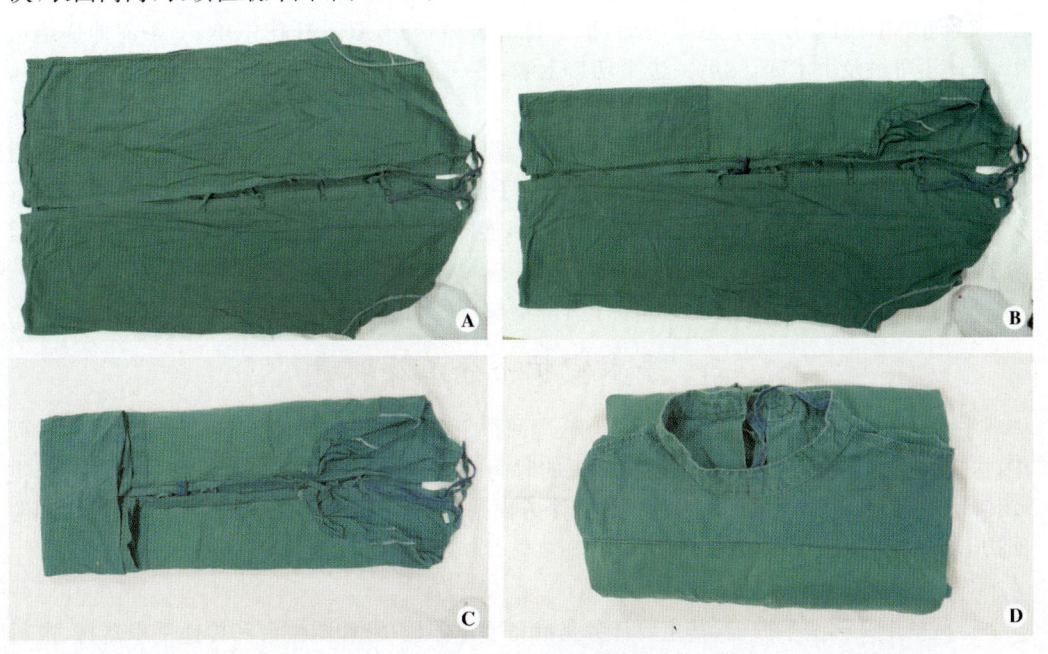

图 2-11 手术衣的折叠

2) 剖腹单的折叠:先平洞口首尾对折,标志在下铺于台上,然后扇形折叠脚端于洞口上方,再扇形折叠头端相继之上,最后两边扇形折叠后对折。

3) 中单的折叠:先纵形对折2次,后毛边在上,两端向中部扇形折叠后再对折。

4) 手术巾的折叠:纵形4折后横3折或两端对折2次。

(2) 包扎方法

1) 布类包的内容物及数量:手术衣一般每包5件;腹部布类包中有手术巾6块,中单3块,剖腹单1块。

2) 布类包扎要求:应按铺巾顺序依次排列,包内布类品种齐全,数量准确,包布要大,有内、外2层,内容物不外露,呈十字包扎,应平整、美观、松紧适度,包的大小适宜,包外吊一小牌,注明包的名称、灭菌日期及签名。手术包内应有消毒指示卡,包外有消毒指示带。

3. 布类的使用 腹部布类包是腹部手术使用的常规布类包,按使用先后,包内叠放的布类及数量依次为:手术巾5块、中单3块、剖腹单1块、手术巾1块(或放第一层共6块)。以腹部手术的消毒铺巾为例说明如下。

(1) 皮肤消毒:手术医生泡好手后即行手术野的皮肤消毒。常用2.5%～3%碘酊、70%～75%乙醇或0.5%碘伏,以切口为中心向外周涂擦整个备皮区皮肤。会阴部不用碘酊消毒。

(2) 铺升降器械台:手术护士穿好手术衣将1块手术巾展开由近侧向远侧铺于升降器械台上。

(3) 手术野铺巾

1) 递手术巾:手术护士把手术巾前3块的1/4反折边朝向医生,第4块则朝向自己,两手夹住两端递出,不可与医生的手相碰;铺巾者接过折边的手术巾,分别铺于切口对侧、上方及下方,最后铺自身侧。

2) 递巾钳:递4把尖钳固定在手术巾交角处。

3) 递中单:两人分立于患者两侧,护士将对折面翻开,双手托住中单,一手前伸递给医生,身体不可触及手术床,然后一边平切口上缘,另一边以中单角包住手向头端展开后松手,中单自然下垂。同法铺另一中单于切口下缘。

4) 递剖腹单:先将剖腹单三角标志的顶角朝头端、开口处对准切口放在患者身上,然后翻开对折面,与穿好手术衣的医生协同铺单,一手压住剖腹单的尾端,一手掀起头端盖过麻醉架,再一手压住布单,一手掀起尾端角铺向床尾,连同升降器械台盖住足端,周围自然下垂,但两手不可下垂。

5) 手术护士最后将1张手术巾铺于升降器械台处剖腹单上。

三、手术室护士分工及职责

手术是手术医生、麻醉医生、手术护士、巡回护士共同完成的群体工作。在手术进行过程中,医护人员必须密切配合,以保证在最短的时间内成功地完成手术。手术室的护理工作主要体现在术前准备、术中配合、术后整理三个方面手术中,根据护士的职责分为器械护士和巡回护士。

(一) 器械护士

器械护士又称洗手护士,其主要任务是准备手术器械、管理器械台和传递手术器械、敷料和各种用物。器械护士能否正确、敏捷地配合手术,与手术能否顺利进行有很大的关系。

1. 手术前的准备

(1) 手术前一天:了解患者将要施行手术的名称、部位、方式和步骤。估计手术中可能发生的问题及应对措施。准备好手术器械、布类包及常用物品,以便密切配合手术医生的操作,顺利完成手术。

(2) 手术开台前:提前20~30分钟洗手、穿手术衣、戴好手套、做好器械台的准备、整理工作,与巡回护士共同清点器械物品。检查各种器械、敷料等物品是否齐全、完好,根据手术步骤及使用先后顺序,将各种物品分类、按使用先后顺序进行放置。配合手术医生铺无菌巾。

2. 手术中配合

(1) 当皮肤切开后,应立即将切过皮肤的刀与拭过皮下血迹的纱布垫回收,不再使用,换另一刀片和湿纱布垫。

(2) 密切注视手术进展,主动、及时、准确、灵活传递器械,若遇大血管出血,应立即传递止血器械和敷料,并及时与巡回护士联系,迅速准备抢救器械和物品。吸引器头每次使用后需用盐水吸洗,以免血液凝固堵塞。

(3) 手术所需各种缝针应事先穿1~2针,缝线用无菌巾保护好。传递针线时,应事先将线头拉出6~9cm,防止线脱出。随时清理线残端,防止带入伤口。

(4) 保持手术野、升降器械台、器械桌的整洁干燥。器械使用后迅速取回,擦净血迹,并按次序排列整齐。用于不洁部位的器械要分开放置,浸入消毒液或交台下巡回护士,防止污染扩散。

(5) 关闭胸、腹腔前后需与巡回护士一起全面清点器械物品2次,以防遗留在患者体内,造成严重后果。

(6) 保留手术切下的任何组织器官,不可遗落,妥善保存,待术后送检。需手术中送检的,应及时交给巡回护士。

考点:手术器械的清点

3. 手术后整理

(1) 协助手术者处理和包扎伤口、固定引流物。

(2) 器械台的整理:将用过的手术器械、纱布等全部装入盆中放至洗涤间,准备清洗、打包、灭菌。未动用的器械包等物品放置准备室。

(3) 对于特殊感染手术的器械、敷料应严格进行初步消毒灭菌处理后清洗。

> **链接**
>
> **器械的清洗方法**
>
> 器械的清洗方法有3种:
> (1) 超声清洗:即利用清洗+热水+含酶清洁剂完成器械清洗。
> (2) 压力清洗:利用水的压力+冲力+含酶清洁剂+高温热水完成器械的清洗。
> (3) 手洗:目前大多数的医院采用这种方法。将器械完全浸泡在非腐蚀性、低泡沫的清洁剂中,打开所有轴节、锁、链,用刷子刷洗各面血迹、污物,清水冲净。所有清洗后的器械需烤箱烘干或擦干,擦油防锈,分类放于器械柜中或包扎手术器械包,灭菌后备用。

(二)巡回护士

巡回护士又称辅助护士,主要工作任务是负责手术台下的配合工作,既要保障术中一切供给,又要应对各种变化以及室内、外联络。故工作范围比器械护士广泛。

1. 手术前准备

(1) 术前检查手术间内各种药品和物品是否齐全,室内设备是否安全有效,准备好手术床。

(2) 于手术前30分钟至1小时接来患者,妥善安置,并向患者做术前指导:介绍本手术人员的情况、手术间环境、有关麻醉知识及配合要求、手术方式及可能产生的感觉等,以减轻患者的紧张恐惧心理,增强信心,提高手术效果。

(3) 按手术通知单和病历牌核对、检查患者术前用药、禁食禁饮情况,清点病房带来的物品(X线片、药品等)是否齐全;验证患者血型和交叉配血单。

(4) 协助麻醉,建立静脉输液通道,安置并固定手术体位,调节好灯光。

(5) 配合手术医生及器械护士进行患者手术区皮肤消毒、穿无菌手术衣,协助器械护士开包、清点器械物品并记录、签名。

(6) 根据需要接通吸引器、电刀(电极板应装在肌肉丰满的部位)等,要保证使用和安全。

2. 手术中配合

(1) 密切观察手术进展情况,及时供给台上急需的物品及特殊器械,并做好添加记录。主动与手术医生联系,随时调节灯光、更换输液、给手术医生擦汗等。

(2) 协助麻醉医生观察病情,正确执行输液、输血、用药等口头医嘱并及时记录;充分估计术中可能发生的问题,做好应急准备,如遇异常情况,积极配合抢救。

(3) 关闭体腔前、后均须与器械护士、手术医生认真全面地清点核实器械物品,发现数目不符,台上、台下立即寻找。

(4) 监督各类人员遵守手术室无菌规则、管理要求及参观制度,遇有违规者,及时指正;根据手术需要,负责对外联络。

(5) 按要求做好手术护理记录(术后放入病历中)。

3. 手术后整理

(1) 手术结束后,协助手术医生为患者包扎伤口,清洁皮肤。

(2) 清点患者随身带来的物品,与麻醉医生一起护送患者回病房,并向病房值班护士详细交班。

(3) 整理手术间:清理室内各种用具,用物归回原处,补充室内的各种物品,进行日常清洁消毒工作。

四、手术室护理技术

(一) 手术护士术前无菌准备

为了防止手术野污染或切口感染,确保手术成功,手术护士必须做好术前各项无菌准备,方可上台手术。包括更换着装、术前洗手、穿无菌手术衣、戴无菌手套。

【评估】

1. 手术护士对自己将要参加的手术的承受能力(心理、体力、技术等)。

2. 适合选用哪种洗手方法,对消毒液有无过敏。

3. 手术衣的大小及手套的型号。

【计划】

1. 手术护士准备　修剪指甲,除去甲下积垢。手臂皮肤无感染。更换手术室专用的清洁鞋、洗手衣裤、帽子、口罩,洗手衣及内衣袖应卷至上臂中段(尽量脱下内衣),洗手衣袖必须遮盖内衣袖,将上衣扎入裤中,裤腿平踝部,自身衣服不得外露,帽子遮住全部头发,口罩遮住口鼻。凡双臂皮肤有破损或化脓性感染者,不宜参加手术。

2. 用物准备　消毒手刷、20%肥皂液、无菌小毛巾分别置于无菌容器内,泡手桶内备

70%乙醇溶液、无菌手术衣、无菌手套。其他消毒液：0.5%碘伏溶液、复方氯己定洗液、2.5%碘酊溶液。

3. 环境准备　洗手间清洁、宽敞明亮，用物齐全，水温、室温适宜。

【实施】

1. 一般洗手法　一般洗手法的目的是去除手部皮肤污垢、碎屑和部分致病菌。

(1) 适应证：直接接触患者及无菌技术操作前后；穿脱隔离衣前后及摘手套后；处理污染物品后；接触患者的血液、体液、分泌物、排泄物、黏膜皮肤或者伤口敷料后。

(2) 操作要点：①正确应用六部洗手法，清洗双手。②流动水下彻底冲洗，然后用一次性纸巾或毛巾彻底擦干，或者用干手机干燥双手。③如水龙头为手拧式开关，用防止手部不再污染的方法关闭水龙头。

(3) 注意事项：认真清洗指甲、指尖、指缝和指关节等易污染的部位；手部不佩带戒指等饰物。①擦干双手小毛巾应当一用一消毒。②手未受到患者血液、体液等物质明显污染时，可以使用速干手消毒剂消毒双手代替洗手。

2. 外科手术前洗手法　用于进行外科手术或者其他按外科手术洗手要求的操作之前。目的是清除指甲、手、前臂的污物及暂居菌；将常居菌减少到最低程度；抑制微生物的快速再生。

(1) 外科手消毒法：即开流动水冲洗双手、前臂和上臂下1/3，取适量皂液或者其他清洗剂按六部洗手法清洗双手、前臂和上臂下1/3，用无菌巾擦干，纱布蘸取适量手消毒剂（碘伏、灭菌王等）涂擦双手、前臂和上臂下1/3，至消毒剂干燥。换消毒剂纱布再涂一遍。保持双手在胸前、指尖向上的姿势，待干后穿手术衣戴手套。涂擦重点为指尖、甲缘、甲沟、指蹼、皮肤皱折处。

(2) 肥皂刷手与药液浸泡法：先用肥皂、流动水将双手、前臂至肘上10cm处搓洗，清除脏物及暂居菌；用无菌刷蘸取煮过的肥皂液分段刷洗手和臂，次序为先刷指甲、指缝、手掌、手背及腕关节以上2.5cm范围，同样方法刷另一只手；再刷前臂及肘关节以上10cm范围内，同样方法刷另一只手。刷洗动作稍快及用力，刷完后，手朝上肘朝下，用流动水自手指向下冲净双手肥皂水，一次约3分钟。换刷同法刷洗，共三遍，共约10分钟；从无菌容器内取出无菌小毛巾一块擦干双手，然后斜角对折小毛巾拉锯式自前臂向上擦干手臂，不可逆回，然后毛巾换面同法擦干另一手臂；再将双手浸泡在70%~75%乙醇溶液桶内，浸泡范围至肘上5~6cm处，浸泡5分钟，泡毕抱拳式取出，肘关节位置最低，使泡手液自手指至肘部流入桶内。双手伸入或取出泡手桶时不可碰触桶缘及液面以上桶壁。泡手后，双手不能下垂，应保持拱手姿势于胸前，不能接触他人和未消毒的物品，以背或臀部碰开门进入手术间。稍干后穿无菌手术衣、戴无菌手套。如有污染重新刷手。

(3) 紧急手术洗手法：紧急情况下，用2.5%碘酊溶液涂擦手和前臂，再以70%乙醇溶液脱碘，先戴手套，后穿手术衣，袖口压在手套外面，然后再戴一双手套。

3. 穿无菌手术衣　从器械台上将折叠好的无菌手术衣拿起，认清衣服上、下、正、反面，向后退一大步至宽敞处；手提衣领，抖开衣服，使正面朝前；将手术衣轻轻上抛，双手顺势插入袖筒，手向前伸，待巡回护士协助系好领带、腰带。穿好手术衣后，双手保持在腰上、胸前、视线范围内。

4. 戴无菌手套　手套戴上后须将手腕翻折处向上翻转罩住手术衣袖口。手术室无触摸戴手套法见图2-12。戴好后由巡回护士协助用无菌生理盐水冲净手套外面的滑石粉。

护理技术(下册)

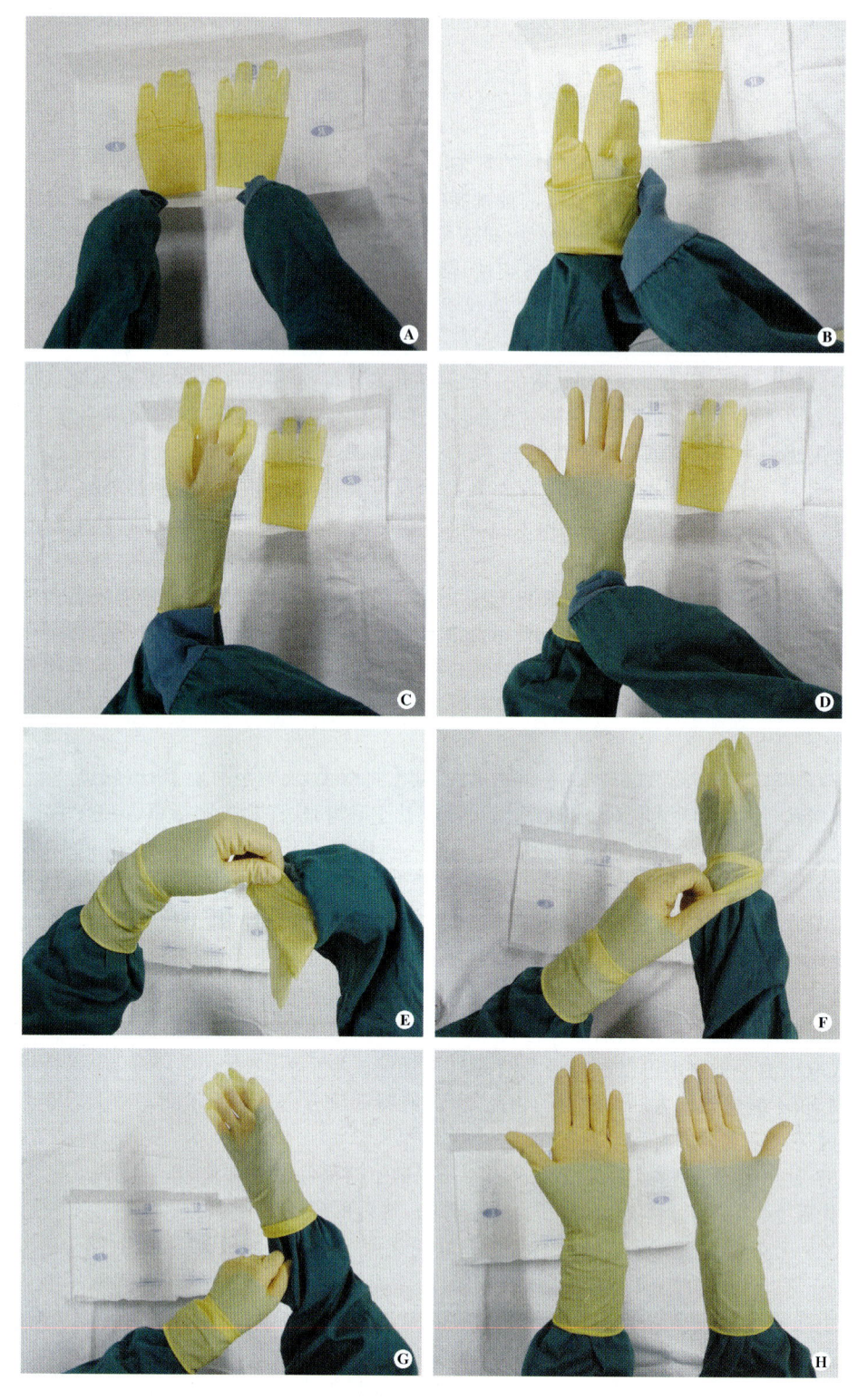

图 2-12　戴无菌手套

5. 连台手术更换手术衣及手套方法　手术完毕,若须连续进行另一台手术时,必须更换手术衣及手套。先脱手术衣后脱手套。

（1）脱手术衣法：由巡回护士协助解开手术衣腰带及领口后,一种是由他人帮助脱手术衣法:手术者双手向前微屈肘,巡回护士面对脱衣者,握住衣领将手术衣向肘部、手的方向顺势翻转、扯脱。此时手套的腕部正好翻于手上;另一种是个人脱手术衣法：手术者左手抓住手术衣右肩自上拉下,使衣袖翻向外。同法拉下手术衣左肩。脱下全部手术衣,使衣里外翻,以免手臂及刷手衣裤被手术衣外面污染。

（2）脱手套法：先用戴手套的手提取另一只手的手套外面脱下手套使戴手套的手不接触皮肤,再用已脱手套的拇指伸入另一戴手套的手掌部以下,并用其他各指协助,提起手套翻转脱下。注意手部皮肤不能接触手套的外面。以流水冲去手上的滑石粉,用无菌毛巾擦干后,重新泡手 5 分钟。目前多用碘伏或灭菌王涂擦一遍,稍干后重新穿无菌手术衣戴无菌手套。若先做的是感染手术,需连台手术时,必须按常规刷手。

【评价】

1. 手术护士能认真进行术准备。
2. 刷洗手的顺序、方法、范围正确。
3. 穿无菌手术衣、戴无菌手套方法正确,全过程无污染现象。

（二）器械台的管理

常用的器械台有两种,即床旁器械台和升降器械台(托盘)。床旁器械台为扇形,台边四周有围栏,栏高 4~5cm,以防手术器械滑下,常用于大手术,多置于手术床尾,用于安放器械包。升降式器械台为长方形,置于手术部位附近,用于安放使用频率高的器械物品,也叫床上器械台。

1. 器械台的准备　手术护士在洗手前检查床旁器械台上器械包的名称和消毒日期。按无菌操作法开包,用无菌持物镊将无菌刀片、手术剪、手套和特殊器械加入包内,按原折痕包好,再去洗手。洗手后,由巡回护士协助开包、穿手术衣、戴手套。然后迅速整理器械、物品,用物分门别类排列,并分区放置,上好刀片、穿好 2 根针线,与巡回护士一起清点数目并用无菌巾遮盖。待患者皮肤消毒铺巾后,将切开皮层用物移至升降台上,定位放置。

（1）器械台的分区：将器械台面分 4 区放(图 2-13),按器械物品使用顺序、频率分类摆放,以方便器械护士拿取物品等。分区放置的物品：Ⅰ区为碗、弯盘、杯、缝针盒、刀片、线轴、消毒纱球、KD 粒、注射器等,碗在上,弯盘在下,小件物品放于弯盘后杯中;Ⅱ区为刀、剪、镊、持针钳;Ⅲ区为各种止血钳、消毒钳;Ⅳ区为各种拉钩、探针、咬骨钳、纱布、纱垫、皮肤保护巾等。拉钩等零散器械最好用长方形不锈钢盘装,保持整齐,不易丢失。

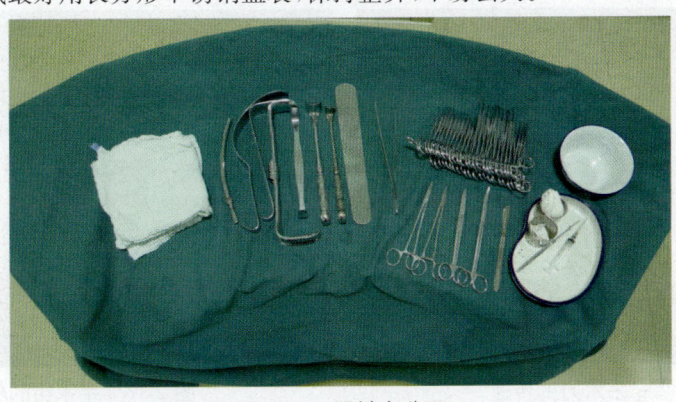

图 2-13　器械台分区

(2)托盘的分区:托盘可分为单托盘和双托盘两种。托盘可分 4 区(图 2-14)。Ⅰ区为缝合线束,将 1、7、4 号丝线备于治疗巾夹层,线头露出 1~2cm,朝向切口,巾上压弯盘,弯盘中放浸泡或备用的纱布(垫);Ⅱ区为血管钳,卡在托盘近切口端边缘,弧边向近侧;Ⅲ区为刀、剪、镊、持针钳;Ⅳ区为拉钩、皮肤保护巾等。其中Ⅰ区物品相对固定,Ⅱ、Ⅲ、Ⅳ区物品按手术进展随时更换。

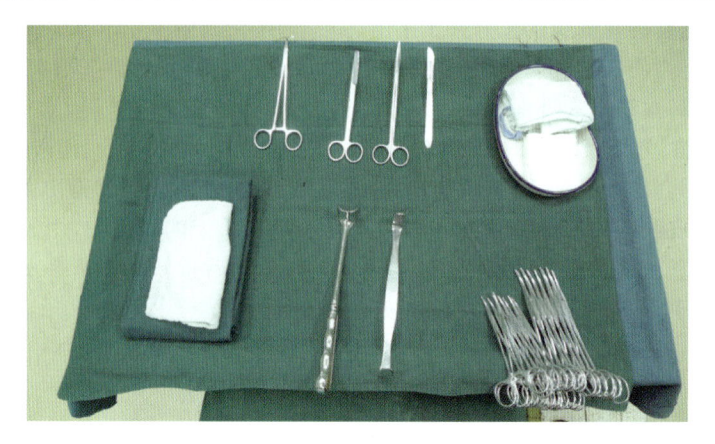

图 2-14　托盘分区

2. 器械台的管理要求及方法

(1)管理要求:器械台管理的质量如何,对器械传递的速度和手术的成效等有着直接的影响。因此,要及时清理器械台的用物,保持干燥、整洁、无污染;器械安放有条不紊,快递快收、心中有数。

(2)管理方法:①防潮;②定位(器械物品分区放置);③有序(按使用先后顺序分类排列安放);④有数(各类物品数量清楚)。

(三) 器械的传递

手术护士要做到准确、迅速、主动的传递器械,除掌握器械传递的正确方法及规律外,还必须熟悉手术步骤及术者的操作习惯,做到与手术医生配合默契。

1. 常用器械的传递方法　任何器械的传递都应将柄递给术者,并要轻击手掌,递接明确,接后即可使用。

(1)手术刀的传递:手持刀背,刀刃面向下,将刀柄后段递交于术者的右手中(图 2-15)。

(2)手术剪、钳的传递:手持剪、钳的中段或前段,弯头向下,将柄递至手术者(图 2-16)。

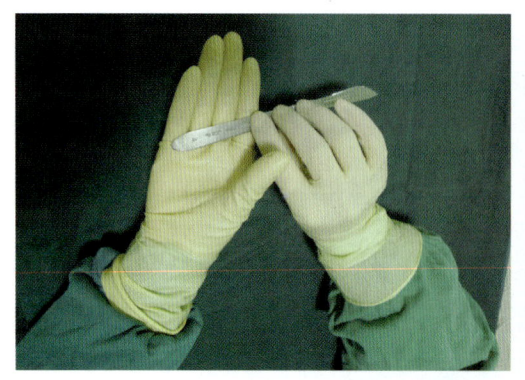

图 2-15　手术刀的传递　　　　图 2-16　手术钳的传递

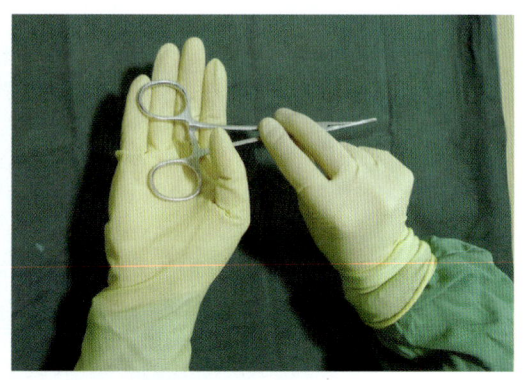

(3) 手术镊的传递：持镊的分叉处，合拢两叶，顺向递出(图 2-17)。
(4) 缝合针的传递：用持针钳夹住针的中、后 1/3 交界处，穿针卡线，针尖向上，持轴递柄，缝线一般剪成 30cm 长(图 2-18)。

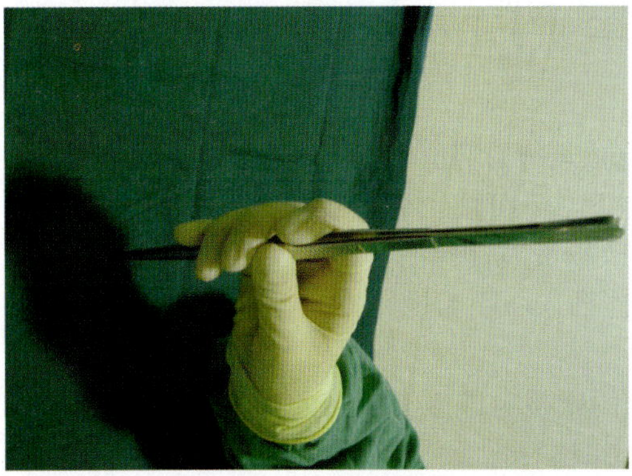

图 2-17　手术镊的传递 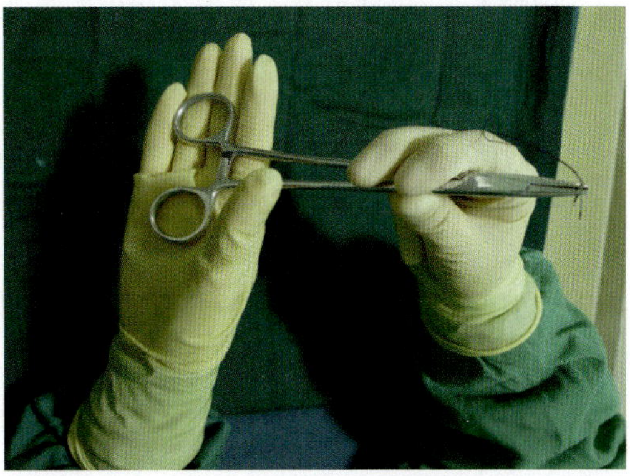　　　　图 2-18　缝合针的传递

(5) 线：先用盐水浸湿，抹干，线轴要拉出线头后递至术者掌中；节节线(一段段剪好的线)用弯血管钳夹住线的一端递出(钳带线)。
(6) 拭血纱布：先浸湿拧干，展开后直接递出；纱布垫则用血管钳夹住短带递钳柄，若深部组织擦拭，可用卵圆钳夹持。

2. 器械传递的基本的规律　任何手术都是由切开、止血、结扎、分离、缝合等基本操作组成，故所需器械物品也有一定的规律性，手术护士掌握了这些规律，就基本上掌握了术中配合的主动权。

(1) 切开皮肤层：递酒精棉球、有齿镊、干纱布、刀、直血管钳、1 号线轴、线剪、皮肤巾或保护膜。
(2) 其他组织切开：递无齿镊、刀、湿纱布、弯曲管钳、组织剪、1 号或 4 号线轴、线剪。
(3) 组织分离：递 2~3 把弯曲管钳、组织剪或刀、线(结扎或缝孔)、线剪。
(4) 缝合：递镊(无齿或有齿)、缝针(圆针或三角针)、线剪。
(5) 切开腹膜：递两把弯曲管钳、刀、组织剪、腹腔拉钩、吸引器头、热盐水有带纱垫、洗手水。
(6) 深部组织止血：递长弯曲管钳、4 号或 7 号钳带线结扎或缝扎、线剪。
(7) 残端处理：如胃、肠切除后的残端消毒，一般用 0.5% 碘伏棉球；阑尾切除后用苯酚、70% 乙醇、3 根盐水棉签。

(四) 安置手术体位

手术体位是指术中患者的位式。由患者的卧位、体位垫的使用、手术床的调节三部分组成。手术体位安置的总体要求是：充分显露手术野，利于医生操作；便于麻醉；固定牢靠、不易移动；不影响患者的呼吸、循环功能；不压迫外周神经；患者安全、无并发症，清醒者不感难受。患者进入手术间后首先由巡回护士和麻醉师按手术要求为患者安置手术体位。临床上常用的体位有仰(平)卧位、乳房手术平卧位、90°侧卧位、俯卧位、截石位等。

【评估】
1. 患者的手术名称、病变部位、心理状态及在麻醉后对安置手术体位的配合程度等。

2. 移动体位可能对麻醉发生的影响、手术医生的站位习惯等。
3. 手术床各部件是否完好;软垫的数量、大小、形状是否适宜等。

【计划】
用物准备:根据手术需要准备相应的支架、软垫、约束带。

【实施】
1. 安置手术体位一般原则
(1) 置垫:为患者安置好适当的卧位后,在身体悬空的部位垫上软垫,减轻局部压力。
(2) 固定:用中单固定两臂于体侧,掌面向下。不可使上臂过度外旋、外展(角度小于90°),以防止引起神经麻痹,若需在上肢测量血压、输液时,则将一侧手臂放于托臂板上,约束带固定腕部;下肢用较宽的约束带固定膝部,以能插入一手为度,防止术中手、足移动而影响手术。根据术式需要调整固定方法。
(3) 调节:肝、胆、脾、胰手术者,应将手术床的腰桥对准患者胸骨的剑突平面,手术时摇起腰桥,便于暴露手术野。

2. 不同手术体位安置法
(1) 仰(平)卧位:为最常用的手术体位(图2-19),适用于颜面部、胸前和腹部等手术。

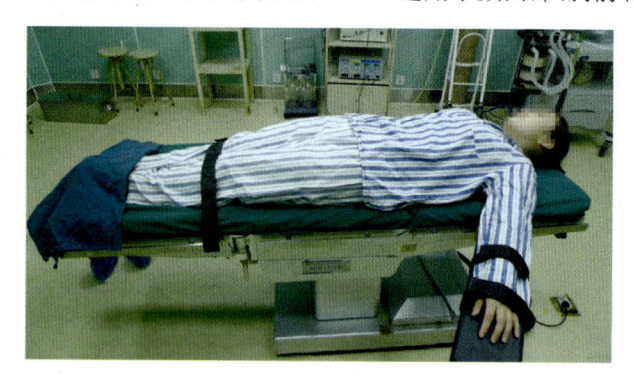

图 2-19 仰(平)卧位

(2) 置垫:患者仰卧,在其头下、腰曲、腘窝、脚跟各置一软垫,使腹肌松弛,减轻局部受压。
(3) 固定:两臂夹入身下横放的中单内固定于体侧;若需在上肢测量血压、输液时,则将一侧手臂放于托臂板上,约束带固定腕部;下肢用约束带固定膝部,松紧适宜。
(4) 调节:肝、胆、脾、胰手术者,应将手术床的腰桥对准患者胸骨的剑突平面,手术时摇起腰桥,便于暴露手术野。

3. 乳房手术平卧位 适用于乳房及腋部手术。原则上同仰卧位安置方法,特点是患侧靠近手术台边,此侧肩胛部放一软垫,使躯干略有倾斜;患侧上肢伸直、外展90°架于托臂板上并妥善固定。健侧上肢固定于胸旁。

4. 颈仰卧位 适用于颈前部手术(图2-20),如甲状腺手术、气管切开术等。
(1) 置垫固定:患者先平卧,肩超过背板上端约30cm,后项与肩部垫一长枕,其余同仰卧位。
(2) 调节:头板放下10°~20°使头向后仰,颈部前突,以利暴露。床头摇高10°~20°,有利颈部静脉血液回流,减少渗血。
(3) 放置升降器械台:一般放于患者头端,托盘下缘平患者下颌,距手术部位6~8cm,注意旋紧固定,以防下滑砸伤患者。

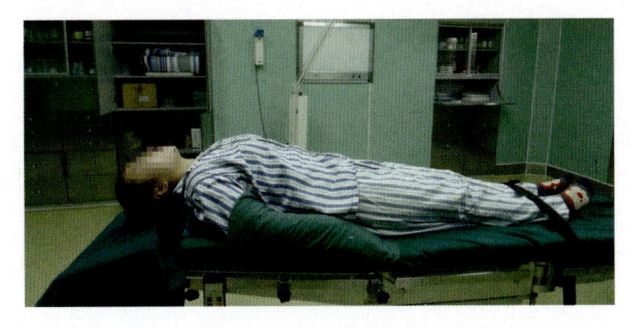

图 2-20　颈仰卧位

5. 90°侧卧位　又称正侧卧位,适用于胸腔手术(图 2-21)、肾脏手术。

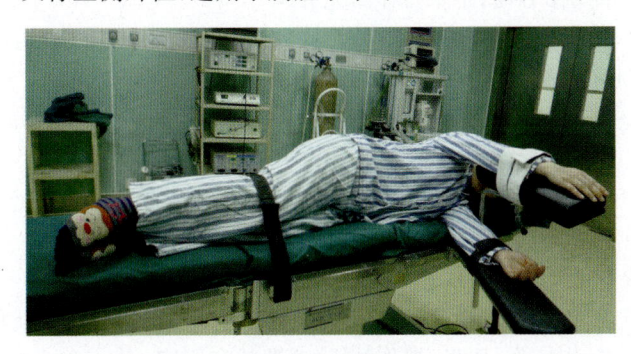

图 2-21　侧卧位

(1) 定位:患者呈 90°侧卧,患侧在上。两上肢分别放于同侧双层搁手架的上、下层板上。胸腔手术者上腿屈曲,下腿伸直;肾脏手术者则上直下曲;屈膝呈 60°～70°角。肾脏手术应将患者肾区(第 11、12 肋平面)对准腰桥,置垫后摇高。

(2) 置垫:腋下、两腿间的膝、踝关节下各放一软垫。

(3) 固定:用约束带固定双手腕,搁手架胸端应有海绵垫包裹;用套有软垫的骨盆固定器在臀部、腹部固定骨盆,然后用宽带固定髋部;用弹力绷带固定两下肢。

6. 俯卧位　适用于身体背面各部的手术。

(1) 定位:患者俯卧,头偏向一侧或用马蹄形垫,将面部悬空,便于呼吸,两臂根据需要置体侧或屈肘于头端。

(2) 置垫固定:用 2 个长软垫垫于胸部、髋部两侧,使胸前及腹部悬空,以利呼吸及腹腔静脉回流。两腿胫前横置一长软垫,膝部自然弯曲,约束带固定腘窝部。

(3) 调节:后颅窝手术者,头置特制头架上;腰椎手术者,可于胸腹部的床垫下放一拱桥,使腰椎后突、脊椎间隙增宽,利于操作;肛门手术者,可将患者身体上移,使耻骨联合平座板上缘,然后将背板、座板分别下摇 20°～30°,使臀部抬高,再以胶布牵引两侧臀部皮肤,显露肛门。

7. 截石位　适用于会阴部、肛门及尿道等手术。

(1) 定位固定:患者先仰卧,身体下移,骶尾部超出座板下缘少许,上肢放体侧或头端并固定;两腿更换袜套后放于支腿架上并固定、外展呈 70°～90°夹角。

(2) 调节:将腿板垂下。需要时可将手术床先摇成头低位(低 10°),再摇高背板 15°左右,使肠曲移向上腹,有利于血液回流。

8. 注意事项

(1) 根据患者身材大小,选择合适的体位垫;体位垫应柔软、平滑、富有弹性,避免对皮肤的刺激和压伤。

(2) 调整体位时,注意保护各种管道及麻醉插管通畅,避免脱出、扭曲或受压。

(3) 俯卧位时,使胸腹部呈悬空状,保持胸腹部呼吸运动不受限制,同时避免因压迫下腔静脉导致回流不畅而引起低血压。

(4) 约束带下应放衬垫,松紧合适,肢体应放于功能位置。防止关节过度牵伸,以防造成损伤或手术后疼痛。

(5) 肢体不可悬空放置,应有托架支持。

【评价】

1. 手术医生手术操作方便,手术野显露充分。

2. 患者的呼吸和循环功能无影响,肢体神经和血管未受压,皮肤无破损。

3. 患者安全、无不适感。

五、保证患者手术安全的护理要点

为了保证患者手术时的安全,防止发生差错事故,手术室护士必须注意八防。

1. 防止接错患者,摆错手术体位,应仔细进行查对。

2. 防止因器械不足或不良造成意外,充分做好术前器械配备和检查。

3. 防止用错药、输错液或输错血,做好药品的保管;严格执行口头医嘱和三查七对制度。

4. 防止发生损伤,如摔伤、压伤、抓伤等,注意置垫和固定。

5. 防止异物存留于体腔内,手术全程清点器械物品共3次,巡回护士应及时记录术中增减的器械物品及敷料。

6. 防火、防爆及灼伤、烫伤,注意加强易燃易爆物品的保管和正确使用。

7. 防止污染与交叉感染,强化无菌观念,严格无菌技术操作及无菌管理。

8. 防止标本遗失或错乱,加强标本保管并负责到人。

六、手术中的无菌原则

手术中无菌技术与手术成败息息相关,正确掌握无菌技术是预防切口感染、保证患者安全的关键。参加手术的所有人员手术中必须严格遵循无菌原则。

1. **人员要求** 手术人员穿无菌手术衣、戴无菌手套后,双手、双前臂、双上臂、肩以下、腰以上、腋前线之前的前胸可视为无菌区域;腰以下、肩以上、腋下和背部均视为有菌区域。因此,在手术过程中,双手不可下垂至腰部以下;不可在手术人员背后传递器械及手术用品;手套如有破损或接触有菌区,应立即更换;前臂、肘部被参观者碰触时应套上无菌袖套;更换位置时,一人应退后一步,背靠背转身调转,前胸不可在别人背后擦过。

2. **物品要求** 床旁器械台和升降器械台的无菌区域只限于台面,台缘外或器械台和手术台面以下为有菌区域。不可将器械物品置于其外缘;坠落到无菌巾或手术台面以外的器械物品,不准拾回再用。无菌物品一经接触有菌物品后即视为污染,不得再作为无菌物品使用。

3. **保护腹腔** 切开空腔脏器前,应先用纱布垫遮盖保护周围组织,以防内容物溢出污染。术中被肠内容物、脓液、恶性肿瘤等污染的器械,应另放于有菌区弯盘内。

4. **保护切口** 皮肤常规消毒后仍有细菌残留,故在切开皮肤及缝合之前,用70%~75%

乙醇消毒 1~2 次;皮肤切开后应以纱布垫或特制的塑料薄膜保护切口。

(曾建平)

第 2 节　手术区皮肤准备

手术区皮肤准备又称备皮,目的在于清除皮肤上的污垢、毛发,使皮肤清洁,防止引起切口感染。当医生为手术患者开出手术医嘱后,护士应在手术前一天为患者做好手术区皮肤准备(简称备皮),急症手术应立即备皮。

一、备皮范围及要求

不同部位的手术,备皮范围不同,原则上以手术切口为中心,向周围延伸 15~20cm 范围内的皮肤皆应进行清洁处理。

(一)一般皮肤准备范围

1. 颅脑手术　剔除全部头发及颈部毛发,保留眉毛(图 2-22)。
2. 眼部手术　上自前额发际,下至鼻孔,不剃眉毛,内眼手术应剪睫毛(图 2-23)。

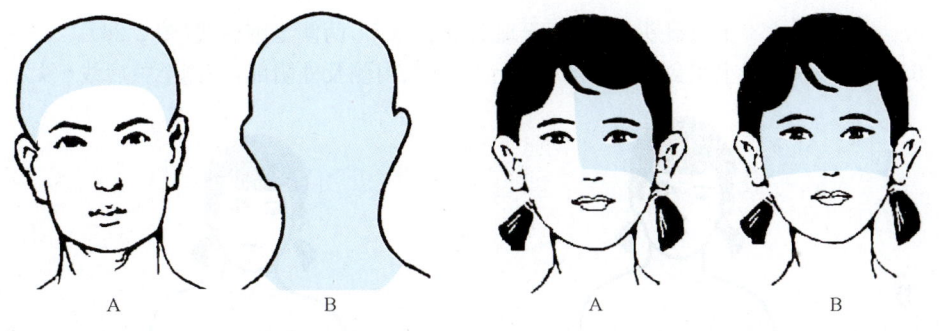

图 2-22　颅脑手术备皮范围　　　　图 2-23　眼部手术备皮范围

3. 颈部手术　上自唇下,下至乳头水平线,两侧自斜方肌前缘(图 2-24)。
4. 胸部手术　上自锁骨上窝,下至脐水平,前后均超过正中线,包括患侧上臂和腋下(图 2-25)。

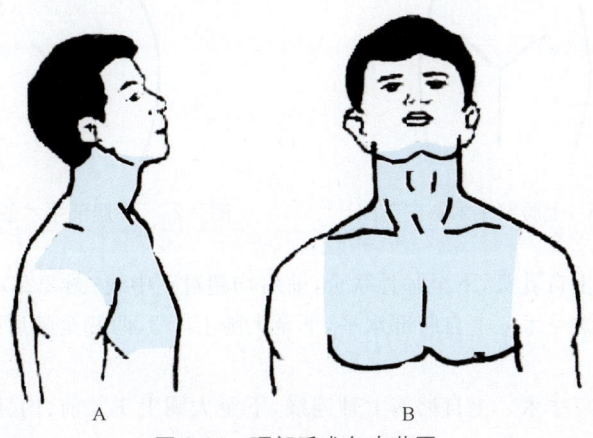

图 2-24　颈部手术备皮范围

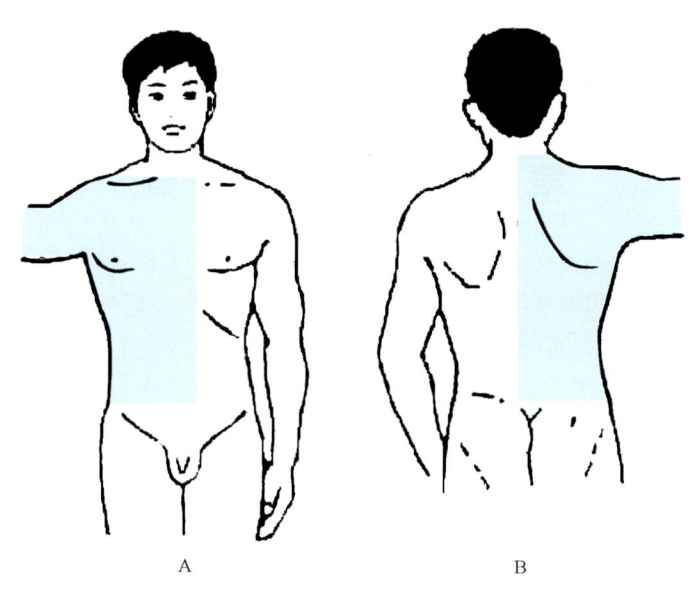

A   B

图 2-25　胸部手术备皮范围

5. 上腹部手术　上自乳头连线，下至耻骨联合水平，两侧至腋后线(图 2-26)。
6. 下腹部手术　上平剑突，下至大腿上 1/3 前、内侧及外阴部，两侧至腋后线(图 2-27)。

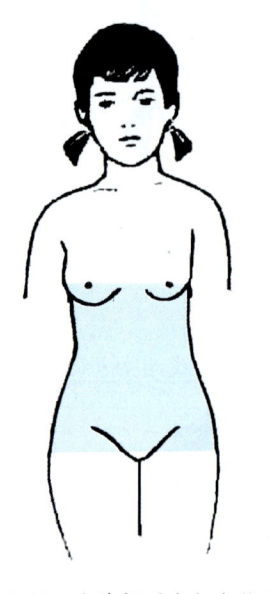

图 2-26　上腹部手术备皮范围 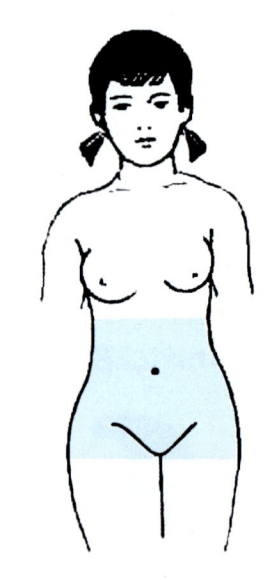　　　　图 2-27　下腹部手术备皮范围

7. 肾区手术　上自乳头，下至耻骨联合，前后均超过正中线(图 2-28)。
8. 腹股沟及阴囊手术　上自脐部水平，下至大腿上 1/3，两侧至腋后线，包括外阴部并剔除阴毛(图 2-29)。
9. 会阴部及肛门手术　上自髂前上棘连线，下至大腿上 1/3 前、内、后侧，包括会阴和臀部(图 2-30)。

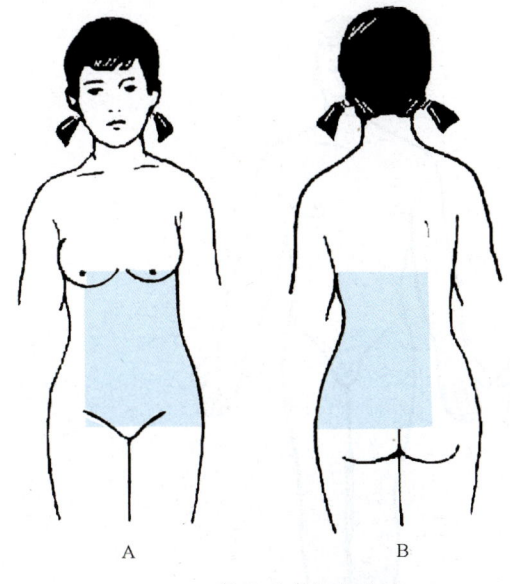

图 2-28　肾区手术备皮范围

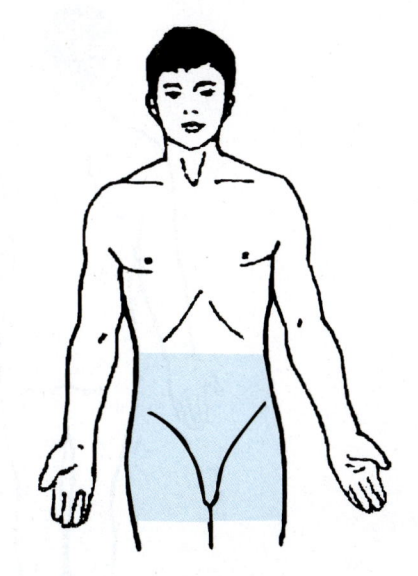

图 2-29　腹股沟部及阴囊手术备皮范围

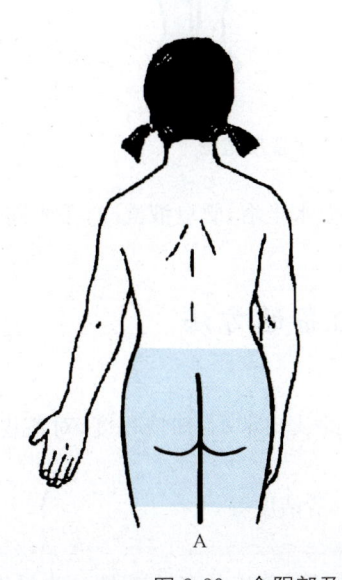

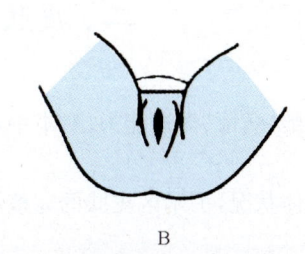

图 2-30　会阴部及肛门手术备皮范围

10. 四肢手术　以切口为中心上下各超过 20cm，一般为整个肢体(图 2-31)。

(二)特殊部位备皮要求

1. 颅脑手术　手术前 3 天剃除头发，每日洗头一次(急症例外)。术前 2 小时剃净头发，剃后用肥皂水洗头，戴清洁帽子。

2. 颜面部手术　尽量保留眉毛，不予剃除，多洗面部。

3. 骨科无菌手术　手术前 3 天开始准备皮肤，第 1、第 2 天每日先用肥皂液洗净，后用 70%～75%乙醇消毒，再用无菌巾包扎。第 3 天剃净毛发，用 70%～75%乙醇消毒后用无菌巾包扎。术晨重新消毒包扎。

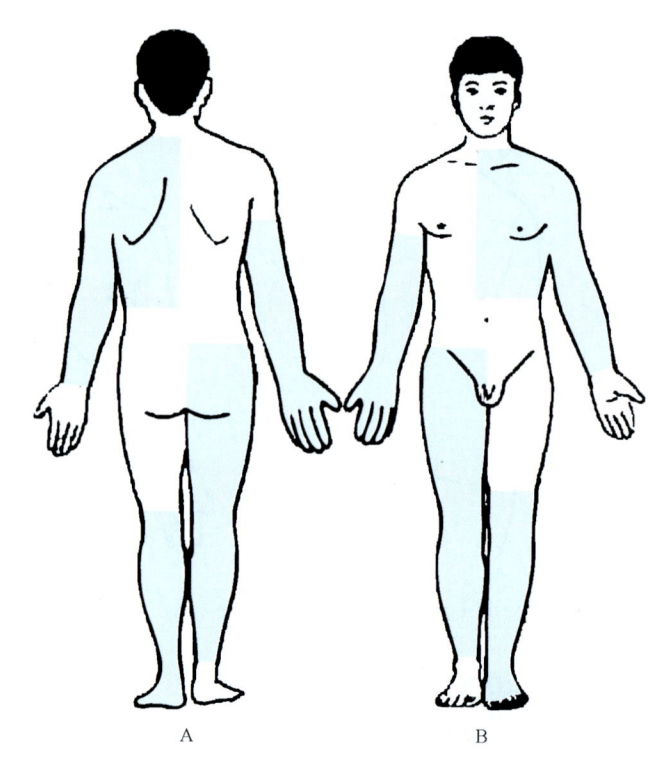

图2-31 四肢手术备皮范围

4. 阴囊、阴茎部手术　患者入院后每日用温水坐浴,肥皂液洗净,手术前一天剃毛。
5. 小儿手术　一般不剃毛,只做清洁处理。

二、皮肤准备的方法

【评估】

1. 患者的年龄、病情、沟通能力、对本手术的认知水平、知情程度,对备皮的心理准备、配合态度。
2. 患者的身体状况,手术区皮肤的完整性、清洁度等。

【计划】

1. 护士准备　衣帽整洁,洗手,戴口罩;核对医嘱确认备皮范围。为异性患者备皮需两人在场。
2. 用物准备　治疗车、治疗盘内放安全剃刀(或一次性备皮刀)、弯盘、换药碗内盛20％肥皂液及软毛刷或滑石粉、纱布、绷带、棉签、70％乙醇、汽油、手电筒、橡胶单、中单、脸盆内盛温水、毛巾。如在病房备皮酌情准备屏风。
3. 环境准备　室内温度适宜,光线良好。

【实施】

1. 皮肤准备的操作过程　见表2-2。

表 2-2　皮肤准备操作过程

步骤	内容	护患沟通
准备	着装规范,洗手,戴口罩,备齐用物携至床旁	
问候、核对	问候患者,查看床头牌、腕带,核对患者床号、姓名、年龄、性别、手术时间等	先生,您好,请问您叫什么名字?(乔林)
解释	解释备皮的临床意义及方法,将患者接至换药室(如在病室内应用屏风遮挡)	乔先生,明天您要手术了,我来给您做皮肤准备……
体位	根据操作需要安置适当的体位。暴露备皮部位,铺橡胶单及治疗巾于部位下方	您先躺下,这样躺着舒适吗?(舒适)
剃毛	用软毛刷蘸肥皂液或用滑石粉涂抹备皮区域,左手持纱布绷紧皮肤,右手持刀片呈30°角,从上至下轻巧地剃去毛发,随时以纱布清除刀内过多毛发,用清洁毛巾拭干,用手电筒照射,仔细检查毛发是否剃净,皮肤有无割痕、割伤	现在我要用肥皂液涂在局部,再用剃毛刀剔除毛发,我会小心的,您不用害怕
去除污垢	用棉签蘸汽油或酒精清除皮肤上的胶布痕迹,腹部手术者用棉签蘸汽油或酒精伸入脐窝擦除污垢。用温湿毛巾洗净擦干皮肤,嘱患者沐浴更衣	乔先生,您手术要取腹部正中切口,我要对您的脐内污垢进行一下处理,请您配合
整理、记录	撤除床上橡胶单、治疗巾,整理患者衣被,安置舒适体位。开窗通风,清理用物,洗手,记录	谢谢您的配合,还有什么不清楚的可以来找我,您好好休息

2. 注意事项

(1) 剃毛刀片应锐利,剃毛手法应正确,力量适中,角度得当,勿剃破皮肤。
(2) 备皮范围符合要求,有油脂或皱纹处须特别注意清洗干净。
(3) 剃毛后须检查皮肤有无割痕及发红等异常状况,一旦发现应详细记录并通知医生。
(4) 操作中,动作轻柔、熟练、注意保暖及患者的隐蔽性。

【评价】

1. 患者安全,无皮肤损伤。
2. 备皮范围正确,患者能理解和配合备皮操作。

链接

备皮新说法

传统的备皮方式是剃除毛发和清除皮肤污垢。现在认为剃除毛发可造成肉眼看不到的表皮损伤,而成为细菌生长繁殖的基础和感染源,有造成切口感染的可能性。所以,现在备皮的重点是清洁手术区域皮肤,如切口周围毛发不影响手术操作,可不必剃除,如毛发影响手术操作,则应全部剃除。

(曾建平)

第3节　外科一般换药法

换药指对创伤和手术后的伤口及其他伤口进行清洗、消毒、上药和敷料更换,以促使伤口愈合及防止并发症的方法。目的是清除或引流伤口分泌物,除去坏死组织,控制感染,促进肉芽生长,促使伤口尽快愈合。护士不仅要熟练掌握换药技术,还要熟悉换药室的管理、外用药的选择及各类伤口的处理原则。

一、换药室的设备及管理

急、门诊及病区均应设置换药室,有条件应设置无菌、有菌及特殊感染换药室。除隔离伤口及不能行动的患者外,均应在换药室换药。

(一) 换药室的设备

1. 换药设备　换药车、换药台、换药床、肢体扶托架、聚光灯、换药碗、基本器械、各种敷料及引流物、常用药品(表2-3)等。目前有的医院使用一次性换药用物。

表2-3　换药室常用外用药及用途

药名	用途
70%~75%乙醇、2.5%碘酊、0.5%碘伏	皮肤消毒
生理盐水	伤口清洁、湿润
0.5%碘伏、0.1%氯已定(洗必泰)	脓腔及创面清洗
3%过氧化氢(双氧水)、0.02%高锰酸钾	厌氧菌感染创面的清洗
3%硼酸溶液、漂白粉	感染创面清洗
生理盐水、凡士林纱条	正常肉芽创面湿敷
3%~5%氯化钠、30%硫酸镁	肉芽水肿创面湿敷
10%~20%硝酸银	灼伤过度生长的肉芽、慢性溃疡
0.1%依沙吖啶、0.02%呋喃西林	感染创面湿敷
10%~20%鱼石脂软膏	局部早期炎症外敷

2. 清洁消毒设备　洗手池、浸泡消毒桶、紫外线灯、无菌物品柜、污物桶等。根据需要设消毒锅。

(二) 换药室的管理

换药室应设有专人负责管理。

1. 制度管理　严格执行无菌原则及管理制度。

2. 环境管理　换药室应设在门诊或病房的一端,室内应宽敞明亮,温度适宜,空气清新,台面整洁;室内清洁区、污染区要严格分开。定期进行清洁消毒处理和灭菌物品的监测,每天做好平面卫生和紫外线空气消毒,每周进行一次大扫除。

3. 换药台和换药车的管理　药品和器具定位放置、排列有序、便于使用,通常分三排安放。后排放置体积较大的瓶罐类,如无菌持物钳、无菌棉球和纱布储槽等;中排为若干有盖搪瓷药罐,内有被药浸泡的棉球或纱条,如酒精棉球、生理盐水棉球、依沙吖啶纱条、橡皮引流条等;前排放两个有盖方盘,分别用于器械的浸泡消毒和储存,即用过的器械洗涤擦干后浸泡于第一盘的消毒液中,30~60分钟后移至第二盘中储存备用,使用时用无菌生理盐水冲净器械上的消毒液。

4. 操作人员的管理　凡进入换药室的人员应严格遵守无菌原则,注意穿工作服、戴工作帽、口罩。操作者掌握正确的操作方法及程序,操作前后洗手,认真处理用具及污物,保持室内清洁,防止发生院内感染。

5. 保障供应　用物数量充足、供应及时,定期检查,保证各类无菌物品在有效期内,无过期变质。同时也要求换药工作尽量集中固定在一定时间内进行,以利于物品的供应及处理。

二、换药的原则

1. **根据伤口情况安排换药顺序**　先换清洁伤口,再换污染伤口,最后换感染伤口;先换分泌物少、创面小的伤口,后换创面大分泌物多的伤口;先换一般细菌感染的创面,后换特异性感染的创面。

2. **根据伤口情况确定换药次数**　过于频繁地换药会损伤肉芽组织,增加感染的机会。对一期缝合伤口术后2～3天换药一次,若无感染或敷料潮湿、脱落等情况,直至拆线换药;对分泌物不多、肉芽组织生长较好的清洁伤口,可每日或隔日换药一次;对感染重、脓性分泌物多的伤口每日至少换药一次或数次。

3. **根据伤口情况确定处理方式**　对无感染的浅表创面可采用干燥法,即不使用药物,只在其表面用凡士林纱布保护;对感染重、脓性分泌物多、水肿等创面,则采用适宜的药液纱条湿敷;对脓腔伤口应采用纱条填充引流,对于深层引流物(如烟卷、乳胶管等),每次换药时须转动、外拔并剪去少许。

4. **特异性感染伤口处理**　如破伤风、气性坏疽感染的伤口应就地换药,不得进入换药室,操作者要戴手套,应由专人换药,用过的器械单独消毒、灭菌,换下的敷料物品立即焚烧。

三、换药的方法

【评估】

1. **患者伤口情况**　询问致伤原因,观察伤口所在部位、深度、宽度、有无出血、异物、分泌物或坏死组织等,以便确定所需换药材料的种类、数量。

2. 患者的年龄、身体状况、精神状态和心理状态,能否承受换药刺激,适合在何处换药,能否理解并配合换药操作等。

> **链接**
>
> **常见感染伤口的评估**
>
> (1) 金黄色葡萄球菌感染:脓液黄白色,较黏稠,无臭,创面肉芽上有脓液,尚可生长。
> (2) 溶血性链球菌感染:脓液红褐色,较稀薄,无臭,创面肉芽少,周围皮肤浸润发红。
> (3) 铜绿假单胞菌感染:脓液绿色,有甜腥味,创面肉芽不生长,或生长后溶化。
> (4) 多种菌混合感染:脓液黄褐色,有或无臭味,创面肉芽生长慢,可见坏死组织。
> (5) 厌氧菌感染:脓液棕色,较稀薄,有腥臭味,创面可有气泡,可见肌坏死。
> (6) 白色念珠菌感染:脓液色暗,量少,创面有真菌或颗粒,肉芽水肿。

【计划】

1. **操作人员准备**　着装整洁,洗手,戴帽子、口罩。

2. **用物准备**　治疗盘内置:无菌换药碗2只,敷料镊2把;酒精棉球和生理盐水棉球若干,药纱条及纱布块若干(分别放在一只碗的两侧,不可混合),另一只碗应盖在盛有物品的换药碗上;胶布、棉签、剪刀、弯盘,根据需要酌情备绷带、屏风及其他器械。

3. **环境准备**　原则上在换药室进行,若需在病房内换药,换药前半小时不可扫地、铺床,也不应在患者吃饭、睡觉的时间换药。室内温度适宜,光线充足。

【实施】

1. **操作过程**　见表2-4。

表2-4 换药操作过程

步骤	内容	护患沟通
准备	着装规范,洗手,戴口罩,备齐用物携至床旁	
问候、核对	问候患者,查看床头牌、腕带,核对患者床号、姓名、年龄、性别、换药部位等	先生,您好,请问您叫什么名字?(毛林)
解释	说明换药的意义及基本方法,了解患者的需求,取得患者配合	毛先生,您的伤口有少量渗血,我来给您换药,不会很疼的,放心
体位	协助取舒适卧位,充分暴露创面、伤口,酌情遮挡患者	平卧好吗?这个卧位舒适吗?
揭开敷料	用手朝伤口方向揭去皮肤上的胶布,然后揭除外层敷料放于弯盘内;无菌镊子夹除内层敷料(药纱条),揭除后如有少量渗血,取棉球压迫片刻即可止血;观察被取下的敷料上的分泌物量、颜色、气味	我先揭去您伤口的胶布,可能有点疼,我会顺着毛发方向轻轻揭开。现在揭开伤口敷料,您的伤口长得很好,放心
清洗伤口	用碘酊、酒精棉球或0.5%碘伏棉球由内向外环形消毒切口缝线和周围皮肤两次,然后用生理盐水棉球轻轻清洗伤口;双手持镊进行,左手持镊夹取换药碗中无菌物品并递交于右手镊中,右手持镊接触伤口	我给您清洗、消毒伤口,消毒液有些刺激,可能有点疼,请您忍一下,马上就好
敷药固定	根据伤口情况,敷以相应的药液纱条或凡士林纱条再用无菌敷料覆盖,胶布横向固定,必要时加以绷带包扎	我给您固定好了,注意不要弄湿伤口敷料,如果没有特殊情况,可以到拆线时再换药了
整理、记录	撤除换药用物,整理患者衣被,安置好舒适体位,打开门窗通风;将换下来的敷料倒入污物桶内,冲洗换药碗、镊,然后浸泡于盛有消毒液的桶中进行初步消毒处理;整理床单位,清理用物,洗手,记录	不要做剧烈运动,伤口还没完全愈合,如果咳嗽请用手按住伤口再轻轻咳。有事请按呼叫器,我会经常来看您,您好好休息

2. 注意事项

(1) 严格执行无菌技术,防止交叉感染。两镊不可相碰,触及伤口的镊子不可夹取碗内敷料,以防污染。

(2) 态度和蔼,动作轻柔,必要时可用止痛剂,减轻患者痛苦。

(3) 伤口敷料粘连,不能硬性揭下,可用生理盐水湿润后缓慢揭下。

【评价】

1. 换药程序、手法正确,无交叉感染。

2. 无疼痛、无损伤,患者乐意接受。

四、不同伤口的处理原则

(一) 缝合伤口

1. 正常缝合伤口　术后2~3天在无菌操作下查看伤口一次,无异常可用碘酊、酒精棉球(或0.5%碘伏)依次由内向外消毒伤口缝线和周围皮肤,覆盖敷料并固定,直至拆线换药。

2. 缝线反应　缝线未拆除时,针眼处稍有红肿,一般在术后2~3天发生,为组织对缝线的反应,可用70%乙醇溶液湿敷。

3. 针眼处脓肿　针眼周围暗红、肿胀,直径一般不超过1cm,针眼处见浓点或有脓液溢出,用无菌针头刺破表皮,以无菌干棉球拭去脓液,再涂碘酊和酒精(或0.5%碘伏);必要时拆除此处缝线。

4. **切口感染** 局部红肿范围大,有硬结,压痛明显,可用红外线照射。如果局部症状进一步明显,甚至出现波动感,可采取穿刺抽脓、拆除缝线,用镊或钳撑开切口处皮肤或皮下组织敞开引流,必要时放置引流物或全身用抗生素控制感染。

5. **有引流的缝合伤口** 对于手术中渗血较多(如甲状腺手术)或有污染的伤口(如开放性损伤),为了使伤口中积血、积液持续排出,而不存积在深部引起感染,切口内常放置橡胶片或胶管引流。如渗血、渗液湿透外层敷料,应随时更换,以保持干燥。

6. **拆线后愈合欠佳伤口** 有裂开可能时可用蝶形胶布(或创可贴)固定,以防裂开。

(二)表浅肉芽组织创面

肉芽组织是充填感染伤口直至愈合的一个重要修复过程,观察肉芽情况并采取措施促其健康生长对愈合有利。

1. **健康的肉芽组织** 为鲜红色,较坚实,呈颗粒状,分泌物少,触之易出血,创缘有一圈新生上皮生长,用生理盐水或凡士林纱布覆盖创面。

2. **肉芽组织生长过度** 肉芽高出创缘,阻碍上皮覆盖生长,应予剪平压迫止血,或用10%~20%硝酸银溶液烧灼后盐水湿敷。要注意保护正常肉芽组织。

3. **肉芽组织水肿** 颜色淡红,质地松软,表面光滑,触之不易出血,用无菌3%~5%氯化钠溶液湿敷,以减轻水肿。

(三)浅表感染伤口

清洗创面,对脓液稀薄而量多者,用0.1%依沙吖啶或0.02%呋喃西林药液纱条湿敷;脓液稠厚而坏死组织多者,可剪除坏死组织,用3%硼酸溶液或0.3%碘伏纱条湿敷。

(四)深部脓腔伤口

此类伤口多是脓肿切开引流后残余的脓腔或是缝合伤口感染引起深部组织化脓,其特点是伤口深、脓液多。可安置导管并酌情用无菌生理盐水、3%硼酸溶液或0.5%碘伏溶液冲洗脓腔,然后放置引流物,保持引流畅通。

(五)特殊感染伤口

如气性坏疽,应严格遵守隔离原则,用3%过氧化氢溶液冲洗或湿敷,剪除坏死组织。真菌感染时选用大蒜液、碘甘油、酮康唑等溶液湿敷。

> **链接**
>
> **无痛换药法**
>
> 换药时揭开紧贴伤口的纱布,往往会有疼痛,会令人难以忍受。新型的水胶体敷料(脂质水胶敷料)、创面生物敷料(油性纱布),具有抑制瘢痕、减轻瘙痒、降低感染率、加速创面愈合的作用;不粘连伤口,更换敷料时疼痛明显减轻,适用于各种伤口。

(曾建平)

第4节 缝合与拆线

缝合、打结、拆线是手术基本操作技术,必须做到解剖层次清楚、止血完善、缝合整齐,以利愈合并减轻术后反应。

一、缝 合

缝合能起到对合或闭合伤口组织的作用,可促进伤口愈合、止血及帮助器官结构重建或整形。在愈合能力正常的情况下,愈合是否良好,主要取决于缝合质量。

（一）缝合分类

1. **单纯缝合** 单纯缝合是将被切开的皮肤、组织两边缘对合起来的缝合，常用于皮肤、皮下、肌肉筋膜缝合。又分为间断缝合和连续缝合。

（1）单纯间断缝合：即每针单独打结。优点是：当组织有感染、缝线脱落或间断时不影响临近缝线。它又可分为单纯间断缝合（图2-32）和"8"字形缝合（图2-33）。

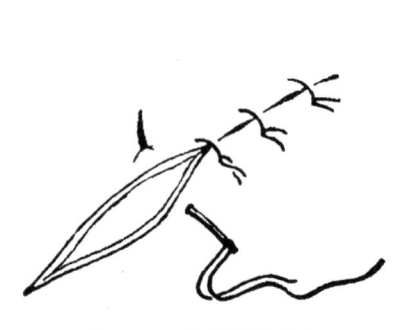

图 2-32　单纯间断缝合　　　　　图 2-33　"8"字缝合

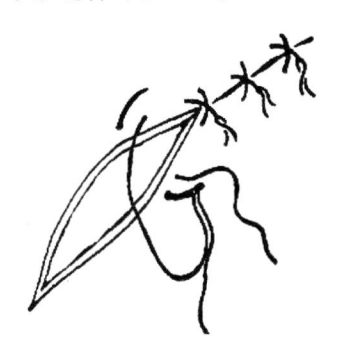

（2）连续缝合：即在第一针缝合后打结，然后绕着用此缝线缝完整个伤口后再打结。优点是：创缘对合好、省时、打结少、止血效果好。缺点是：如一针缝线有脱落，将影响整个伤口，甚至造成伤口裂开。常用于腹膜、胃肠道的缝合。又分为单纯连续缝合（图2-34）和连续锁边缝合（图2-35）。

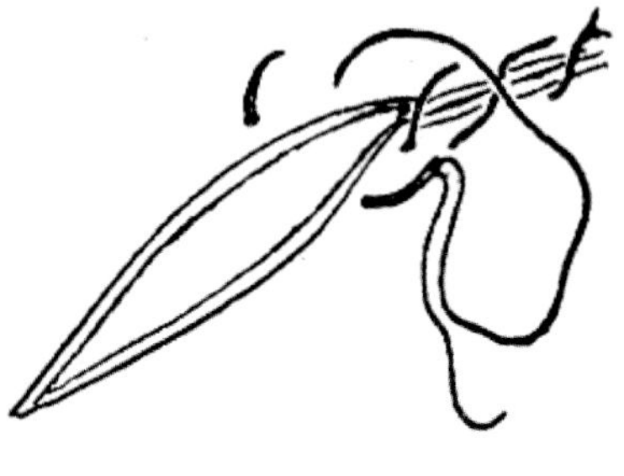

图 2-34　单纯连续缝合 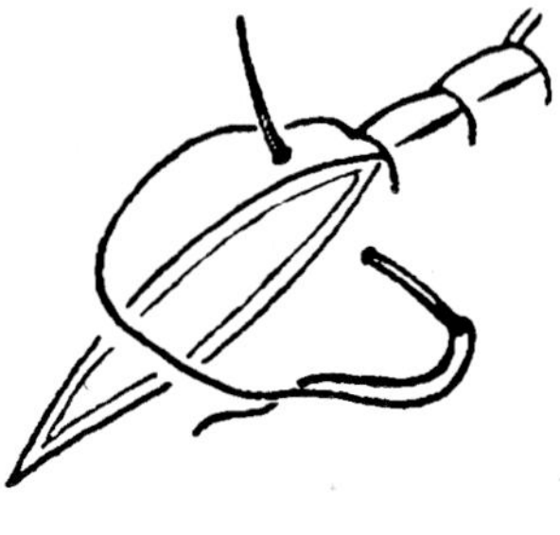　　　　　图 2-35　连续锁边缝合

2. **内翻缝合** 将缝合组织的边缘向内翻转，使缝合处外面光滑，内面粗糙，常用于胃肠道的吻合。优点为：表面光滑，减少术后粘连，污染少，愈合好。缺点是：翻入组织过多可引起腔道内径狭窄。分为间断内翻缝合和连续内翻缝合。

3. **外翻缝合** 将缝合组织的边缘向外翻转，使缝合处内面光滑，外面粗糙，常用于血管吻合及腹膜等的吻合。优点是：内面光滑，减少狭窄和粘连。分为间断外翻缝合和连续外翻缝合。

（二）注意事项

1. 操作中严格执行无菌技术，防止医源性感染。
2. 按解剖层次由深至浅分层缝合，注意对合整齐，不留死腔，松紧适度。
3. 在伤口缝合后2~3天，如果患者自觉伤口疼痛为搏动性并呈持续状态，甚至在伤口周围出现红肿或发烫，这是伤口发生感染的表现，应及时报告医生处理。

4. 按医嘱定时服用抗生素。注意补充营养和水分,进食高蛋白、高维生素易消化饮食,以促进伤口修复愈合。

二、打　　结

(一) 结的种类 (图 2-36)

1. 方结　又称平结,是最常用的一种。由一正一反两个用力均匀的单结构成。不易滑脱,用于结扎较小血管和各种缝合时的结扎。
2. 外科结　在打方结的第一个结时绕两次,余同方结。
3. 三重结　在方结的基础上,加一个方向与第二结相反的第三结。比方结更加牢固,用于有张力的缝合,大血管或肠线的结扎。
4. 假结　由两个同向单结组成。易滑脱,必须避免。
5. 滑结　打方结时仅拉紧一根线所致。易滑脱,必须避免。

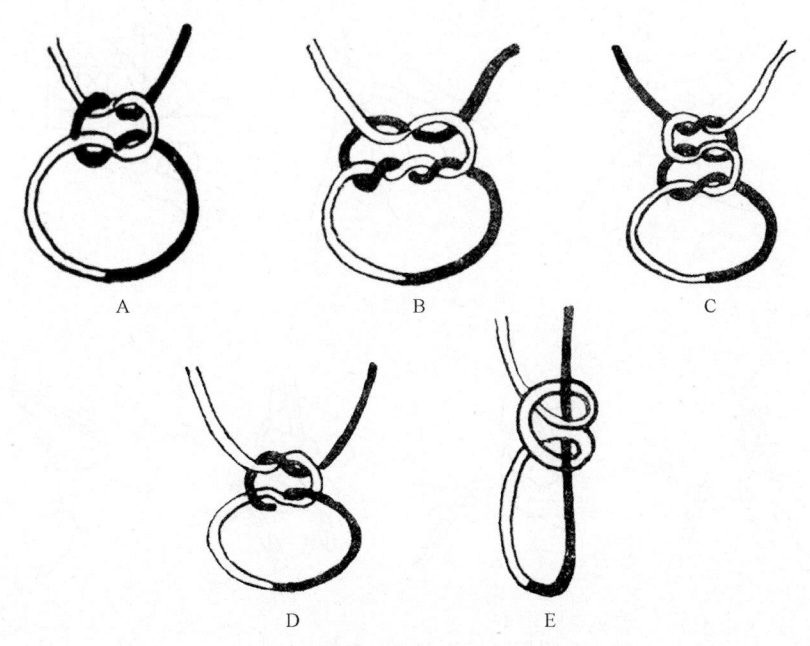

图 2-36　结的种类
A. 方结;B. 外科结;C. 三重结;D. 假结;E. 滑结

(二) 打结方法

1. 单手打结法　一般用右手握持针器或缝线,以左手打结较方便(图 2-37)。
2. 持钳打结法　一般用于结扎线过短或过深部手术的结扎。将血管钳放在较长端缝线与结扎物之间,用长头端缝线环绕血管钳一圈后,再打结即可完成(图 2-38)。

(三) 注意事项

1. 打结收紧时要三点成一直线(两手用力点与结扎点),不可成角向上提起,否则结扣易松脱。
2. 打方结时,第二道打结方向必须相反,即两手须交叉,否则即成滑结。
3. 打第一道结时,拉线方向必须顺着结扎的方向,否则缝线易在结扣处折断。

A　　　　　　　　　B　　　　　　　　　C

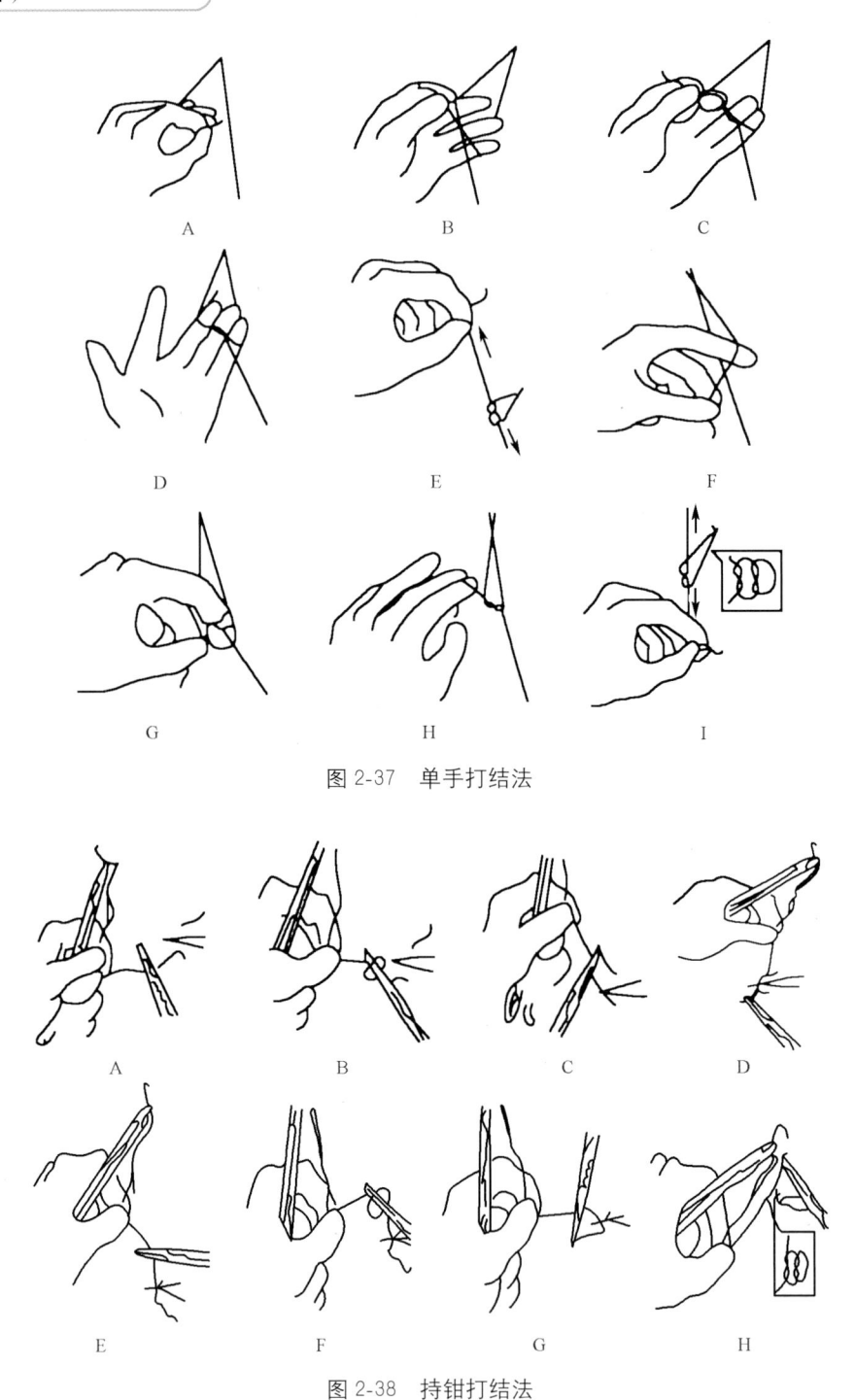

D　　　　　　　　　E　　　　　　　　　F

G　　　　　　　　　H　　　　　　　　　I

图 2-37　单手打结法

A　　　　　B　　　　　C　　　　　D

E　　　　　F　　　　　G　　　　　H

图 2-38　持钳打结法

4. 打第二道结时,注意第一道结扣不要松弛,必要时可用1把止血钳压在第一道结扣处,等收紧第二道结扣时,再移去止血钳。线结打在切口的一侧。

5. 剪线需在直视下进行,勿将线结剪开;同时注意留下线头的长短,一般细线可留短,粗线需留长,丝线留1~2mm,肠线留3~4mm,方结稍留长,三重结稍留短。

考点：正确打结方法

三、拆　　线

拆除缝合伤口缝线的方法称为拆线法。

【评估】

1. 患者对拆线的认知水平、年龄、沟通能力、合作程度及心理反应。

2. 缝合伤口愈合情况,局部血液供应情况。

3. 拆线时间。拆线时间因缝线部位、患者年龄等情况而定。头、面、颈部手术,一般 3~5 天拆线,四肢手术 10~12 天拆线,其他部位手术 7~8 天拆线,减张缝合一般 14 天拆线,年老体弱、营养不良者应适当推迟拆线时间。

考点:拆线时间要求

案例2-1

王东,女,45 岁,农民,胃穿孔修补术后 7 天,医嘱:拆线。

问题:1. 按护理程序应怎样实施拆线?
2. 拆线时要注意什么?

链接

切口愈合分级

分甲、乙、丙三级。①甲级愈合。指切口愈合优良,无不良反应是一期愈合。②乙级愈合。指愈合欠佳,切口有红肿硬结、血肿、积液等,但未形成皮下或深部化脓。③丙级愈合。指切口化脓,做切开引流及换药后才愈合。

【计划】

1. 用物准备　治疗盘内盛无菌碗 2 只、短镊 1 把、拆线剪 1 把、干纱布 2 块,另一只碗盖在盛有物品的换药碗上。5% 碘酊溶液、70% 乙醇溶液、棉签、胶布、弯盘。

2. 操作人员准备　衣帽整洁,洗手,戴口罩。

3. 环境准备　温度适宜,光线充足,最好在换药室进行。

【实施】

1. 操作过程　见表 2-5。

表 2-5　拆线法操作过程

步骤	内容	护患沟通
准备	着装规范,洗手,戴口罩,备齐用物携至床旁	
问候、核对	问候患者,查看床头牌、腕带,核对患者床号、姓名、年龄、性别、拆线换药及时间等	先生,您好,请问您叫什么名字?(王东)
解释	说明拆线的意义及方法,了解患者的需求,取得患者配合	王先生,我遵医嘱给您拆线,不会很疼的,放心
体位	协助取舒适卧位,充分暴露伤口,酌情遮挡患者,注意保暖	平卧好吗?这个卧位舒适吗?
拆线	用手朝伤口方向揭去皮肤上的胶布,然后揭除敷料放于弯盘内,用 2.5% 碘酊溶液、70% 乙醇消毒切口和缝线及周围皮肤,左手持镊夹起线结轻轻向上提,使埋在皮肤内的缝线露出少许,右手持拆线剪在结下贴近皮肤处剪断缝线,向着切口方向抽出缝线。再次消毒皮肤后,用无菌纱布覆盖,胶布固定	我先揭去您伤口的胶布,可能有点疼,现在揭开伤口敷料,您伤口长得很好,放心。我拆线前先用消毒液消毒伤口,消毒液有些刺激,可能有些疼痛,请您放松些。您配合得很好,谢谢!
整理、记录	整理患者衣被,安置好舒适体位,将换下来的敷料倒入污物桶内,冲洗换药碗、镊,然后浸泡于盛有消毒液的桶中进行初步消毒处理;整理床单位,清理用物,洗手,记录	不要弄湿敷料,不要做剧烈运动,如果咳嗽请用手按住伤口再轻轻咳,以免撑裂。有事请按呼叫器,我会经常来看您,您好好休息

2.注意事项

（1）严格执行无菌技术操作，防止交叉感染。注意不让原来暴露在皮肤外面的线段经过皮下组织，以免引起感染。

（2）拆线时注意心理支持，动作轻柔，减轻疼痛。

（3）注意避免残留线头。长切口拆线不要一次拆完，特别是愈合欠佳时，可根据情况间断拆线，分次拆完。如发现切口有浅层裂开，可用蝶形胶布拉合3~5天后除去。

（4）切口有感染者应及早间断拆线，有利于改善局部血液循环，促进引流和水肿消退。针眼有脓疱者应提前拆线。

（5）拆线后伤口部位的活动不可过度，须循序渐进，不要太剧烈，以防伤口出血和新的撕裂，影响愈合。

【评估】

1. 拆线方法正确，无污染、无线头残留。
2. 患者安全，无损伤。

（曾建平）

第5节 胃肠减压术的实施与护理

胃肠减压术将引流管置入胃腔内或肠腔内，利用负压吸引原理，吸出胃肠道内容物，以降低胃肠道内压力的一种操作技术。胃肠减压术的正确使用，对腹部疾病尤其是肠梗阻、胃肠道穿孔、胰腺炎等具有重要意义。

案例2-2

乔先生，23岁，大二学生，打完篮球后出现阵发性腹部绞痛，恶心呕吐，急送医院。3年前曾做过阑尾炎手术。查体：腹部膨隆，可见肠型及蠕动波，腹部软、无压痛，肠鸣音亢进，有气过水声，无排便、排气。腹部X线平片见中、下腹部有数个液气平面，回肠肠腔明显扩张。初步诊断为"机械性肠梗阻"。请遵医嘱正确实施胃肠减压。

问题：1. 该患者胃肠减压的目的是什么？
2. 怎样正确实施操作过程？有哪些注意事项？
3. 结束胃肠减压最重要的指征是什么？

（一）目的

1. 引流出胃肠道内积气、积液，缓解肠梗阻患者的腹胀。
2. 用于胃肠道术前准备，以减少胃肠胀气，有利于腹腔手术野的显露；术后减轻胃肠道手术后吻合口张力，促进愈合。
3. 减少胃肠道穿孔者胃肠内容物流入腹腔。
4. 减少食物、胃酸刺激胰腺分泌，有利于疾病恢复。
5. 根据引流液的性质，了解胃肠道出血情况。

考点：胃肠减压的目的

（二）适应证

1. 胃肠道穿孔或破裂。
2. 动力性、机械性肠梗阻。
3. 胃肠道术后、各种剖腹手术后。
4. 急性胰腺炎患者。

（三）禁忌证

1. 食管狭窄及食管静脉曲张。
2. 食管和胃腐蚀性损伤。
3. 严重的心肺功能不全、支气管哮喘。

（四）操作流程

【评估】

1. 患者年龄、病情及一般状况；鼻腔情况（有无肿胀、息肉、炎症、鼻中隔偏曲等）；口腔有无活动义齿。
2. 有无插管经历，对胃肠减压术的理解程度，心理反应，合作程度。
3. 有无禁忌证。

【计划】

1. 用物准备　治疗盘内备：弯盘、12号和14号鼻胃管、20ml及50ml注射器、止血钳、纱布2块、治疗巾、润滑油、棉签、脱敏胶布、压舌板、听诊器、胃肠减压器或胃肠减压袋（瓶）、无菌手套或一次性手套、手电筒。
2. 护理人员准备　着装规范，举止端庄、大方。洗手，戴口罩。
3. 环境准备　环境安静整洁、安全，光线充足，室温适宜，适合操作。

【实施】

1. 操作过程　见表2-6。

表2-6　胃肠减压操作过程

步骤	内容	护患沟通	
准备	着装规范，洗手，戴口罩，备齐用物携至床旁		
问候、核对	问候患者，查看床头牌、腕带，核对姓名、床号	先生，您好，请问您叫什么名字？（乔林）	
解释	解释胃肠减压目的、作用、操作步骤、术中配合及注意事项	乔先生，胃肠减压能引流出您胃肠道内积气、积液，缓解你的腹胀，等会儿，我会从您的鼻腔插一根管子到您的胃内，可能稍有不适，我会告诉您怎样配合，不用担心。（好的）	
取体位	戴手套，协助患者取半坐卧位，治疗巾垫于颌下	这个卧位舒适吗？（舒适）	
清洁鼻腔	用棉签蘸温水清洁插管一侧鼻腔，备胶布	我清水棉签为您清洁鼻腔，感觉怎么样？	
测量、润滑鼻胃管	测量长度：插入长度为前发际至剑突或鼻尖经耳垂至剑突的距离，一般成人长度为45～55cm，做好标记，用液状石蜡纱布或棉签润滑鼻胃管前端15～20cm	我来为您量一下胃管要多长，不要紧张，只要您照我说的做，会很顺利的。（好，我听你的）	考点：胃管插入的长度
插鼻胃管	一手持纱布托住鼻胃管，另一手持血管钳夹住鼻胃管前端，沿选定鼻孔轻轻插入，至鼻咽部（10～15cm）时，嘱患者做吞咽动作，顺势将鼻胃管向前推进至预定长度	像我这样做吞咽动作，对了，很顺利，您配合得很好	
证实胃管在胃内	先用胶布将鼻胃管固定于鼻翼部，避免在固定胃管过程中脱出。连接注射器在鼻胃管末端回抽，抽出胃液证明在胃内；如果抽不出胃液，可置听诊器于患者胃部，快速经鼻胃管向胃内注入10ml空气，听到气过水声，证明胃管在胃内或将胃管末端置于盛水的治疗碗内，无气泡溢出	我用胶布把鼻胃管固定在您的鼻翼部，可能有点不舒服，您不能随意动它	考点：证实胃管在胃内的方法

续表

步骤	内容	护患沟通
固定连接胃管	用胶布将鼻胃管固定于面颊部,调节胃肠减压器的负压,连接胃管。如是胃肠减压袋,则打开引流袋的塞子,关闭调节器,向下挤压袋体,充分排气,塞上塞子,使引流袋成负压状态,将引流袋的接头与鼻胃管相接,打开调节器	插管很成功,我会给您固定好,您不要随意动它,更换卧位时特别小心,防止受压、扭曲或脱出。床头呼叫器在这儿,有什么不适及时叫我
观察、整理、记录	密切观察引流液的颜色、性质、量,协助患者取舒适卧位,整理床单位,用物分类处理;洗手、记录	这个卧位舒适吗?我会经常来看您,谢谢您的配合
拔鼻胃管	拔管时间:一般胃肠手术后2~3天,胃蠕动功能恢复正常,并出现肛门排气,无明显腹胀时,即可拔管 拔管方法:将负压吸引器与胃管分开,反折捏紧胃管口,近鼻孔的胃管轻轻前后移动,嘱患者深呼吸,在缓慢呼气时轻柔拔管,当胃管头端近咽喉部时快速拔出,以免液体滴入气管内。清洁鼻孔周围,整理用物,洗手,记录	您恢复得很好,胃肠功能恢复了,我来为您拔管。照我这样深吸一口气,慢慢呼出…… 您配合得很好,您好好休息,我会经常来看您。(谢谢)

考点:拔管主要指征

考点:拔管技巧

【链接】

昏迷患者插管法

先将其头部向后仰,插管至15cm时,左手将患者头部托起,使其下颌靠近胸骨柄,以增大咽喉部通道的弧度,便于鼻胃管顺利插入。

考点:插管不畅的处理

考点:插鼻胃管的禁忌证

考点:胃管堵塞的处理

考点:引流袋、胃管的更换时间

2. 注意事项

(1)插管动作要轻柔,以免损伤黏膜。

(2)插管过程中如出现恶心、呕吐,嘱患者深呼吸,暂停插管。如发生呼吸困难、发绀、严重呛咳等是胃管误入气管所致,应立即拔出,休息片刻后重插。

(3)近期内有上消化道出血、食管静脉曲张或食管阻塞者,不宜用胃肠减压术。

(4)胃肠减压期间应禁食禁水,一般停止口服药物,如从胃管注入药物,用温开水冲洗胃管后夹管停止吸引1小时,以免药物被吸出。

(5)胃肠减压期间密切观察,记录胃肠引流液的颜色、性质和量。如有鲜血等异常情况及时通知医生。保持胃肠减压成负压状态,保持鼻胃管通畅,防扭曲、受压和阻塞。胃管不通畅时,遵医嘱用20ml生理盐水冲洗胃管,反复冲洗直至通畅。但食管、胃手术后应少量、低压,以防吻合口瘘或出血。

(6)胃肠减压期间,每日2次从鼻孔滴入石蜡油,以保护鼻咽部黏膜,每日给予患者口腔护理。

(7)用胃肠减压袋在引流过程中排气时,应首先关闭调节器,以免大量气体进入胃内。如果减压袋中已有液体,排气时袋体不可压至液面线以下,以免液体反流入胃内。

(8)吸引袋和管每天更换,胃管每周更换。

【评价】

1. 操作方法正确,患者无不适反应。
2. 护患沟通有效,患者配合。
3. 胃管固定妥当,保持通畅。

第 2 章　外科常用护理技术

> **护考链接**
>
> **急性胰腺炎**
>
> 武先生,46岁,公司职员。晚上与同学聚餐后,在散步过程中突然出现中上腹部刀割样疼痛,阵发性加重,并向肩和腰背部放射,左侧为主。频繁恶心、呕吐,呕吐物为食物、胆汁。实验室检查:血清淀粉酶超过500U/L,尿淀粉酶超过300U;白细胞计数 $14.0×10^9$/L;B超和CT检查提示:胆道结石、胰腺及胰腺周围组织肿胀,有渗液;腹腔穿刺可抽出血性液体。X线腹部平片见肠麻痹。心电图异常,血糖升高。
>
> 问题:1. 你认为可能性最大的诊断是什么?
> 　　 2. 应对该患者行胃肠减压,胃肠减压的目的是什么?
> 　　 3. 随着病情好转,解除禁食,应该怎样指导合理饮食?

(曾建平)

第6节　造瘘口护理技术

造口术是用手术的方法在空腔脏器与体表或空腔脏器之间形成人为的开口。造口分为暂时性和永久性,常用于营养、减压、通气和排出。临床常用的造口术有气管造口术、肠造口术(人工肛门)、胃造口术、膀胱造口术。本节重点讨论肠造口术的护理技术。

(一) 目的
维持造口周围皮肤清洁,避免皮肤过敏、炎症发生。

(二) 适应证
结肠、直肠肿瘤切除术后行肠造口(人工肛门)术后,作为永久肛门排便者。

> **案例2-3**
>
> 齐某,男性,50岁,结肠癌,结肠造瘘手术后。
> 问题:1. 人工肛门护理的目的是什么?
> 　　 2. 造口处怎样进行护理?造口袋怎样更换?
> 　　 3. 该患者可能存在何种心理问题,如何进行心理护理?

(三) 操作流程

【评估】

1. 患者的年龄、病情、一般状况。
2. 人工肛门功能状况,周围皮肤情况。
3. 患者的自理能力,对人工肛门认识水平、心理反应、合作程度。

【计划】

1. 用物准备　托盘内备:纱布数块、生理盐水(温热)、肥皂水、测量板、剪刀、人工肛门袋、引流夹、便袋、粘纸。
2. 护理人员准备　洗手,戴口罩。
3. 环境准备　安静、整洁、温暖、光线适宜,必要时避风遮挡。

【实施】

1. 操作过程　见表2-7。

表2-7　肠造口术操作过程

步骤	内容	护患沟通
准备	着装规范,洗手,戴口罩,备齐用物携至床旁	
问候、核对	问候患者,查看床头牌、腕带,核对姓名、床号	先生,您好,请问您叫什么名字?(齐明)

续表

步骤	内容	护患沟通
解释	解释造口护理的目的、操作步骤、术中不适及配合	我是您的责任护士,我来教您更换造口袋,不会疼痛,您放心
体位	协助取舒适卧位,暴露造口部位,将橡皮单和治疗巾铺造口下方	这位置舒适吗?您要仔细看我操作,学会自己更换
取造口袋	戴上手套,将造口袋取下,放于弯盘中,观察排泄物性状、颜色、量	取下的造口袋要及时清洗,阴凉处晾干待用
清洗	观察造口处及周围皮肤是否异常。用镊子夹取生理盐水棉球擦净人工造口处及周围皮肤,用干棉球或纱布擦干或自然晾干	看我这样清洗。要注意饮食卫生,不吃刺激性和胀气食物,使您的粪便成形容易排出
套造口袋	用测量板测出造口大小,用笔在人工肛门袋背面贴纸处画出造口大小,用剪依造口大小修剪一洞,撕去粘贴面,将造口袋所剪圆孔对准造口,紧贴皮肤,避免皱褶出现。往下轻拉造口袋,检查是否贴牢	造口对您的生活习惯确有些改变,但只要您自己学会造口护理,慢慢适应了,您就能恢复往常的生活
整理、记录	协助患者取舒适位,致谢,整理用物,洗手,记录	您配合得很好,谢谢!好好休息,有事按呼叫器,我会来看您

2. 注意事项

(1) 便袋内容物超过1/3时应取下清洗,更换另一个便袋。

(2) 造口袋背面所剪的洞口尺寸应稍大于造口大小。过小会压迫造口,换袋时易撕破造口及周围皮肤;过大易引起渗漏,刺激造口周围皮肤。

(3) 密切观察造瘘口肠黏膜的血液循环,肠造口有无回缩、出血及坏死。

(4) 造口拆线后,每日进行扩肛一次,防止造口狭窄。

考点:更换便袋的方法和注意事项

(5) 注意饮食卫生,训练排便习惯,以养成良好的排便习惯。

(6) 更换便袋太快或太勤容易损害皮肤,所以更换时,要小心慢慢撕离,避免过度刺激皮肤。

(7) 如果对现时所用的造口物品有不良反应,应立即停止使用。

【评估】

1. 护患沟通有效,患者能配合操作。
2. 操作方法正确,患者无不适反应。
3. 有自理能力的患者会观察造口周围皮肤的血运情况,并定期手扩造口,防止造口狭窄。

(殷金明)

第7节 引流术护理

引流术是将人体组织间或体腔内积聚的脓液、血液或其他液体导流于体外的技术。引流的液体分为感染性液体和非感染性液体两大类。感染性液体(脓液)通过引流后,可以达到减轻压力、缓解疼痛、防止炎症扩散、促使炎症消退的目的。非感染性液体包括血液、渗出液和组织分泌液等,通过引流,可以达到减轻局部压力、减少液体对周围组织的损害、减少感染、促进伤口愈合的目的。

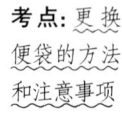

一、T形管引流

胆总管探查或切开取石术后,由于手术创伤引起胆道水肿而至狭窄,容易导致胆汁外漏引起胆汁性腹膜炎或膈下脓肿等并发症,故在施行胆道手术后一般应放置T形管引流。T形管一端通向肝管,一端通向十二指肠,由腹壁戳口穿出体外,连接引流袋,全长约40cm,形似"T"字。

> **案例2-4**
>
> 患者张某,男,72岁。突发右上腹绞痛并向肩背部放射,伴寒战。体格检查:体温39.8℃,皮肤巩膜黄染,右上腹深压痛,肝胆区叩击痛。诊断为急性化脓性胆管炎,胆总管结石,行胆囊切除、胆总管切开取石术,并行T形管引流。
> 问题:1. 该患者T形管引流的目的是什么?
> 　　　2. 如何进行T形管护理?有哪些注意事项?
> 　　　3. 结束T形管引流的指征是什么?

(一)目的

1. 引流胆汁,避免并发症。
2. 引流残余结石。
3. 支撑胆道,避免术后胆总管切口瘢痕狭窄、管腔变小、粘连狭窄等,有利于奥迪(Oddi)括约肌水肿消退。

(二)适应证

适用于胆总管探查术、胆总管切开取石术、急性梗阻性化脓性胆管炎。

(三)禁忌证

无绝对禁忌证。

(四)操作程序

【评估】

1. 评估患者病情、自理能力、合作程度、心理反应等全身情况。
2. 评估患者创口、引流管周围皮肤、引流液、引流管的固定等情况。

【计划】

1. 用物准备　换药包:复合碘、棉球、Y形纱布、换药镊2把。脱敏胶布,凡士林纱布,一次性引流袋。
2. 护理人员准备　着装规范,举止大方。洗手、戴口罩。
3. 环境准备　环境安静整洁,光线充足,温度适宜。

【实施】

1. 操作过程　见表2-8。

表2-8　T形管引流操作过程

步骤	内容	护患沟通
准备	着装规范整洁,洗手、戴口罩,备齐用物携至床旁	
问候、核对	问候患者,查看床头卡、腕带,核对患者姓名、床号	爷爷,您好!请问您叫什么名字?(张德全)
解释	解释T形管护理的目的、操作步骤及注意事项	爷爷,我现在要为您做T形管护理,主要是为了保持T形管引流通畅,预防感染。可能稍有不适,我会很小心的,请不要担心。(好的)

续表

步骤	内容	护患沟通
取体位	协助患者取舒适体位,暴露创口和引流管,必要时遮挡患者,保护其隐私	这个卧位舒适吗?(可以)
更换引流口敷料	轻轻揭去原有敷料,一手固定引流管(与创口保持距离),一手用镊子夹取复合碘棉球,以引流管为中心,轻拭引流管周围皮肤,消毒两遍。再夹取复合碘棉球消毒引流管近端两遍。根据引流管周围皮肤情况,必要时用凡士林纱布敷在周围皮肤上,再用Y形纱布覆盖,脱敏胶布固定	创口周围皮肤很好,我换一下敷料吧!(好的)
考点:保持引流管通畅 挤压引流管	一手捏紧患者近端引流管,另一手用凡士林纱布捏紧橡胶管向远端滑行10～15cm,先放开近端的手,再放开远端的手,根据需要连续挤压数次	引流管很通畅!
考点:保持无菌,更换引流袋的时间 更换引流袋	夹住引流管近端,分离连接处,拆除原有引流袋。再夹取复合碘棉球消毒两遍引流管及其衔接处。将一次性引流袋自然垂挂与床缘,使之低于创口位置(图2-39),连接引流管,打开夹子,观察引流是否通畅	我换一下引流袋。为了防止感染,我们一般每天换一次。(好的)
整理用物	协助患者采取舒适体位,分类处理用物,将换下的纱布、一次性引流物品弃入医用垃圾袋,可回收物品清洗、晾干、消毒灭菌后备用	爷爷,引流袋已经换好了。请您翻身时小心一点,避免引流管折叠、扭曲、受压,下床活动时注意引流袋的位置要低于伤口位置。这个卧位舒适吗?
观察、洗手、记录	洗手,记录引流液的颜色、性质、量、更换引流袋的时间及其伤口周围皮肤情况等	谢谢您的配合!这是呼叫器,有什么需要请及时叫我,我会经常来看您的
考点:拔管指针及时间 拔管	拔管时间:一般2周左右。患者无发热、无疼痛、黄疸消退、胆汁引流量低于200ml/24小时或胆道造影证实胆道通畅,可试行夹管1～2天,如无特殊反应即可拔管。拔管后观察:有无腹痛、腹胀、恶心、呕吐、发热、黄疸等	爷爷,您恢复得很好,可以拔管了。……如果有什么不舒服,请您立即告诉我,我会及时处理的。(谢谢)

考点:引流袋和引流管更换时间

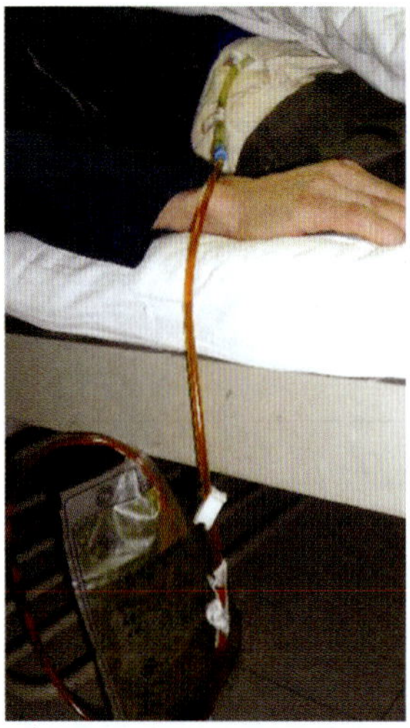

图2-39 引流袋的位置

2. 注意事项

(1) 保持引流通畅,定期挤压引流管。如有阻塞,先行抽吸再用无菌生理盐水缓慢冲洗,禁止加压冲洗引流管。

(2) 鼓励患者翻身,引流管长短适宜,避免翻身引起引流管扭曲、脱落。

(3) 引流袋位置低于创口位置,避免液体倒流引发感染。

(4) 定期更换引流装置,引流袋每天更换一次,引流管一周更换两次。

【评价】

1. 操作方法正确,患者无不适反应。
2. 护患沟通有效,患者配合。
3. T形管引流通畅,未发生阻塞和感染。

护考链接

患者,女,31岁。行胆总管切开取石、T形管引流术,目前为术后第10天,T形管引流液每天200ml左右。无腹胀、腹痛,手术切口已拆线。体格检查:皮肤及巩膜黄疸逐渐消退,体温36.5℃,脉搏80次/分,血压105/60mmHg。

问题:1. 该患者行T形管引流的目的是什么?现在引流液量是否正常?
　　　2. 结束T形管引流的指征是什么?怎样拔管?
　　　3. 怎样指导该患者合理饮食?

二、脑室引流

脑室引流是经颅骨钻孔行脑室穿刺后或在开颅手术中,将带有数个侧孔的引流管前端置于脑室内,末端外接无菌引流瓶,将脑脊液引出体外的一种技术。脑室引流是神经外科常用的急救技术,尤其对于高颅压的危重患者,实施脑室引流可以避免或减缓脑疝的发生,挽救生命。

案例2-5

患者武某,男,58岁,退休工人。因两个月前无明显诱因出现右侧肢体软弱无力,恶心呕吐,行走困难,现症状加重来院就诊。入院时患者神志清楚,头颅无畸形,伸舌居中,颈软,右侧肢体肌力Ⅳ级,未引出病理反射。经进一步检查,诊断为:颅内占位性病变。在全麻下行幕上开颅肿瘤切除术,并行脑室引流。

问题:1. 该患者行脑室引流的目的是什么?
　　　2. 怎样进行脑室引流的护理?有哪些注意事项?
　　　3. 如何预防颅内感染?

(一)目的

1. 引流出脑室内血性液体,减轻脑膜刺激征,控制颅内压。
2. 预防感染,配合治疗。

(二)适应证

1. 严重脑水肿并发颅内高压综合征,药物降颅内压效果不明显者。
2. 有急性梗阻性脑积水,脑室扩大,严重的颅内压增高者。
3. 慢性脑积水急性发作或慢性进行性脑积水,用其他措施降颅压效果不明显者。
4. 脑疝前期或早期。

(三)禁忌证

1. 脑疝形成期。
2. 出血性疾病及接受抗凝治疗的患者。
3. 颅内血管或脑室畸形。
4. 穿刺部位有外伤或局部感染。

(四)操作流程

【评估】

1. 评估患者病情、意识状态、生命体征、自理能力、合作程度。
2. 询问患者有无头痛等主观感受。
3. 评估创口及引流情况,引流管周围皮肤情况。

【计划】

1. 用物准备　治疗盘内备：无菌治疗碗(内盛无菌纱布2块,镊子1把)、弯盘、复合碘和棉球、手套、无菌治疗巾、止血钳、引流袋,根据需要准备橡皮筋、别针、培养瓶等。

2. 护理人员准备　按无菌技术操作准备,着装整洁规范,洗手、戴口罩。

3. 环境准备　环境安静整洁,光线充足,温度适宜,适合操作。

【实施】

1. 操作过程　见表2-9。

表2-9　脑室引流术操作过程

步骤	内容	护患沟通
准备	着装规范整洁,洗手,戴口罩,备齐用物携至床旁	
问候、核对	问候患者,查看床头卡、腕带,核对患者姓名、床号	您好！请问您叫什么名字？(武华生)
解释	向患者及家属解释脑室引流护理的目的、操作步骤及注意事项	武大爷,今天感觉怎样？我来为您做一下引流管的护理,就是检查引流管是否通畅,引流液是否正常,您现在方便吗？操作时您不会感到疼的,请您放心。(好的)
取体位	协助患者采取舒适的体位	这个卧位舒适吗？
观察 (考点：每日引流量)	观察引流液的颜色、性质、量,每日引流量不超过500ml;观察切口敷料有无渗出,切口及引流管周围皮肤是否红肿;询问患者有无头疼等不适	切口情况很好,引流液也很正常,头疼吗？有什么不舒服吗？(还行)
挤压引流管	观察引流管内脑脊液流出情况,若引流管内液平面随患者呼吸上下波动,不断有脑脊液流出表示引流通畅。定期挤压引流管:从上至下缓慢挤压以保持引流通畅	引流管很通畅。(好的)
更换引流袋 (考点：引流袋位置)	铺治疗巾于引流管连接处,放置弯盘于合适位置,在连接处上方约5cm处夹紧引流管,用无菌纱布包裹接头处分离引流管,拆下旧的引流装置。用复合碘棉球消毒引流管衔接处两遍后,再用复合碘棉球消毒引流管的内径、横断面,换无菌纱布包裹,换上新的引流袋,高度为高出侧脑室前角10～15cm,放开引流管,观察引流是否通畅。根据需要留取脑脊液做细菌培养	现在我要为您换引流袋,请您坚持一下,我很快就好
妥善固定交代注意事项	妥善固定引流管,根据需要使用橡皮筋、别针固定,长度适宜,无折叠、扭曲(图2-40)	您配合得很好。引流管已经在您床边固定好了,并留出了足够的长度,但您在翻身活动时还是要小心一点,以免引流管脱出。引流袋的位置我已经放好,请您不要移动
整理用物	协助患者取舒适体位。分类处理用物:纱布、棉签、一次性引流物品弃入医用垃圾袋,可回收物品清洗、晾干、消毒灭菌后备用	这个卧位舒适吗？您也累了,好好休息吧！如果需要帮助,请按呼叫器,我会及时赶到为您服务的。谢谢您的合作！
洗手、记录	洗手,记录引流液的颜色、性质、量和更换引流袋的时间,伤口周围皮肤情况等	
拔管 (考点：脑室引流时间)	拔管指征:开颅术后脑室引流管一般放置3～4天,不超过5～7天。拔管前日应试行抬高引流袋或夹闭引流管24小时,若无颅内压增高症状,即可拔管。如果夹管后,患者出现头痛、呕吐等颅内压增高表现,应立即停止夹管,放低引流袋,通知医生及时处理	您恢复得很好,可以拔管了。……如果什么不舒服,请您立即告诉我,我也会经常来看您的。(谢谢)

2. 注意事项

(1) 严格无菌技术操作,每日更换引流袋。患者头枕无菌治疗巾,治疗巾每日更换。

(2) 保持引流通畅,定期挤压引流管;保持穿刺部位皮肤干燥,维持引流系统的密闭性。

(3) 妥善固定引流袋,确保引流装置高出侧脑室前角10~15cm,维持正常颅内压。协助患者翻身时,适当限制患者头部活动范围,避免引流管牵拉、扭曲、脱出、受压。搬动患者时应先夹闭引流管,安置稳定后再打开引流管。如果患者躁动不安,应适当约束,以免脑脊液逆流引起颅内感染。

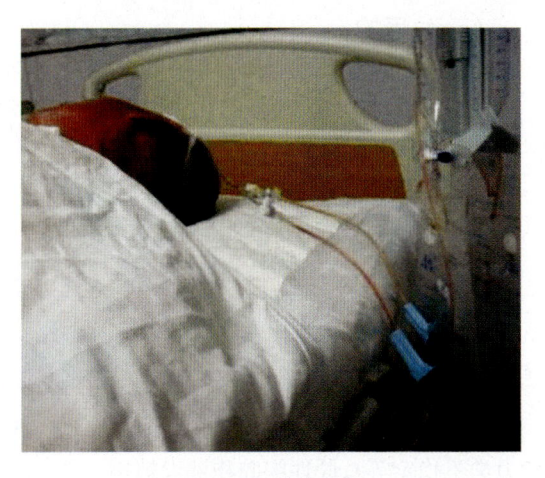

图 2-40 脑室引流

(4) 密切观察病情,特别是意识、瞳孔、生命体征的变化。正常脑脊液无色透明、无沉淀,术后1~2天脑脊液略呈血性,以后转为橙黄色。若引流液变浑浊,伴有体温升高可能发生颅内感染,应立即报告医生。

考点:注意事项

【评价】

1. 操作方法正确,患者无不适反应。
2. 护患沟通有效,患者配合。
3. 引流管通畅,未发生阻塞和颅内感染。

护考链接

患者,女,68岁。因头痛、头晕、右半身麻木、无力2个月,呕吐2日入院。体格检查:神志清楚,血压正常,眼底视盘模糊不清,视乳头水肿。右面部感觉减退,右侧肢体不全瘫,右侧病理反射阳性,头部CT检查发现有颅内占位性病变。

问题:1. 该患者首先应考虑的诊断是什么?
2. 此时最有效的处理措施是什么?
3. 如果行脑室引流,如何预防颅内感染?

三、胸腔闭式引流

胸腔闭式引流是开胸术后重建、维持胸腔负压,引流胸腔内积气、积液,促进肺扩张和胸膜腔闭合,预防胸腔内感染的胸外科常用的治疗方法。

案例2-6

患者舒某,女,65岁。有阻塞性肺气肿病史多年,昨夜用力排便后出现右侧胸痛,呼吸困难并进行性加重,发绀,冒冷汗。体格检查:气管向左侧移位,呼吸音消失,胸部有皮下气肿,诊断为自发性气胸,立即行胸腔闭式引流治疗。

问题:1. 该患者行胸腔闭式引流的目的是什么?
2. 如何正确实施胸腔闭式引流的护理?有哪些注意事项?
3. 结束胸腔闭式引流的指征有哪些?怎样拔管?

（一）目的

考点：胸腔闭式引流的目的

1. 引流出胸腔内的空气、血液和分泌物，矫正呼吸和循环障碍。
2. 维持胸腔负压，促使肺膨胀，维持纵隔正常位置。
3. 消除无效腔，预防胸膜感染。

（二）适应证

1. 开胸术后引流，排除胸膜腔内积液、积气。
2. 自发性气胸、外伤性血气胸影响呼吸循环功能者。
3. 脓胸。

（三）禁忌证

1. 无绝对禁忌证。
2. 意识障碍、呼吸微弱或停止、无力排痰、严重脏器功能不全者（上消化道大出血、血流动力学不稳定等）、肝性胸腔积液者慎用。

（四）操作程序

【评估】

考点：插管位置

1. 引流口的位置　根据患者体征和胸部 X 线检查结果确定。引流积气：气体多向上积聚，常选锁骨中线第二肋间或腋中线第三肋间插管引流。引流积液：液体处于低位，一般选在腋中线和腋后线之间的第 6~8 肋间引流。脓胸常选在脓液积聚的最低位。
2. 患者病情、生命体征、心理状态、自理能力、认知水平、合作程度。
3. 引流装置是否完好，引流管是否通畅，引流管周围皮肤是否正常。

【计划】

1. 用物准备

（1）治疗盘内备：手套、弯盘、无菌治疗碗（内盛无菌纱布两块、镊子 1 把）、复合碘和棉球、止血钳两把、治疗巾、胶布及 500ml 生理盐水。

（2）无菌胸腔引流装置

1）一次性引流装置：目前，临床上已广泛使用各种一次性的塑料胸腔引流装置。这种装置一般包括排液管、储液袋、三通。使用前应根据说明连接好各管道。

2）单瓶水封闭式引流：水封瓶橡胶塞有两个孔，分别插入长、短玻璃管。瓶内盛无菌生理盐水 500ml。长管为引流通路，下端插至水平面以下 3~4cm，直立，上端与患者的胸腔引流管连接；短管为空气通路，下端以穿出瓶塞为度，使瓶内空气与大气相连。接通后可见长管内水柱上升，高出水平面 8~10cm，并随呼吸上下移动，这是观察胸腔闭式引流是否通畅的最简单方法。

考点：长玻璃管没入水中的深度，观察胸腔闭式引流是否通畅的方法

3）双瓶水封闭式引流：在水封瓶的基础上增加一个引流液瓶，引流液瓶插入两根短管，一根与患者的胸腔引流管相连，另一根与水封瓶的长管相连。

2. 护理人员准备　按无菌技术操作准备，着装整洁规范，洗手、戴口罩。
3. 环境准备　环境安静整洁，光线充足，温度适宜，适合此项操作。

【实施】

1. 操作过程　见表 2-10。

表2-10　胸腔闭式引流操作过程

步骤	内容	护患沟通	
准备	着装规范整洁,洗手,戴口罩,备齐用物携至床旁(按无菌操作法倒取无菌生理盐水于水封瓶内,长玻璃管浸没于水中3～4cm,并注明换瓶日期和加入的水量,引流管一端连接引流瓶长玻璃管,另一端保持无菌状态携至床旁,一次性引流装置按说明连接)		
问候、核对	问候患者,查看床头卡、腕带,核对患者姓名、床号	您好!请问您叫什么名字?(舒敏)	
解释	向患者解释胸腔闭式引流护理的目的、方法,以取患者的合作	舒奶奶,昨晚睡得好吗?我来为您做一下引流管的护理,就是检查引流管是否通畅并更换引流瓶。操作时您不会感到疼的,请您放心	
取体位	协助患者采取适当的体位,以方便操作	这个体位舒适吗?	
观察	观察引流管周围皮肤情况(若有引流液,还需观察引流液的颜色、性质、量)。询问患者有无胸闷、气急等不适	切口周围皮肤情况良好,引流液颜色正常,有什么不舒服吗?(没有)	
挤压引流管	观察长玻璃管内水柱波动情况,若无波动,则需挤压引流管。一手捏紧橡胶管近心端,另一手沾凡士林(或凡士林纱布),捏紧橡胶管向远端滑10～15cm,再放开近心端手,然后放开远心端手,重复3～4次,直至玻璃管内水柱波动	引流管很通畅	
更换引流瓶	引流瓶放于地上,距胸腔出口60～100cm,戴手套,铺治疗巾于引流管接头处,放置弯盘于合适的位置,在接头上方靠近胸壁用两把止血钳双重夹闭引流管,再用无菌纱布包裹接头处分离引流管,拆下旧的引流装置。用复合碘棉球消毒引流管衔接处两遍后,再用一个复合碘棉球消毒引流管的内径、横断面,换无菌纱布包裹,连接新的引流装置,确认无误后打开止血钳,观察引流是否通畅	我已为您更换了新的引流装置,没有不舒服吧?(没有)	考点:引流瓶距胸腔出口的高度、双重夹闭的位置和原因
妥善固定并交代注意事项	用大别针将引流管妥善固定于床上,轻拉引流管,测试连接是否牢固;长度适宜,引流管无折叠、扭曲(图2-41)。鼓励患者咳嗽、深呼吸,促进气体和液体排除	您配合得很好。引流管已妥善固定在您床边,并留出了足够活动的长度,但您在翻身活动时还是小心一点,以免引流管脱出。引流瓶的位置我已放好,请您不要移动。多做咳嗽和深呼吸运动,以促进气体和液体的排除	考点:鼓励患者咳嗽、深呼吸的原因
整理用物	鼓励患者半卧位。分类处理用物:纱布、棉签、一次性引流物品弃入医用垃圾袋,可回收物品清洗、晾干、消毒灭菌后备用	这个卧位舒适吗?您也累了,请好好休息!如果感到胸闷、气急,请立即按呼叫器,我会及时赶到。谢谢您的合作!	
洗手、记录	洗手,记录引流液的颜色、性质、量,更换引流瓶的时间及其伤口周围皮肤情况等		
拔管	拔管指征:插管48～72小时后,无气体逸出或引流液明显减少,24小时引流液<50ml,脓液<10ml,颜色变浅,经X线检查肺膨胀良好,无漏气,无呼吸困难,可考虑拔管 方法:嘱患者先深吸一口气,在吸气末迅速拔管,并立即用凡士林纱布和厚敷料封闭伤口,包扎固定。 拔管后观察:有无胸闷、呼吸困难、切口漏气、出血、渗液、皮下气肿等,如有异常,及时通知医生处理	您恢复得很好,可以拔管了。照我这样深吸一口气……您配合得很好,如果有什么不舒服,请您立即告诉我,这是呼叫器,我也会经常来看您的,您好好休息。(谢谢)	考点:拔管指征 考点:拔管方法

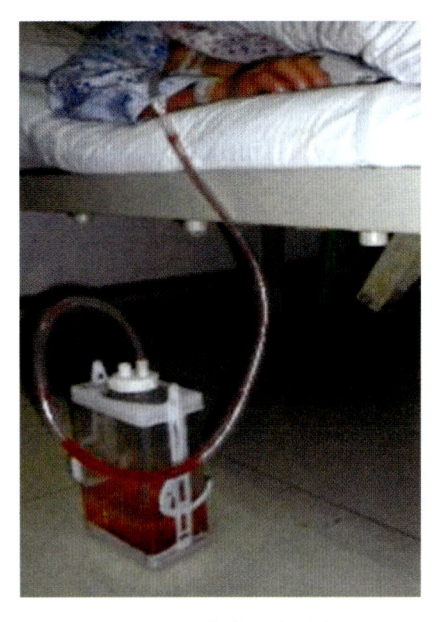

图 2-41 胸腔闭式引流

2. 注意事项

(1) 保持管道密闭：使用前仔细检查引流装置的密闭性能，注意引流管及接管有无裂缝、漏气，引流瓶有无破损。水封瓶长玻璃管没入水中3~4cm，保持直立。油纱布包盖胸腔引流管周围，搬动患者或更换引流瓶时，应双重夹闭引流管防止空气进入。

(2) 严格无菌操作：各项操作应遵守无菌原则，每日更换引流瓶和引流管。引流瓶应低于患者胸腔出口 60~100cm，防止发生逆行感染。

(3) 保持引流通畅：患者常采用半卧位，此卧位有利于呼吸和引流。鼓励患者咳嗽、深呼吸，促进气体和液体排出。定期挤压引流管，防止扭曲、打折、受压和阻塞。

(4) 密切观察引流瓶中水柱的波动情况：如无水柱波动，常常提示引流不畅；如吸气和呼气时瓶内都有气泡，需检查引流管是否从伤口滑出，并通知医生及时处理。

(5) 密切观察引流量：第一个 24 小时内引流量不超过 500ml，且引流量逐渐减少，颜色逐渐变淡。如引流量每小时超过 100ml，应立即报告医生并密切监测生命体征变化。

【评价】

1. 操作方法正确，患者无不适反应。
2. 护患沟通有效，患者配合。
3. 引流管固定妥当，保持通畅，未发生阻塞和感染。

护考链接

患者冯某，男，25 岁。因胸部被刀刺伤而急症入院，胸腔穿刺抽出不凝固血液。

问题：1. 你认为该患者最可能的诊断是什么？
2. 假如需进行胸腔闭式引流，放置引流管的位置应该在哪里？
3. 该患者最适宜的体位是什么？

（殷金明）

第8节 营养支持疗法的护理

营养支持疗法是近代医学治疗手段的重大进步，获得了非常突出的效果，成功挽救了许多危重患者的生命，因此，营养支持疗法已经成为危重患者治疗中不可缺少的重要内容。目前，临床上常用的营养支持疗法可以分为肠内营养(EN)和肠外营养(TPN)两种方式。

一、肠内营养(EN)

肠内营养(EN)是将可直接经消化道吸收或简单的消化就能吸收的营养液通过鼻胃管或胃肠造瘘口注入胃肠道内，供应日常所需的营养素的方法。凡胃肠功能正常，或存在部分功能者，营养支持时首选肠内营养。

案例2-7

患者吴某,男,35岁,民工,在工地不慎被铁钉刺伤脚底,未作特殊处理。现因咀嚼不便,张口、吞咽困难,全身肌肉酸痛,阵发性抽搐而入院治疗。入院时查体:体温37.0℃,脉搏82次/分,呼吸18次/分,血压102/74mmHg,神志清楚。医嘱:解痉,破伤风抗毒素治疗,鼻饲流质饮食(肠内营养)。

问题:1. 该患者行鼻饲流质饮食的目的是什么?肠内营养的适应证还有哪些?
　　 2. 怎样为该患者实施鼻饲流质饮食?实施过程中有哪些注意事项?

(一)目的

将流质饮食、水、药物、营养液等经口或鼻胃管、胃肠造瘘口灌入患者体内,使其能获取足够的水分、营养、药物等,以满足日常所需,达到治疗目的。

(二)适应证

需要营养支持、肠道消化吸收功能基本正常者,均可进行肠内营养。

1. 胃肠功能正常,但营养物质摄入不足或不能摄入者。如昏迷患者、大面积烧伤、复杂大手术后、神经性畏食、咀嚼吞咽困难者。

2. 胃肠道功能不良者。如消化道瘘、短肠综合征等。

3. 胃肠功能基本正常,但伴有其他脏器功能不良者,如糖尿病和肝肾衰竭者。

> 考点:肠内营养的适应证

(三)禁忌证

肠梗阻、消化道活动出血、腹泻、严重肠道感染、休克等,不能进行肠内营养。

(四)操作流程

【评估】

1. 患者病情、生命体征、心理状态、自理能力、认知水平、合作程度及鼻腔情况等。
2. 营养状况、体重、水肿、贫血等。
3. 高代谢疾病病史,如大面积烧伤、大手术前后、多发性损伤、严重感染等。
4. 慢性消耗性疾病,如消化道瘘、肝肾衰竭、恶性肿瘤等。

【计划】

1. 用物准备

(1)治疗盘内备:治疗巾、清洁纱布、温开水、50ml注射器、橡皮筋、胶布、别针等。

(2)肠内营养液主要有以下三种:①大分子聚合物。如牛奶、豆浆、米汤或由鱼、肉、水果等食物研碎加水自制而成的匀浆膳,适用于肠道功能正常的患者。②要素饮食。营养成分明确,不需消化可直接吸收,适用于胃肠有吸收功能的患者。③特殊配方饮食。根据特殊患者的需要,对常用的配方适当调整,加减某些成分而成。肠内营养液温度为37~40℃,量为250~300ml。

2. 护理人员准备　着装规范,举止大方。洗手,戴口罩。
3. 环境准备　环境安静整洁,温度适宜,光线宜暗。

> 考点:营养液的温度

【实施】

1. 操作过程　见表2-11。
2. 注意事项

(1)由于肠内营养制剂均有特殊气味,患者不愿口服,或口服量不能达到治疗量,因此,肠内营养的实施一般都经导管输入。

表 2-11 肠内营养操作过程

步骤	内容	护患沟通
准备	着装规范整洁、洗手、戴口罩,备齐用物携至床旁	
问候、核对	问候患者,查看床头卡、腕带,核对患者姓名、床号	您好!请问您叫什么名字?(吴晓东)
解释	向患者及家属解释肠内营养的目的、方法,以取得患者的合作	我要从您的胃管内注入一些食物,以保证您每天的营养所需,您现在方便吗?(方便)
取体位	协助患者采取半坐卧位,以方便操作	这个体位舒适吗?
观察食物消化,确定管道通畅	铺治疗巾于胃管或造瘘管下方,放低导管,用空针抽吸胃内容物,以观察食物消化情况。若抽出胃内容物量大于上次灌食量的1/2,应延迟灌食1小时或遵医嘱处理	上次灌注的食物消化得很好,胃管(造瘘管)也很通畅
灌注食物(肠内营养液)	先注入少量温开水冲管,再灌入肠内营养液,灌注速度不能太快,一般15~20分钟灌完,间隔时间2~3小时。如果患者感到恶心、腹痛、腹胀应立即停止灌食,报告医生处理。灌注完后再用20~50ml温开水冲管,冲净管中残留食物	如果感觉哪里不舒服,请您立即告诉我,好吗?(没有)
处理导管末端妥善固定	灌注完毕,将胃管或造瘘管反折,用干纱布包裹,再用橡皮筋绑好用别针固定于患者枕头或衣服上	我已经灌完了,您配合得很好。我把胃管(造瘘管)已固定在您的衣服上,但您翻身时还是小心一点,以免脱出
整理用物	协助患者采取舒适卧位。整理床单位,分类处理好各种用物。用物每日消毒一次	这个卧位可以吗?请您好好休息。如果有什么需要我帮忙的,请按呼叫器,我会及时赶到为您服务的。谢谢!(好的)
洗手、记录	洗手,记录灌食时间、食物种类、量、患者反应等	

考点:肠内营养的途径:经口和管饲两种

考点:灌注速度、间隔时间

(2)营养液温度适宜,不能过高,以防引起胃黏膜烫伤;不能过低,以免引起腹痛、腹胀、腹泻。浓度适宜,一般从低浓度开始,逐渐增加。注意灌注量和速度,一般从少量开始,初始量为250~500ml/d,一周内达到全量;输注速度从20ml/h开始,逐渐增加到120ml/h。

(3)长期留置鼻胃管的患者,由于鼻、咽部黏膜持续受压,易出现溃疡,应每日涂抹油膏,保持鼻腔湿润,保持造瘘口周围皮肤清洁干燥。

(4)预防误吸。保持鼻胃管位置,不可上移。输注过程中,密切观察患者反应,一旦出现呛咳、发憋、或呼吸急促,即可确定误吸,应立即停止灌注,鼓励患者咳出或吸出,必要时经气管镜清除。

【评价】

1. 操作方法正确,患者无不适反应。
2. 护患沟通有效,患者配合。
3. 管道保持通畅,未发生阻塞。

【护考链接】

患者陆某,女,50岁,因慢性肾小球肾炎、肾衰竭而入院治疗,现患者处于浅昏迷状态,遵医嘱为患者进行肠内营养。

问题:1. 肠内营养的适应证有哪些?
2. 为该患者进行肠内营养时应注意什么?
3. 随着病情好转,停止肠内营养,应如何拔管?

二、肠外营养(TPN)

肠外营养是将高渗葡萄糖及其他营养物质经中心静脉或外周静脉输入,以供应患者日常所需营养素的方法。凡不能或不宜经口摄食超过5～7天的患者,都需要进行肠外营养治疗。

> **案例2-8**
>
> 患者方某,男,30岁,因大量饮酒后上腹部剧烈疼痛而入院治疗。入院时查体:体温39.5℃,脉搏108次/分,呼吸20次/分,血压130/74mmHg,神志清楚,急性病容,侧卧卷曲位,皮肤巩膜无黄染,上腹部轻度肌紧张,压痛明显,可疑反跳痛,经B超和CT检查,诊断为:急性重症胰腺炎。医嘱:禁食,胃肠减压,使用抑肽酶、抗生素等药物,肠外营养支持等。
> 问题:1. 该患者进行肠外营养支持的目的是什么?
> 　　 2. 怎样正确实施操作过程?有哪些注意事项?

(一)目的

将营养液经中心静脉或外周静脉输入患者体内,使其能够获取足够的水分、营养,满足日常所需,达到治疗目的。

(二)适应证

1. 胃肠道梗阻　如幽门梗阻、高位肠梗阻、贲门癌等。
2. 胃肠道吸收功能障碍　小肠广泛(＞70%)切除后、严重腹泻等。
3. 大剂量化疗、放疗、和骨髓移植以及急性胰腺炎不能经肠进食者。
4. 重度分解代谢的患者　如大面积烧伤、多发性创伤、大手术等。

(三)禁忌证

大出血、休克、严重感染、严重电解质紊乱者暂不考虑肠外营养。

(四)操作流程

【评估】
1. 患者病情、生命体征、心理状态、自理能力、认知水平、合作程度。
2. 营养状况:体重、水肿、贫血等。
3. 穿刺部位皮肤及其血管情况。

【计划】
1. 用物准备
(1) 治疗盘内备:周围静脉输液用物或中心静脉插管用物。
(2) 肠外营养液主要有以下两种:①全营养混合液(TNA)。将葡萄糖、氨基酸、维生素等营养物质在体外先混合再输入的方法,其优点是合理的热氮比,多种营养素同时进入体内,减少并发症,简化输液过程。②单瓶输注。所含营养素单一,而且非同时输注,易造成营养素浪费,引起并发症。
2. 护理人员准备　着装规范整洁,举止大方。洗手,戴口罩。
3. 环境准备　环境安静整洁,光线充足,温度适宜,适合操作。

【实施】
1. 操作过程　见表2-12。
2. 注意事项
(1) 营养液必须在无菌环境下配制,保存于4℃的冰箱内,并在24小时内用完。

表 2-12 肠外营养操作过程

步骤	内容	护患沟通
准备	着装规范整洁,洗手,戴口罩,在无菌环境下配制肠外营养液,注意无菌技术操作。备齐用物携至床旁	
问候、核对	问候患者,查看床头卡、腕带,核对患者姓名、床号	您好!请问您叫什么名字?(方华)
解释	向患者解释肠外营养的目的、方法,以取得患者的合作	今天感觉怎么样?看起来好多了。因为您暂时不能吃饭喝水,所以需要营养支持,就是从静脉输入营养液,维持机体的营养所需。请不要担心,我会很小心很仔细的
取体位	协助患者采取舒适体位	这个体位舒适吗?
建立静脉通道	如果是周围静脉营养,先用生理盐水按静脉输液程序建立静脉通道,待点滴通畅后再按要求滴注营养液;如果是中心静脉营养,应进行中央静脉插管(一般是锁骨下静脉插管)	我先为您做静脉穿刺吧……好的,穿刺很成功,您配合得很好
输注营养液	如果是周围静脉营养,直接将静脉营养液与输液管连接,按规定调好滴速;如果是中心静脉插管,就将静脉营养液挂于输液架上,排好空气,移除原有输液管,迅速换上新输液管,并妥善固定,按规定调好滴速。葡萄糖输注滴速不超过 5mg/(kg·min),20% 的脂肪乳 250ml 需 4~5 小时输完	营养液已输好了。输液的时间比较长,您活动时要小心,避免脱管。滴速我已调好,请您不要随意调节
观察巡视	每30分钟巡视一次,重点观察输液是否通畅,速度是否正常,患者有无不良反应等	有什么不舒服吗?(没有) 这是呼叫器,需要帮忙的话请随时叫我
整理用物	协助患者取舒适体位。整理床单位,用物分类处理	这个卧位舒适吗?您也累了,请好好休息!谢谢您的合作!
洗手、记录	洗手,记录输注时间、食物的量、种类和患者的反应等	
拔管	周围静脉输注按一般输液拔针;中心静脉插管应用肝素稀释液封管	

考点:输注速度

考点:肠外营养注意事项

(2)肠外营养输液导管不能抽血、输血、输药等,应从另外的静脉通路输入。也不能在营养液中加入其他药物。

(3)严格无菌技术操作,防止发生感染。输液管每 24 小时更换一次,每日消毒中心静脉导管穿刺处。

护考链接

患者周某,男,59岁,有胃溃疡病史 20 年,常于餐后出现中上腹疼痛,服氢氧化铝可缓解。近一年来疼痛不似以前有规律,且服氢氧化铝也难以缓解,伴消瘦,来院就诊。

问题:1. 你认为该患者最可能的诊断是什么?
2. 假如该患者需手术治疗,手术前后的营养支持采用哪种方式最好?

(4)严密观察体温变化,注意患者有无心悸、恶心、头痛、气促等症状,防止并发症的发生。

【评价】
1. 操作方法正确,患者无不适反应。
2. 护患沟通有效,患者配合。
3. 管道保持通畅,未发生阻塞。
4. 严格执行无菌操作,未发生污染。

(殷金明)

小结

本章主要内容包括外科手术室护士必须掌握的手术室管理、器械物品的准备、使用及常用无菌技术操作,还介绍了外科常见的皮肤准备、换药、缝合与拆线、胃肠减压、造瘘口护理、引流护理等护理操作。手术室护士要熟练掌握各项技能,严格执行无菌技术操作原则,促进手术的顺利进行,提高手术成功率。换药的基本程序为:揭除敷料→清洗伤口→上药纱布→敷料覆盖→固定。换药前首先认真评估患者情况及伤口的情况,严格遵守换药原则,对不同类型伤口进行相应的处理。缝合要按解剖层次由深至浅分层缝合;打结应注意避免滑结、滑脱及折断;拆线要根据缝合的部位、患者的年龄确定拆线的时间,注意保护伤口,促进伤口的愈合。各种引流管必须保持通畅,防止脱落,密切观察引流物颜色、性质和量。肠造口的护理质量如何,直接影响患者的康复速度及生活质量,护士一定要认真负责,防止并发症的发生。

自测题

选择题

A_1 型题

1. 四肢手术备皮以切口为中心在多少以上( )
   A. 10cm B. 15cm C. 20cm
   D. 25cm E. 35cm

2. 阑尾切除手术的备皮范围( )
   A. 上至乳头连线,下至耻骨联合水平,两侧至腋后线
   B. 上至剑突水平,下至大腿上 1/3 前、内侧,两侧至腋后线,内侧剃除阴毛
   C. 上至剑突水平,下至大腿上 1/3 前,两侧至腋后线
   D. 上至脐部水平,下至大腿上 1/3,两侧至腋后线
   E. 上至乳头连线,下至大腿上 1/3,两侧至腋后线

3. 颜面部手术皮肤准备哪条是错误的( )
   A. 以清洁为主   B. 多洗面部
   C. 不予剃除   D. 不保留眉毛
   E. 不保留睫毛

4. 胆囊手术的备皮范围( )
   A. 上至锁骨上窝,下至髂嵴,前后超过正中线
   B. 上至剑突水平,下耻骨联合水平,两侧至腋后线
   C. 上至乳头连线,下至耻骨联合水平,两侧至腋后线
   D. 上至乳头,下至耻骨联合,两侧超过腋中线
   E. 上至锁骨上窝,下至耻骨联合,两侧至腋后线

5. 择期颅脑手术的准备哪项是错误的( )
   A. 术前 3 天剃除头发
   B. 每日洗头一次
   C. 术前 6 小时剃净头发
   D. 剃发后用肥皂液洗头
   E. 洗头后保持头部干燥

6. 脱毛剂脱毛的叙述哪项是错误的( )
   A. 先将脱毛剂少量涂擦于手腕外侧皮肤
   B. 30 分钟后皮肤没有红肿、荨麻疹表现,可以使用脱毛剂
   C. 再将脱毛剂涂擦于备皮区皮肤
   D. 凡要脱毛处需均匀涂药
   E. 脱毛剂用后用水冲干净

7. 在剃毛法操作中哪项是错误的( )
   A. 用软毛刷蘸肥皂液涂抹备皮区域
   B. 剃刀与皮肤呈 20°角
   C. 从上至下顺着毛发方向轻轻剃毛
   D. 用清洁毛巾拭干
   E. 剃毛后擦干净皮肤

8. 手术室内的温度和相对湿度应保持在( )
   A. 17～20℃,40%～50%
   B. 20～25℃,40%～50%
   C. 20～25℃,50%～60%
   D. 22～27℃,50%～60%
   E. 17～27℃,40%～60%

9. 在同一手术间接台手术应首先安排( )
   A. 胃大部分切除术   B. 胆囊切除术
   C. 直肠癌切除术   D. 甲状腺大部分切除术
   E. 择期剖宫产术

10. 手术室优先安排哪个手术( )
    A. 胃大部分切除术   B. 胆囊切除术
    C. 直肠癌切除术   D. 硬膜外血肿清除术
    E. 择期剖宫产术

11. 以下哪项违反手术室管理规则( )

A. 严禁在同一手术间同时行无菌手术与有菌手术
B. 接台手术,应先安排无菌手术
C. 上呼吸道感染者应戴口罩入室
D. 参加手术者应提前做好无菌准备
E. 手术人员应穿好手术衣、戴好手术帽及无菌手套

12. 关于接患者的叙述哪项是不正确的( )
A. 严格执行查对制度
B. 检查术前准备是否完善
C. 与病房护士办好交接手续
D. 活动义齿可带入手术室
E. 带上患者病历

13. 圆针不可缝合哪些组织( )
A. 韧带　B. 腹膜　C. 胃肠
D. 血管　E. 肝脏

14. 以下缝线哪号最细( )
A. 1号　B. 4号　C. 000号
D. 00000号　E. 3号

15. 肠线不能用于哪个组织的缝合( )
A. 胃肠　B. 腹膜　C. 膀胱
D. 皮肤　E. 血管

16. 皮下组织的引流常选用( )
A. 橡皮引流片　B. 烟卷式引流条
C. 管状引流管　D. 套管式引流管
E. T形引流管

17. 需要用于盆腔深部的负压吸引的引流物是( )
A. 橡皮引流片　B. 烟卷式引流条
C. 管状引流管　D. 套管式引流管
E. T形引流管

18. 哪项不是丝线的优点( )
A. 价廉　B. 耐高温
C. 质软不易滑脱　D. 拉力强度小
E. 可被吸收

19. 手术护士递手术巾错误的是( )
A. 前3块的1/4反折边朝向医生
B. 第4块1/4反折边朝向自己
C. 两手夹住中间递出
D. 不可与医生的手相碰
E. 第2块的1/4反折边朝向医生

20. 哪项不是手术护士术前准备内容( )
A. 了解施行的手术名称、部位、方式、步骤
B. 整理手术间
C. 准备好手术器械及布类包

D. 与巡回护士共同清点器械物品
E. 协助医生铺手术巾

21. 哪项不是手术护士术中配合的内容( )
A. 将切过皮肤的刀收回
B. 密切注视手术进展
C. 各种缝针事先穿1~2针
D. 监督各类人员遵守无菌规则
E. 递出医生所需的手术刀

22. 哪项不是巡回护士术中配合的内容( )
A. 及时供给手术台上盐水和急需物品
B. 执行麻醉医生医嘱
C. 保持手术台的整洁
D. 监督各类人员遵守无菌规则
E. 帮患者安置体位

23. 手术护士术前准备不包括( )
A. 更换着装　B. 术前洗手
C. 穿无菌手术衣　D. 消毒器械
E. 协助医生铺手术单

24. 术前碘伏涂擦法洗手错误的是( )
A. 用无菌刷蘸肥皂液刷洗双手及臂一遍约3分钟,毛巾擦干
B. 用0.5%碘伏溶液纱布依次分段涂擦双手、前臂至肘关节上10cm
C. 涂擦重点为指尖、甲缘、甲沟、指蹼、皮肤皱折处
D. 双手浸泡在75%乙醇溶液桶内5分钟
E. 用刷子刷完手臂后,用无菌小毛巾从指尖到肘部擦干

25. 穿好无菌手术衣后双手应( )
A. 自然下垂于两侧　B. 交叉于腋下
C. 撑在腰部　D. 在胸前持拱手姿势
E. 双手举过头顶

26. 手术护士术前查看手术器械包时不包括( )
A. 手术器械包名称　B. 手术器械的数目
C. 消毒指示带灭菌效果　D. 消毒日期
E. 有效日期

27. 切开皮肤层不需要( )
A. 酒精纱球　B. 有齿镊和干纱布
C. 直血管钳　D. 4号线轴
E. 手术刀

28. 传递手术器械错误的做法是( )
A. 将器械柄递给手术者
B. 用持针钳夹住针的前、中1/3交界处
C. 持镊分叉处,合拢两叶,顺向递出
D. 手术剪、钳的弯头向下

E. 手术刀刀锋朝上
29. 器械台的管理错误的是( )
   A. 器械台台面保持干燥、整洁
   B. 器械不用后再擦净
   C. 被污染的器械、敷料不可重新使用
   D. 备用物品应用无菌巾遮盖
   E. 无菌区被水弄湿后立即加盖无菌巾
30. 以下哪项不是手术体位安置的要求( )
   A. 利于器械传递
   B. 固定牢靠、不易移动
   C. 不影响患者的呼吸、循环功能
   D. 不压迫外周神经
   E. 充分暴露手术区域
31. 颈仰卧位适用于哪个手术( )
   A. 甲状腺部分切除术 B. 乳房切除术
   C. 胆囊切除术 D. 面部整容术
   E. 胃大部分切除术
32. 不符合无菌原则的是( )
   A. 在手术过程中,双手不可下垂至腰部以下
   B. 手套破损或接触有菌区应立即更换
   C. 急需时可在手术人员背后传递器械
   D. 更换位置时背靠背转身调转
   E. 手术器械滑下手术台后,不能再用
33. 手术中物品管理哪项不符合无菌原则( )
   A. 器械台无菌区域只限于台面
   B. 器械台台缘外和手术台面以下为有菌区域
   C. 不可将器械物品置于其外缘
   D. 处理阑尾残断的血管钳用酒精消毒后可以重新使用
   E. 手术物品滑下器械台后,不能再用
34. 手术中若无菌区布单沾湿应( )
   A. 用消毒剂涂擦 B. 用无菌巾覆盖
   C. 去除沾湿布单 D. 更换无菌巾
   E. 烘干沾湿区
35. 肉芽组织水肿的伤口换药用( )
   A. 1∶5000 呋喃西林溶液
   B. 3%硼酸溶液
   C. 凡士林纱布
   D. 3%氯化钠溶液
   E. 生理盐水
36. 局部早期炎症外敷用( )
   A. 10%～20%硝酸银溶液
   B. 0.1%依沙吖啶溶液
   C. 0.02%呋喃西林溶液
   D. 10%～20%鱼石脂软膏
   E. 3%硼酸
37. 用于冲洗破伤风伤口的外用药物是( )
   A. 0.02%呋喃西林溶液
   B. 生理盐水
   C. 0.01%苯扎溴铵溶液
   D. 3%过氧化氢溶液
   E. 3%硼酸
38. 伤口换药的最主要的目的是( )
   A. 观察伤口变化 B. 促进伤口愈合
   C. 控制局部感染 D. 促进肉芽组织生长
   E. 使伤口通风换气
39. 应先给予换药的患者是( )
   A. 压疮伤口 B. 甲状腺大部切除术后
   C. 急性阑尾炎术后 D. 蜂窝组织炎
   E. 刀刺伤口
40. 胆囊切除术后第 2 天,伤口针眼处稍红肿,可能是( )
   A. 伤口浅层感染 B. 伤口深层感染
   C. 缝线反应 D. 脓肿形成先兆
   E. 囊肿形成先兆
41. 对于肉芽生长过度的伤口处理方法是( )
   A. 用凡士林纱布覆盖
   B. 用 5%氯化钠溶液湿敷
   C. 用鱼石脂软膏外敷
   D. 用手术剪将其剪平或用硝酸银烧灼
   E. 用生理盐水冲洗伤口
42. 对于换药过程的描述错误的是( )
   A. 用手揭去胶布和外层敷料
   B. 里层敷料与创面有粘连时,应用无菌盐水湿润后再揭
   C. 酒精棉球只能消毒创面周围皮肤
   D. 右手持镊从换药碗中夹取棉球清洗伤口
   E. 清洗伤口后用无菌敷料敷上并加上胶布
43. 破伤风换药以下哪项不妥( )
   A. 换药物品必须无菌 B. 进入换药室换药
   C. 操作者要戴手套 D. 污染的敷料应焚烧
   E. 在病房换药
44. 感染伤口缝合宜选用( )
   A. 间断缝合 B. 连续缝合 C. 内翻缝合
   D. 外翻缝合 E. 残端缝合
45. 阑尾残端的缝合临床上常选用( )
   A. 连续内翻缝合 B. 间断内翻缝合
   C. 间断外翻缝合 D. 连续外翻缝合

E. 连续内外翻缝合
46. 最常用的结是( )
   A. 方结   B. 外科结   C. 三重结
   D. 假结   E. 二重结
47. 缝合的目的不包括( )
   A. 修复结构   B. 止痛   C. 止血
   D. 促进愈合   E. 促进伤口生长
48. 甲状腺大部切除术,切口愈合良好,无不良反应,应记录为( )
   A. Ⅰ—甲   B. Ⅱ—甲   C. Ⅱ—乙
   D. Ⅰ—乙   E. Ⅰ—丙
49. 胃大部分切除术属于( )
   A. Ⅰ类切口   B. Ⅱ类切口
   C. Ⅲ类切口   D. Ⅳ类切口
   E. Ⅵ类切口
50. 十二指肠引流管插入的长度大约为( )
   A. 55cm   B. 65cm   C. 75cm
   D. 85cm   E. 95cm
51. 十二指肠引流时患者取( )
   A. 半坐卧位
   B. 平卧位
   C. 左侧卧位,抬高床头15～20cm
   D. 右侧卧位,抬高床头15～20cm
   E. 去枕仰卧位
52. T形管引流时,正常胆汁量为每日( )
   A. 100～300ml   B. 300～500ml
   C. 500～1000ml   D. 1000～1500ml
   E. 1500～2000ml
53. T形管引流一般保留( )
   A. 1～2周   B. 2～3周   C. 3～4周
   D. 4～5周   E. 5～6周
54. 胸腔闭式引流瓶中需倒入生理盐水( )
   A. 200ml   B. 300ml   C. 400ml
   D. 500ml   E. 600ml
55. 胸腔闭式引流瓶中长玻璃管埋于水下( )
   A. 1～2cm   B. 3～4cm   C. 5～6cm
   D. 7～8cm   E. 8～9cm
56. 胸腔闭式引流的护理,错误的是( )
   A. 注意无菌操作
   B. 妥善固定
   C. 搬运患者时水封瓶应高于胸腔引流
   D. 注意水柱波动
   E. 搬运患者时暂时夹闭引流管
57. 胃肠减压吸出胃内容物,是利用( )原理

A. 空吸原理   B. 虹吸原理   C. 负压吸引
D. 静压原理   E. 蒸汽原理
58. 胃肠减压成人鼻胃管插入的长度是( )
   A. 25～35cm   B. 30～40cm   C. 35～45cm
   D. 45～55cm   E. 55～65cm
59. 胃肠减压用于胃肠道穿孔或破裂的患者目的是( )
   A. 缓解肠梗阻症状
   B. 防止消化道瘘形成
   C. 能缓解肠麻痹引起的腹胀
   D. 可减少胃肠道内容物漏入腹腔
   E. 促进胃肠蠕动的恢复
60. 下列急腹症患者必须做胃肠减压的是( )
   A. 急性肠梗阻   B. 老年急腹症患者
   C. 急腹症伴糖尿病   D. 急腹症伴腹膜刺激征
   E. 急腹症伴移动性浊音
61. 肠减压用于肠梗阻患者的目的是( )
   A. 能有效控制病情的进展
   B. 可缓解或解除梗阻症状
   C. 可降低消化道瘘形成的危险性
   D. 可减少胃肠道内容物漏入腹腔
   E. 促进胃肠蠕动的恢复
62. 保守治疗肠梗阻最重要的方法是( )
   A. 禁食、胃肠减压   B. 抗感染
   C. 对症处理   D. 补充液体
   E. 纠正酸碱失衡
63. 减压期间下列哪项不妥( )
   A. 胃肠水电解质平衡   B. 禁食禁水
   C. 加强营养,适当补液   D. 禁食不禁水
   E. 一般应停止口服药
64. T形管引流的目的不包括( )
   A. 引流胆汁以减小胆道张力
   B. 保护引流口
   C. 引流残余结石
   D. 防止胆道狭窄或梗阻形成
   E. 减轻脑膜刺激症状
65. 开颅术后脑室引流管( )
   A. 一般放置1～2日,不超过1～2日。拔管前日应试行夹闭引流管12小时
   B. 一般放置1～2日,不超过2～3日。拔管前日应试行夹闭引流管12小时
   C. 一般放置2～3日,不超过3～5日。拔管前日应试行夹闭引流管24小时
   D. 一般放置3～4日,不超过5～7日。拔

前日应试行夹闭引流管 24 小时

E. 一般放置 3～4 日,不超过 7～9 日。拔管前日应试行夹闭引流管 48 小时

66. 胸腔闭式引流最常采用的卧位是( )
   A. 仰卧位 B. 半坐卧位 C. 侧卧位
   D. 俯卧位 E. 头高脚低位

67. 开胸术后胸腔引流出的血性液体,第一个 24 小时内不超过( )
   A. 100ml B. 200ml C. 300ml
   D. 400ml E. 500ml

68. 胸腔闭式引流水封瓶应低于胸壁引流口平面( )
   A. 20～60cm B. 30～70cm C. 40～80cm
   D. 50～90cm E. 60～100cm

69. T 形管引流预防感染下列措施哪项不妥( )
   A. 严格无菌操作
   B. 每周更换无菌引流袋
   C. 引流管周围皮肤每日消毒
   D. 管周垫无菌纱布
   E. 每天更换无菌引流袋

70. T 形管引流下列哪项操作不妥( )
   A. 鼓励患者下床,活动时引流袋可悬挂于衣服上
   B. 引流袋位置应低于膈部切口高度
   C. 术后 5～7 天内禁止加压冲洗引流管
   D. 随时检查引流管是否通畅
   E. 应经常向远端挤捏

71. 损伤性血胸可靠的诊断依据是( )
   A. 胸部叩诊浊音
   B. 气管向健侧移位
   C. 胸透见有液平面
   D. 胸腔穿刺抽出不凝固的血液
   E. 胸部超声探查有液平面

72. 不需应用肠外营养的患者是( )
   A. 急性肾衰竭   B. 重症胰腺炎
   C. 短肠综合征   D. 大面积烧伤
   E. 休克

73. 要素饮食的概念不正确的是( )
   A. 是一种化学精制食物
   B. 含有人体所需的全部营养成分
   C. 只需经小肠消化
   D. 含的糖类为单糖
   E. 含的蛋白质为氨基酸

74. 肠内营养患者防止腹泻,下列哪项不正确( )

A. 防止营养液污染
B. 采用低脂肪营养液
C. 给予等渗营养液
D. 改用含乳糖高的营养液
E. 给予乳酸菌制剂

75. 胃肠减压用于肝、胆、胰、脾等上腹部手术目的是( )
   A. 提高手术过程的安全性
   B. 可降低消化道瘘形成的危险性
   C. 有利于胃肠道吻合口的愈合
   D. 可缓解或解除梗阻症状
   E. 促进胃肠蠕动的恢复

76. 胃肠减压一般在手术后( )天拔出
   A. 1～2 天 B. 2～3 天 C. 3～4 天
   D. 4～5 天 E. 5～6 天

A₂ 型题

77. 患者,女,67 岁。遵医嘱行胃肠减压,护士将胃管插入胃内后验证胃管在胃内的方法不包括( )
   A. 抽出胃液
   B. 胃管末端放入盛有水的碗中,无气泡溢出
   C. 向胃管注入空气时胃部听到气过水声
   D. 检验抽出的胃液的 pH
   E. 手在胃管末端感觉不到有气流

78. 患者,男,36 岁。因急性阑尾炎穿孔行"阑尾切除术"。术后 5 日,感腹部持续性胀痛,伴恶心呕吐,未排便排气。体格检查:全腹膨胀,肠鸣音消失,未触及腹部肿块。腹部 X 线片检查见小肠及结肠均有大量充气及气液平面。对于该患者的处理,最适宜的是( )
   A. 立即剖腹探查 B. 口服钡剂全胃肠道透视
   C. 腹腔穿刺,灌洗 D. 钡剂灌肠
   E. 胃肠减压及支持疗法

79. 患者,男,50 岁,开胸术后行胸腔闭式引流 48 小时后,无气体液体排除,水封瓶长玻璃管内的水柱亦停止上下波动。患者呼吸平稳,无特殊不适,最可能的情况是( )
   A. 引流管内有阻塞 B. 引流管扭曲
   C. 引流管受压 D. 体位不当
   E. 肺复张良好

80. 患者,女性,37 岁,行胆道手术后 T 形管引流 2 周,拔管前试行夹管,夹管期间应注意观察的内容是( )
   A. 饮食、睡眠 B. 腹痛、发热、黄疸

C. 大便的颜色　　　D. 引流口有无渗液
E. 神志、血压、脉搏

A₃型题

(81～82题共用题干)

81. 患者,男,62岁。外伤性肠穿孔修补术后2日,肛门未排气,腹胀明显,最重要的处理措施是( )
  A. 胃肠减压　B. 半卧位　　C. 禁食
  D. 针刺穴位　E. 肛管排气

82. 如果行胃肠减压,拔胃管的指征是( )
  A. 肠鸣音恢复　　　B. 引流胃液转清
  C. 术后48～72小时　D. 肛门排气后
  E. 无腹胀、呕吐

(83～85题共用题干)

83. 患者,男,68岁。脑出血昏迷,插胃管最容易发生的情况是( )
  A. 胃管在口腔内插入不畅
  B. 患者出现恶心、呕吐
  C. 误入气管
  D. 患者发生呼吸骤停
  E. 加重脑出血

84. 护士在操作中,将胃管插至15cm左右时插不进,护士应该( )
  A. 加大插管力度以克服阻力
  B. 立即给予吸氧
  C. 立即拔出胃管重插
  D. 确认胃管未盘旋在口腔后托起患者头部再插管
  E. 稍停片刻嘱患者做深呼吸,缓解后继续插管

85. 护士这样做的目的是( )
  A. 增大咽喉部通道的弧度,便于鼻胃管顺利插入
  B. 方便护士操作
  C. 有利于保持呼吸通畅
  D. 防止插入气管
  E. 疾病需要

(86～89题共用题干)

患者,女,56岁。头痛3个月,多发于清晨,常出现癫痫发作,经检查诊断为颅内占位性病变,颅内压增高,拟行开颅手术。

86. 颅内压增高患者的主要临床表现为( )
  A. 头痛、抽搐、偏瘫

B. 头痛、恶心、食欲下降
C. 头痛、呕吐、感觉障碍
D. 头痛、呕吐、视乳头水肿
E. 头痛、抽搐、血压增高

87. 为明确诊断,首选的检查是( )
  A. 脑血管造影　B. 头部CT或磁共振(MRI)
  C. 腰穿　　　　D. 胸部CT
  E. 脑超声

88. 患者出现便秘时,不正确的处理方法是( )
  A. 使用开塞露　　B. 使用缓泻剂
  C. 腹部按摩　　　D. 用肥皂水灌肠
  E. 鼓励多食蔬菜、水果

89. 医生在手术中放置了脑室引流,术后引流管护理,不妥的是( )
  A. 引流管开口高于侧脑室平面15cm
  B. 每日引流量以不超过500ml为宜
  C. 定时无菌生理盐水冲洗
  D. 妥善固定引流管
  E. 观察并记录引流液的量和性状

(90～93题共用题干)

90. 妞妞,10个月零2天,病情危重,烦躁不安,肠瘘,腹腔严重感染伴败血症,体温40℃,给予抗感染治疗。为增强患儿抵抗能力下列哪项治疗措施最重要( )
  A. 观察生命体征　　B. 按时按量输液
  C. 增强营养　　　　D. 降温
  E. 准确记录出入液量

91. 该患儿处于高代谢状态,若使胃肠道休息,增加营养的措施是( )
  A. 口服混合奶　B. 鼻饲法
  C. 静脉输液　　D. 锁骨下静脉营养输入
  E. 胃肠道造口术

92. 下列哪项不属于TPN护理操作的注意事项 ( )
  A. 严格无菌操作　　B. 输液速度可快可慢
  C. 导管接头必须牢固　D. 输液导管必须专用
  E. 预防置管后并发症

93. 使用要素饮食时,下列哪项描述不正确( )
  A. 一般需采用管饲,连续滴注
  B. 溶液的温度要保持在40℃左右
  C. 滴注速度宜先慢后快
  D. 溶液配制后应立即使用,24小时内用完
  E. 要素饮食热量较高,用后排便量显著增加

第3章

妇产科常用护理技术

第1节 会阴擦洗、冲洗

会阴擦洗是用浸透擦洗液的棉球擦洗会阴的方法;会阴冲洗是利用冲洗液边冲边擦会阴的方法。其目的都是保持会阴和肛门的清洁,促进患者舒适和会阴伤口的愈合,防止生殖系统和泌尿系统的逆行感染。是妇科常用护理技术操作之一。

> **案例3-1**
> 林女士,45岁,因患多发性子宫肌瘤于今早行子宫切除术,手术后一般情况良好,术后留置导尿管。医嘱每日会阴擦洗2次。
> 问题:1. 会阴擦洗的目的是什么?
> 2. 怎样正确实施操作过程?有哪些注意事项?

考点:会阴冲洗、擦洗的目的

(一)目的
1. 清除会阴部分泌物,保持会阴及肛门部清洁,促进舒适和会阴伤口愈合。
2. 预防生殖系统、泌尿系统逆行感染。

(二)适应证
1. 长期卧床,生活不能自理患者。
2. 妇科术后留置导尿管者。
3. 会阴、阴道手术后。
4. 产后1周内或会阴有伤口者。
5. 外阴、阴道手术前准备。

(三)操作流程

【评估】
1. 患者年龄、病情及一般状况。
2. 患者会阴部皮肤情况,有无红肿、破损、裂伤、出血,会阴部水肿或疼痛程度。
3. 阴道分泌物及排液情况,白带性状、产后恶露及有无出血等。
4. 患者对会阴擦洗的理解程度、心理反应、合作程度。

【计划】
1. 护士准备 着装规范,举止端庄、大方,洗手、戴口罩。熟悉会阴擦洗的操作方法,向患者解释会阴擦洗的作用及注意事项。
2. 用物准备 会阴擦洗包(治疗碗、弯盘、干纱布、无菌镊子或消毒止血钳、一次性会阴垫巾、薄膜手套)、棉球(纱布)罐、无菌持物钳。根据病情选择擦洗液。常用擦洗的溶液有:0.02%碘伏溶液,1:5000高锰酸钾或0.1%苯扎溴铵溶液,2%~4%碳酸氢钠溶液等,水温40℃左右。
3. 患者准备 患者能够了解会阴擦洗的作用并积极配合,排空膀胱。
4. 环境准备 调节室温,关闭门窗、屏风或窗帘遮挡、注意保护患者隐私。

【实施】
1. 操作过程 见表3-1。

表 3-1　会阴擦洗、冲洗操作过程

步骤	内容	护患沟通
准备	着装规范,洗手,戴口罩,备齐用物携至床旁	
问候、核对	问候患者,查看床头牌、腕带,核对姓名、床号	阿姨,您好,请问您叫什么名字?(林红)
解释	解释会阴擦洗目的、作用、操作步骤、操作配合及注意事项	林阿姨,会阴擦洗是清除会阴部分泌物,保持会阴及肛门清洁,促进舒适和会阴伤口愈合,防止逆行感染。请问您解小便了吗?等会儿,我会用温和的擦洗液给您擦洗会阴部,我会告诉您怎样配合,不用担心。(好的)
取体位	戴手套,协助患者脱去一侧裤腿,取膀胱截石位或屈膝仰卧位,取一次性会阴垫巾垫于臀下	这个卧位舒适吗?(舒适)
擦洗	夹取数个大棉球放入治疗碗内,倒入适量的擦洗液,用镊子取浸透药液的大棉球(纱布),止血钳接过棉球进行擦洗(图 3-1) 擦洗的顺序为:第一遍自上而下、由外向内(图 3-1),首先清除会阴部的分泌物、血迹或其他污垢;第二遍则以阴道口或伤口为中心,由内向外,自上而下;第三遍顺序同第二遍;最后擦洗肛门及肛门周围。一个棉球限用一次,可根据患者情况增加擦洗次数,特别对留置导尿管者,尿道口周围可反复擦洗直至擦洗干净,最后用干棉球或纱布擦干 如需进行冲洗者,需另备冲洗壶和便盆,调节好冲洗液的温度。冲洗时用大棉球堵住阴道口,以免污水进入阴道,从上至下,由外向内,边冲边擦,直到清洁	我来为您擦洗,不要紧张,水温合适吗?(好的,水温合适)
患者整理	撤去一次性垫巾,协助患者穿好裤子,采取舒适卧位	这个卧位舒适吗?床头呼叫器在这儿,有什么不适及时叫我,我会经常来看您,谢谢您的配合
整理、记录	整理床单位,用物分类处理。洗手,记录。	

考点:擦洗顺序

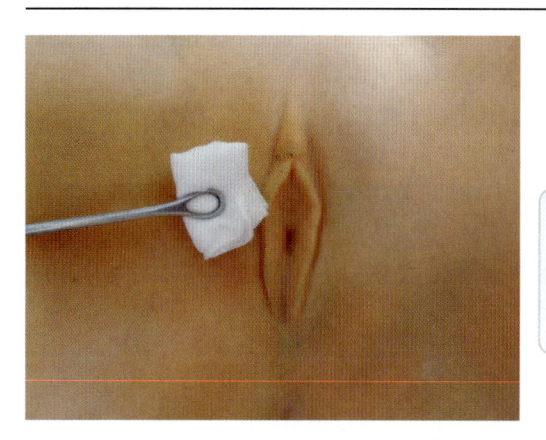

图 3-1　会阴擦洗

链接

对会阴有伤口者,应更换药液棉球,单独擦洗会阴伤口,非感染性伤口由内至外擦洗,感染性伤口由外至内擦洗。

2. 注意事项

(1) 擦洗动作轻稳,顺序清楚。

(2) 擦洗时应注意观察会阴伤口有无红肿及分泌物的性质,如发现异常应向医生汇报,配合处理。

(3) 凡留置导尿管的患者,应注意保持尿管通畅,避免脱落、扭曲和受压。

(4) 防止交叉感染。每擦洗一个患者后护理人员应清洁双手,并注意将伤口感染者安排在最后擦洗。

(5) 擦洗溶液温度应适中,冬天注意保暖。

(6) 会阴擦洗每日2次,大便后应及时擦洗。

(7) 会阴冲洗勿使冲洗液流入阴道,未婚者禁用大棉球堵塞阴道口。

【评价】

1. 操作方法正确,患者无不适感觉。

2. 护患沟通有效,能正确解答患者提出的有关护理问题,患者配合。

3. 操作中关心患者并注意观察病情变化。

(宁桂英)

第2节　阴道灌洗术

阴道灌洗术是将灌洗溶液灌入阴道,对其进行冲洗,达到预防、治疗目的的一种护理技术。

(一) 目的

1. 局部治疗。

2. 改善阴道血液循环,减轻局部组织充血、水肿,有利于炎症的消退。

3. 清洁阴道,预防感染。

(二) 适应证

1. 慢性子宫颈炎、阴道炎的局部治疗。

2. 妇科手术前的阴道准备及预防和保健。

案例3-2

林小姐,28岁,已婚,近日自觉会阴部瘙痒不适,白带有异味、豆渣样,前来就诊。诊断:真菌性阴道炎。医嘱:行阴道灌洗术。

问题:1. 阴道灌洗术的目的是什么?

2. 怎样正确实施操作过程?有哪些注意事项?

考点:阴道灌洗的目的

(三) 禁忌证

1. 月经期、妊娠期、产后或人工流产术后子宫颈内口未闭、阴道出血者,以免引起逆行感染。

2. 宫颈癌患者有活动性出血者,为防止大出血,禁止灌洗。

(四) 操作流程

【评估】

1. 患者年龄、病情及一般状况,如会阴、阴道、宫颈的皮肤黏膜情况,局部有无伤口、出血、感染、疼痛等。

链接

低位阴道灌洗

某些产后10天以上或妇产科手术2周后的患者,合并有阴道分泌物混浊、有臭味、阴道伤口愈合不良、黏膜感染坏死等情况时,可采用低位阴道灌洗,灌洗桶距床面的高度一般不超过30cm,避免阴道分泌物进入宫腔或损伤阴道残端伤口。

2. 对阴道灌洗术的理解程度、心理反应、自理能力及合作程度。
3. 有无禁忌证。

【计划】

1. 用物准备

(1) 灌洗装置:灌洗桶连接130cm长的橡胶管、灌洗头。

考点:常用阴道灌洗溶液

(2) 灌洗溶液:灌洗溶液量为500～1000ml,水温:41～43℃。常用的灌洗溶液见表3-2。

表3-2 常用阴道灌洗溶液

灌洗溶液	适用范围	灌洗溶液	适用范围
1:15 000高锰酸钾溶液	滴虫性阴道炎	1%乳酸溶液	滴虫性、细菌性、老年性阴道炎
4%硼酸溶液	滴虫性阴道炎	2%～4%碳酸氢钠溶液	真菌性阴道炎
0.5%醋酸溶液	滴虫性、细菌性、老年性阴道炎	无菌生理盐水	细菌性、老年性阴道炎

(3) 灌洗包:内装长柄卵圆钳(镊子)、纱布、小碗、窥器。
(4) 其他:橡胶单、治疗巾或一次性会阴垫、水温计、便盆等。
2. 护理人员准备 着装规范,举止端庄、大方,洗手,戴口罩。
3. 患者准备 患者能够了解会阴灌洗的作用并积极配合,排空膀胱。
4. 环境准备 环境安静整洁、安全、室温适宜,屏风或窗帘遮挡。

【实施】

1. 操作过程 见表3-3。

表3-3 阴道灌洗术操作过程

步骤	内容	护患沟通
准备	着装规范,洗手,戴口罩,备齐用物携至床旁	
问候、核对	问候患者,查看床头牌、腕带,核对姓名、床号	阿姨,您好,请问您叫什么名字?(林红)您解小便了吗?
解释	解释阴道灌洗目的、作用、操作步骤及注意事项,屏风遮挡患者	林阿姨,阴道灌洗有利于炎症的消退。我会告诉您怎样配合,不用担心。(好的)
取体位	协助患者脱去一侧裤腿,取膀胱截石位或屈膝仰卧位,取一次性会阴垫巾垫于臀下	这个卧位舒适吗?(舒适)
灌洗	(1)将灌洗桶挂于距床面60～70cm位置处,排气,测试溶液温度适当后备用。	我在为您准备灌洗溶液,不要紧张,这个温度合适吗?(好的,合适)
	(2)戴一次性手套,先以少量灌洗液冲洗外阴,然后分开小阴唇,将灌洗头沿阴道侧壁方向轻轻插入阴道深处(6～8cm),打开开关,边冲洗边上下左右移动灌洗头,特别注意洗净穹隆部及阴道皱襞处,必要时用窥阴器扩开阴道再冲洗,冲洗时轻轻旋转窥阴器更换位置,使灌洗液能达到阴道各部位冲净为止。	这样冲洗您舒服吗?有哪里不舒服您告诉我。(好的,很舒服)
拔管、护理患者	灌洗液即将流完时(约剩100ml),拔出灌洗头,再冲洗外阴部,然后扶患者坐于便盆上,让阴道内存留的液体流出,撤去便盆,擦干外阴,协助患者穿好裤子。采取舒适卧位	这个卧位舒适吗,床头呼叫器在这儿,有什么不适及时叫我,我会经常来看您,谢谢您的配合
整理、记录	整理床单位,用物分类处理;洗手、记录	

考点:灌洗桶距离床面高度

2. 注意事项

(1) 灌洗过程中动作要轻柔,避免损伤阴道或宫颈组织。

(2) 必要时用窥阴器扩开阴道,直视下冲洗效果会更好。

考点:阴道灌洗的注意事项

(3) 未婚妇女一般不做阴道灌洗,必要时用小号灌洗头或导尿管代替。

(4) 灌洗溶液温度不能过高或过低,以患者感觉舒适为宜。温度过低使患者不舒服,温度过高则可烫伤阴道黏膜。

(5) 灌洗桶与床沿的距离不超过70cm,防止压力过大,造成灌洗液或污物逆行进入宫腔引起感染。

【评价】

1. 操作方法正确,患者无不适反应。

2. 护患沟通有效,患者配合,维护患者自尊。

(宁桂英)

第3节　阴道及宫颈上药

阴道及宫颈上药是将药放于阴道或宫颈的方法。上药前应先作阴道冲洗、灌洗,拭去宫颈黏液或炎性分泌物,使药物直接接触炎性组织面而取得疗效。上药方法有4种即涂擦法、喷撒法、纳入法、子宫颈棉球上药。此法操作简单,可教会患者在家自行操作。

(一) 目的

治疗各种阴道炎和急、慢性子宫颈炎及术后阴道残端炎。

(二) 适应证

阴道炎、宫颈炎或手术后阴道残端炎症。

案例3-3

林女士,40岁,近来自觉下腹部不适,腰骶部疼痛,白带异常前来就诊。初步诊断为"宫颈炎"。医嘱:实施宫颈上药。

问题:1. 宫颈上药的目的是什么?
　　　2. 有哪些注意事项及禁忌证?

考点:阴道上药的目的

(三) 禁忌证

1. 急性、亚急性盆腔炎。

2. 诊断性刮宫、人工流产或放环后。

3. 孕期。

(四) 操作流程

【评估】

1. 患者年龄、病情及一般状况,如会阴、阴道、宫颈的皮肤黏膜情况。

2. 对阴道及宫颈上药的理解程度、心理反应、自理能力及合作程度。

3. 患者的婚姻状况、丈夫的健康状况及认知水平及合作程度。

4. 有无禁忌证。

【计划】

1. 用物准备　阴道灌洗用物一套,干棉球、长棉签、带尾线的大棉球或纱球、长镊子、药品、一次性手套。常用药物及用途见表3-4。

表3-4 常用药物及用途

冲洗药物	放入药物	用途	用法
1:5 000高锰酸钾溶液	甲硝唑片、栓	滴虫性阴道炎	坐浴后放入药物
0.5%醋酸溶液	磺胺嘧啶粉	特异性阴道炎	阴道冲洗后放入药物
1%乳酸溶液	磺胺嘧啶粉	特异性阴道炎	阴道冲洗后放入药物
2%~4%碳酸氢钠	制霉菌素片	真菌阴道炎	阴道冲洗后放入药物
呋喃西林溶液		老年性阴道炎	阴道冲洗后放入药物
20%~50%硝酸银溶液	消炎止血药粉	慢性宫颈炎	涂于宫颈糜烂处后吸干,放入药物

2. 护理人员准备　着装规范,举止端庄、大方。洗手,戴口罩。
3. 患者准备　患者了解阴道及宫颈上药的作用并积极配合,排空膀胱。
4. 环境准备　环境安静整洁、安全,室温适宜,屏风或窗帘遮挡。

【实施】
1. 操作过程　见表3-5。

表3-5 阴道及宫颈上药操作过程

步骤	内容	护患沟通
准备	着装规范,洗手,戴口罩,备齐用物携至床旁	
问候、核对	问候患者,查看床头牌、腕带,核对姓名、床号	阿姨,您好,请问您叫什么名字?(林红)您解小便了吗?
解释	解释阴道及宫颈上药目的、作用、操作步骤及注意事项,屏风遮挡患者	林阿姨,宫颈上药有利于治疗宫颈炎。我会告诉您怎样配合,不用担心。(好的)
取体位	协助患者脱去一侧裤腿,取膀胱截石位或屈膝仰卧位,取一次性会阴垫巾垫于臀下	这个卧位舒适吗?(舒适)
上药	(1)阴道灌洗,用窥阴器暴露宫颈,以棉签拭净分泌物及冲洗液 (2)根据药物不同分别采用涂擦法、喷撒法、纳入法、子宫颈棉球上药等方法进行阴道及宫颈上药	我先为您进行阴道灌洗后准备上药,不要紧张。 这样擦洗您舒服吗?哪里不舒服您告诉我。(好的,舒服)
患者整理	协助患者穿好裤子,采取舒适卧位	这个卧位舒适吗?床头呼叫器在这儿,有什么不适及时叫我,我会经常来看您,谢谢您的配合
整理、记录	整理床单位,用物分类处理;洗手,记录	

考点:上药方法

链接

阴道及宫颈上药的方法

1. 涂擦法
(1) 腐蚀性药物:①20%~50%硝酸银溶液。多用于慢性宫颈炎颗粒增生型。用长棉签蘸少许药液涂于宫颈糜烂面,并插入宫颈管内口0.5cm,然后用生理盐水棉球洗去表面残余的药液,再用棉球吸干,每周1次,2~4次为一疗程。②20%或100%铬酸溶液。适应证与硝酸银局部用药相同,用棉签蘸铬酸液涂于宫颈糜烂面上,糜烂面乳头较大的可反复涂药数次,使局部呈黄褐色。再用长棉签蘸药液插入宫颈管内约0.5cm持续1分钟。每20~30天上药1次,直至糜烂面乳头完全光滑为止。

(2) 非腐蚀性药物：①新霉素、氯霉素等消炎药可用于急性或亚急性宫颈炎、阴道炎。②1%甲紫或大蒜液涂擦，适用于真菌性阴道炎。每天1次，7～10天为一疗程。

2. 喷撒法　阴道用的各种粉剂如磺胺嘧啶、土霉素、呋喃西林等药物，可用喷粉器将药物均匀地喷在炎症组织的表面。

3. 纳入法　凡栓剂、丸剂及片剂，如达克宁栓、甲硝唑、制霉菌素片剂等均可采用纳入法，将药物直接塞入阴道后穹窿处。对滴虫、真菌感染者、老年性阴道炎及慢性宫颈炎常用此法。可指导患者自行放置，于临睡前洗净双手或戴无菌手套用示指将药片沿阴道后壁向上向后推进，直到示指完全进入为止。

4. 子宫颈棉球上药　适用于宫颈急性或亚急性炎症伴有出血者。常用药物有抗生素药液和止血粉等。先将带尾线的大棉球蘸上药液和药粉，再将棉球置于子宫颈处，将棉球尾线留于阴道外，并用胶布将尾线固定于阴阜侧上方，嘱患者于放药12～24小时后自行牵引尾线取出棉球。

2. 注意事项

(1) 月经期或阴道出血者应停止阴道上药，避免引起逆行感染。

(2) 上药期间禁止性生活。

(3) 在晚间睡前上药，可延长药物作用时间，提高疗效。

(4) 阴道壁上非腐蚀性药物时，应转动阴道窥器，将药物均匀地涂布阴道壁。

(5) 未婚女性上药时不可使用阴道窥器，可用长棉签涂擦。棉花务必捻紧，涂药时顺着一个方向转动，避免棉花脱落遗留于阴道内。

(6) 应用腐蚀性药物时，要注意保护阴道壁及正常子宫颈组织。上药前将棉球或纱布垫于阴道后壁及后穹窿部，蘸取的药液不宜过多，以免药液下流灼伤正常组织；药液涂擦后，用棉球吸干，然后如数取出棉球和纱布。

(7) 宫颈棉球上药者，放药完毕切记嘱患者按时取出阴道内的棉球。

(8) 阴道、宫颈局部上药一般每天一次，7～10次为一个疗程。

考点：注意事项

【评价】

1. 操作方法正确，患者无不适反应。
2. 护患沟通有效，患者配合，维护患者自尊。

（宁桂英）

第4节　胎心监测

胎心就是胎儿的心跳。俗话说"胎心母心，心心相印"，胎儿的胎心与胎动可以向准妈妈传达很多信息。胎心和孕妇的心跳可以有一定关联性：孕妇的心跳快，胎心也随之加快；孕妇的心跳慢，胎心也随之减慢。它可以反映胎儿是否健康。

案例3-4

一孕妇妊娠30周，自觉近几天胎动减少，到医院就诊，医嘱：立即进行胎心监测。

问题：1. 胎心监测的目的是什么？
　　　2. 哪些孕妇需要做胎心监测？

胎心监测是胎心胎动宫缩图的简称，是应用胎心率电子监护仪将胎心率曲线和宫缩压力波形记下来供临床分析的图形，是正确评估胎儿宫内状况的主要检测手段。

考点：胎心监测的目的

（一）目的

监测胎心率、预测胎儿宫内储备能力。胎心监护检查是利用超声波的原理对胎儿在宫内的情况进行监测，对胎儿是安全的。

（二）适应证

1. 正常妊娠从怀孕第34周开始每周做一次胎心监护，如有合并症或并发症，可从怀孕第28~30周开始做。

2. 35周以后的高危孕妇（合并妊娠高血压综合征、甲状腺功能亢进等的孕妇），应住院用胎心监护仪持续监护胎心。

链接

什么情况下建议做胎心监护

如果有以下情况之一，建议从怀孕28周就开始做胎心监护。
(1) 糖尿病，并且在进行胰岛素治疗。血压高，或有其他疾病可能会影响孕期的健康。
(2) 宝宝比较小，或者发育不正常。
(3) 宝宝比平时胎动少了。
(4) 羊水过多或羊水过少。
(5) 做过胎儿外倒转术等纠正胎位，或者在孕晚期做过羊水穿刺。
(6) 已经过了预产期，医生想看看宝宝在肚子里状况怎么样。
(7) 以前曾经在孕晚期出现过胎死宫内，或者造成上次流产的问题在这次怀孕过程中有可能再次出现。

链接

胎心监护的观察

胎儿正常的心率在120~160次/分之间，若胎心率<120次/分或>160次/分，持续10分钟以上，表明胎心率是异常的。在胎心监护时，发现有胎心图形有异常，也常常表示胎心异常。胎心异常多数情况下是代表胎儿在宫内有缺氧，胎心异常的程度越严重，常意味胎儿缺氧也越重，但并非所有的胎心异常都是缺氧引起。孕妇本身的情况也影响胎心的变化，如孕妇发烧，胎心常常会超过160次/分；孕妇有甲状腺功能亢进，她本身的心率很快，胎儿的心率也常常超过160次/分；如果孕妇服用某些药物，如早产保胎时服用的沙丁胺醇（舒喘宁），或用阿托品，都可引起母儿心率加快。

（三）操作流程

【评估】

1. 孕妇的身心状态及合作程度。
2. 孕妇的腹壁紧张度，有无腹直肌分离；注意腹部有无妊娠纹、手术瘢痕和水肿。
3. 子宫大小，有无子宫肌敏感，胎心及胎动的情况。

【计划】

1. 用物准备　胎心监护仪、超声波耦合剂或多普勒胎心听诊仪。
2. 护士准备　洗手，着装规范，举止端庄、大方。向孕妇讲解胎心监测目的及操作步骤。
3. 孕妇准备　检查前排空膀胱。
4. 环境准备　环境安静、整洁、安全，室温适宜。

【实施】

1. 操作过程　见表3-6。

第3章 妇产科常用护理技术

表 3-6 胎心监测操作过程

步骤	内容	护患沟通
准备	着装规范,洗手,备齐用物携至床旁	
问候、核对	问候孕妇,查看床头牌、腕带,核对姓名、床号	阿姨,您好,请问您叫什么名字?(林利)您解小便了吗?
解释	解释胎心监测目的、作用、操作步骤及注意事项	林阿姨,胎心监测是利用超声波的原理对胎儿在宫内的情况进行监测,对胎儿是安全的。不用担心。(好的)
取体位	协助孕妇取约15°斜坡位左侧卧位30°	这个卧位舒适吗?(舒适)
监测	(1)用四步触诊手法了解胎方位,将胎心、宫腔压力探头涂耦合剂,固定于孕妇腹部相应的部位(图3-2A) (2)胎儿反应正常时行胎心监护20分钟,异常时可根据情况酌情延长监护时间	我现在将探头固定在您的腹部以便于监测,请不要紧张。 您现在感觉如何?(很好)
孕妇整理	协助孕妇整理衣服,采取舒适卧位	这个卧位舒适吗?床头呼叫器在这儿,有什么不适及时叫我,我会经常来看您,谢谢您的配合。
整理、记录	整理床单位及监测用物,医生做出报告后将胎心监测曲线图粘贴于病历报告单上保存(图3-2B)	

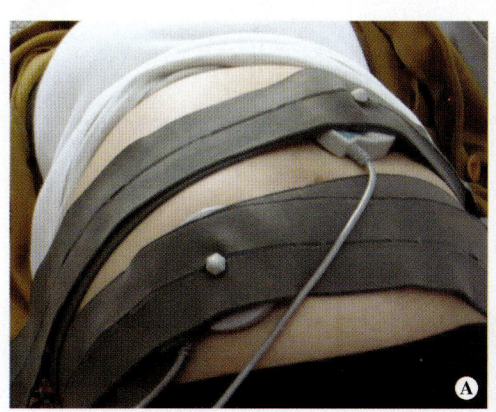

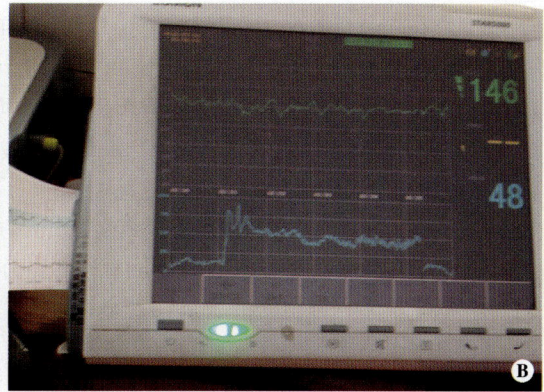

图 3-2 胎心监测
A. 胎心监测探头位置;B. 胎心监测曲线

2. 注意事项
(1) 在监护中注意胎心变化及胎动情况。
(2) 注意探头是否有滑脱现象,及时调整部位。
【评价】
1. 操作方法正确,孕妇无不适反应。
2. 护患沟通有效,孕妇配合较好,维护孕妇自尊。

(宁桂英)

第5节　会阴湿热敷

会阴湿热敷是应用热原理和药物作用,促进局部血液循环,增强白细胞的吞噬作用和组织活力,达到促进局部血肿局限,有利于外阴伤口愈合的目的。

案例3-5

王林,女,28岁,两天前不小心导致硬物碰撞会阴部,自觉会阴部肿胀、疼痛难忍前来就诊。医嘱:行会阴湿热敷。
问题:1. 会阴湿热敷的目的是什么?
2. 怎样正确实施操作过程?有哪些注意事项?

(一)目的

1. 促进局部血液循环,改善组织营养,增强白细胞的吞噬作用和组织活力,有助于脓肿局限。
2. 加速局部组织的生长、修复。
3. 热疗还能降低神经末梢的兴奋性,缓解局部疼痛,使患者感觉舒适。

考点:会阴湿热敷的目的

(二)适应证

用于会阴水肿、血肿、伤口硬结及早期感染产妇。

(三)操作流程

【评估】

1. 患者年龄、病情及一般状况,如会阴部皮肤是否有水肿、血肿,会阴部伤口有无硬结或感染。
2. 对会阴湿热敷的理解程度、心理反应、自理能力及合作程度。

【计划】

1. 用物准备　热水袋(温度为60～70℃)、换药包(无菌镊2把、无菌纱布数块、弯盘1个)棉垫、塑料薄膜、加热的95%乙醇或50%硫酸镁溶液(温度为41～48℃)、凡士林,其他用物如橡胶单、治疗巾或一次性会阴垫等。
2. 护理人员准备　着装规范,举止端庄、大方,洗手,戴口罩。
3. 患者准备　患者能够了解会阴湿热敷的作用并积极配合,排空膀胱。
4. 环境准备　环境安静、整洁、安全,室温适宜,屏风或窗帘遮挡。

【实施】

1. 操作过程　见表3-7。

表3-7　会阴湿热敷操作过程

步骤	内容	护患沟通
准备	着装规范,洗手,戴口罩,备齐用物携至床旁	
问候、核对	问候患者,查看床头牌、腕带,核对姓名、床号	阿姨,您好,请问您叫什么名字?(王林)您解小便了吗?
解释	解释会阴湿热敷目的、作用、操作步骤及注意事项,屏风遮挡患者	王阿姨,会阴湿热敷可以改善会阴部的血液循环,减轻局部组织充血、水肿,有利于炎症的消退。我会告诉您怎样配合,不用担心。(好的)
取体位	协助患者脱去对侧裤腿,取仰卧,双腿屈曲、外展,一次性会阴垫巾垫于臀下	这个卧位舒适吗?(舒适)

续表

步骤	内容	护患沟通
湿热敷	(1)擦洗会阴,有创口者清洁局部伤口 (2)在治疗部位涂上一层凡士林,并以纱布覆盖,打开换药包把所需的热溶液倒入弯盘内,将纱布浸透并用双手持镊子把纱布拧至不滴水,温度适宜后用镊子将纱布铺平放于需热敷的部位,外盖塑料薄膜及棉垫 (3)每3～5分钟更换纱布一次,亦可将热水袋放在棉垫外,延长更换敷料时间,一次热敷20～30分钟	我先为您擦洗会阴,不要紧张。(好的) 现在给您热敷了,这个温度合适吗?哪里不舒服您告诉我。(温度合适,好的)
整理、记录	热敷结束,更换新会阴垫,采取舒适卧位。整理床单位用物分类处理;洗手、记录	这个卧位舒适吗?床头呼叫器在这儿,有什么不适及时叫我,我会经常来看您,谢谢您的配合

考点:湿热敷时间

2. 注意事项

(1) 湿热敷过程中随时询问患者感受并注意观察会阴伤口,发现异常,应及时汇报医生,遵医嘱给予相应处理。

考点:注意事项

(2) 湿热敷时温度要适宜,防止烫伤。休克、虚脱、昏迷、感觉迟钝等患者尤应警惕。
(3) 湿热敷的面积是损伤范围的2倍,时间为20～30分钟,1～2次/日。
(4) 如外阴有血迹及分泌物时,应先冲洗外阴。
(5) 注意保暖和遮挡产妇。
(6) 对有创口者进行湿热敷时,严格执行无菌操作,所有用品均为灭菌消毒物品。

【评价】
1. 操作方法正确,患者无不适反应。
2. 护患沟通有效,患者配合,维护患者自尊。

(宁桂英)

第6节　剖宫产时新生儿护理

剖宫产术是指经腹部切开子宫取出胎儿的方法。大量资料显示,指征明确、手术时机掌握恰当的现代剖宫产术在提高围生质量上起着巨大的作用,是抢救母婴的有效手段。

(一) 目的
1. 为异常新生儿做好抢救准备。
2. 为新生儿进行脐带处理。

(二) 操作流程

【评估】
1. 剖宫产适应证。
2. 胎儿宫内状况。
3. 复苏器械、药品及用物准备。

【计划】
1. 用物准备　新生儿处理包内置接生巾2块、纱布2块、止血钳2把、断脐剪、洗耳球、钢尺、气门芯、无菌衣、辐射台等。新生儿复苏物品准备同正常接生时。

案例3-6

王丽,35岁,妊娠37周,无诱因阴道出血,量约200ml,血压70/50mmHg,腹部检查:腹软无压痛,胎心清楚,胎心158次/分,阴道可见少量活动性出血。诊断:前置胎盘。医嘱:行剖宫产术。

问题:1. 该孕妇行剖宫产术目的是什么?
2. 如何做好剖宫产时新生儿护理?有哪些注意事项?

考点:剖宫产时新生儿护理的目的

2. 护理人员准备　着装规范,举止端庄、大方。洗手,戴口罩。
3. 环境准备　环境安静、整洁、安全,室温适宜。

【实施】

1. 操作过程　见表3-8。

表3-8　剖宫产操作过程

步骤	内容	护患沟通
操作前准备	着装规范,洗手,戴口罩,备齐用物携至床旁	
准备及配合	(1)术者洗手,打开新生儿辐射台开关并在辐射台上打开新生儿处理包外包布 (2)戴手套,穿无菌衣,将用物摆好,打开一块接生巾折成双层,托在双手上准备接新生儿(图3-3)	
脐带处理	新生儿放于辐射台上,常规处理脐带(图3-4)	
辨别性别	抱新生儿给产妇辨别性别,用褔褓将新生儿包好	王阿姨,恭喜您,您看,这是您的漂亮女儿,看清楚了吗?(看清楚了)
皮肤接触	协助新生儿脸部与母亲脸部进行皮肤接触	王阿姨,亲亲您的女儿。(好的)
查体、做标识	新生儿送回产房由医生负责查体,测量身长、体重并记录查体结果。在新生儿记录单上按左足印,右手戴腕带(注明母亲姓名、新生儿性别、出生时间),肌内注射维生素K_1、乙肝疫苗	
整理、记录	在剖宫产登记本上登记,将新生儿送入母婴同室病房,整理用物	

考点: 新生儿标识内容

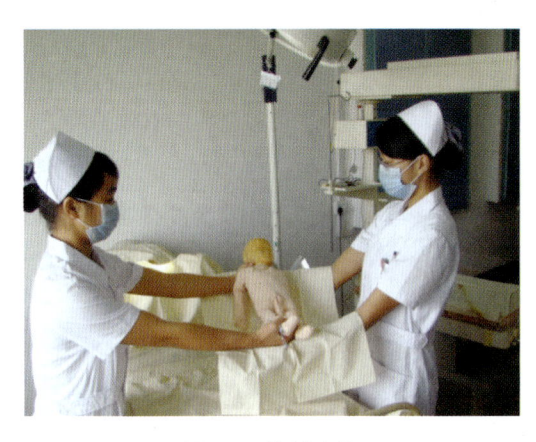

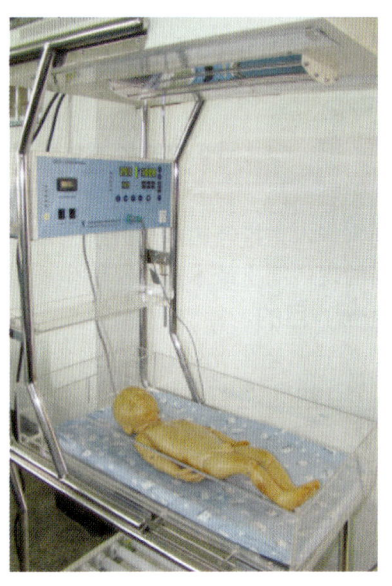

图3-3　接新生儿　　　　图3-4　新生儿保暖

2. 注意事项
(1)注意室内温度,温度低时应及时打开辐射台开关。

(2) 新生儿与母亲进行局部皮肤接触时,注意保暖;天冷时应注意给新生儿戴帽子保温。
(3) 新生儿出现危险情况时应协助做好抢救工作。

【评价】
1. 操作方法正确,母婴安全。
2. 与产妇沟通有效,配合良好。

(宁桂英)

第7节　新生儿复苏

新生儿窒息是指胎儿因缺氧发生宫内窘迫或娩出过程中引起呼吸、循环障碍,致胎儿娩出后1分钟仅有心跳而无呼吸或未建立规律呼吸的缺氧状态,是新生儿死亡及伤残的主要原因之一,也是出生后最常见的一种紧急情况。能否在新生儿娩出的最初几分钟内对其进行迅速、及时、正确地抢救处理,将影响孩子终身的健康和幸福。

(一) 目的
保持气道通畅,建立呼吸,维持正常循环。

案例3-7

一胎儿娩出后1分钟,仅有心跳而无呼吸,肤色青紫,Apgar评分为5分,医嘱立即行新生儿复苏。
问题:1. 新生儿复苏的目的是什么?
2. 如何实施新生儿复苏术?有哪些注意事项?

(二) 操作流程
【评估】
1. 有无胎儿窘迫的诱因。
2. 窒息程度。
3. 抢救用物、器械及药品。

【计划】
1. 用物准备
(1) 物品准备:基础治疗盘、氧气、新生儿面罩气囊复苏器、低压吸引器,各种型号的气管插管、吸痰器、新生儿喉镜、垫巾、胶布、剪刀、胃管。
(2) 药品准备:肾上腺素、纳洛酮、注射用水等急救药品。
2. 护理人员准备　着装规范,举止端庄、大方。洗手,戴口罩。
3. 环境准备　环境安静、整洁、安全,室温适宜。

【实施】
1. 操作过程　见表3-9。

表3-9　新生儿复苏操作过程

步骤	内容	备注
操作前准备	着装规范,洗手,戴口罩,备齐用物携至床旁	
快速评估	出生后立即用几秒钟的时间快速评估4项指标: (1) 足月吗? (2) 羊水清吗? (3) 有哭声或呼吸吗? (4) 肌张力好吗? 以上4项中有1项为"否",则进行以下初步复苏	考点:快速评估内容

续表

步骤	内容	备注
初步复苏	(1)保暖:将新生儿放在辐射保暖台上或因地制宜采取保温措施,如用预热的毯子裹住新生儿以减少热量散失等 (2)体位:置新生儿头轻度仰伸位。(肩部垫高2~3cm)(图3-5) (3)吸引:吸出新生儿口、咽、鼻中的分泌物 (4)擦干:快速擦干全身,拿掉湿毛巾 (5)刺激:用手拍打或用手指轻弹新生儿的足底或摩擦背部2次,以诱发自主呼吸。如这些努力无效,表明新生儿处于继发性呼吸暂停,需要正压通气	快速评估及初步复苏在30秒内完成
正压通气	气囊面罩封住口鼻,通气压力20~25cmH₂O,通气频率40~60次/分(胸外按压时为30次/分)。经30秒充分正压通气后,如心率<60次/分,予气管插管正压通气并开始胸外按压	30秒内完成正压通气及评估
胸外按压	拇指法或双指法,部位在新生儿两乳头连线中点的下方,即胸骨体下1/3进行按压。深度约为前后胸直径的1/3,频率为90次/分按压和30次/分呼吸。胸外按压和正压通气的比例应为3∶1。30秒重新评估心率,如心率仍<60次/分,除继续胸外按压外,考虑使用肾上腺素	30秒内再次评估
药物	新生儿复苏时,很少需要用药。新生儿心动过缓通常是因为肺部充盈不充分或严重缺氧,而纠正心动过缓的最重要步骤是充分的正压通气	
观察	术后观察新生儿体温、呼吸、心率、尿量及皮肤颜色,发现异常及时通知医生	
整理、记录	整理床单位及复苏用物。用物分类处理;洗手,记录	

考点:初步复苏内容

考点:注意事项

2. 注意事项

(1)面罩正压给氧时,面罩型号一定要正确,面罩过大可能损伤眼睛,过小则不能遮盖口鼻。

(2)正压给氧2分钟以上者需插胃管,避免气体过多进入胃内,引起腹胀。

【评价】

1. 操作方法正确,未出现并发症。

2. 护患沟通有效,家属了解并配合。

(三)新生儿正压通气

新生儿复苏成功的关键在于建立充分的正压通气。

1. 指征

(1)呼吸暂停或喘息样呼吸。

(2)心率少于100次/分。

2. 气囊面罩正压通气(图3-6)

(1) 通气压力需要 20~25cmH$_2$O(1cmH$_2$O=0.098kPa),少数病情严重的新生儿可用 2~3 次 30~40cmH$_2$O,以后维持在 20cmH$_2$O。

(2) 通气频率 40~60 次/分。(胸外按压时为 30 次/分)。

(3) 有效的正压通气应显示心率迅速增快,以心率、胸廓起伏、呼吸音及氧饱和度来评价。

(4) 如正压通气达不到有效通气,需检查面罩和面部之间的密闭性,是否有气道阻塞(可调整头位,清除分泌物,使新生儿的口张开)或气囊是否漏气。面罩型号应正好封住口鼻,但不能盖住眼睛或超过下颌。

(5) 经 30 秒充分正压通气后,如有自主呼吸,且心率≥100 次/分,可逐步减少并停止正压通气。如自主呼吸不充分,或心率<100 次/分,须继续用气囊面罩或气管插管施行正压通气,并检查及矫正通气操作。如心率<60 次/分,予气管插管正压通气并开始胸外按压。

考点：气囊面罩正压通气方法

(6) 持续气囊面罩正压通气(>2 分钟)可产生胃充盈,应常规插入 8F 胃管,用注射器抽气和通过在空气中敞开端口来缓解。

(四) 胸外按压

1. 指征 充分正压通气 30 秒后心率<60 次/分。在正压通气同时须进行胸外按压(图 3-7)。

考点：指征

2. 方法 应在新生儿两乳头连线中点的下方,即胸骨体下 1/3 进行按压。

(1) 拇指法：双手拇指端压胸骨,根据新生儿体型不同,双拇指重叠或并列,双手环抱胸廓支撑背部。此法不易疲劳,能较好地控制下压深度,并有较好的增强心脏收缩和冠状动脉灌流的效果。

(2) 双指法：右手示、中 2 个手指尖放在胸骨上,左手支撑背部。其优点是不受患儿体型大小及操作者手大小的限制。

考点：按压深度

按压深度约为前后胸直径的 1/3,产生可触及脉搏的效果。按压和放松的比例为按压时间稍短于放松时间,放松时拇指或其余手指不应离开胸壁。

考点：胸外按压和正压通气的比例

3. 胸外按压和正压通气需默契配合 需要胸外按压时,应气管插管进行正压通气。因为通气的损害几乎总是新生儿窒息的首要原因,因此胸外按压和正压通气的比例应为 3∶1,即 90 次/分按压和 30 次/分呼吸,达到每分钟约 120 个动作。因此,每个动作约 0.5 秒,2 秒内 3 次胸外按压加 1 次正压通气。

30 秒重新评估心率,如心率仍<60 次/分,除继续胸外按压外,考虑使用肾上腺素。

(五) 喉镜下经口气管插管(图 3-8)**指征**

1. 需要气管内吸引清除胎粪。
2. 气囊面罩正压通气无效或需要延长。
3. 胸外按压。
4. 经气管注入药物。
5. 特殊复苏情况,如先天性膈疝或超低出生体重儿。

考点：气管插管的指征

(六) 喉罩气道

喉罩气道是一个用于正压通气的气道装置。

1. 指征

(1) 新生儿复苏时如气囊-面罩通气无效,气管插管失败或不可行时,喉罩气道能提供有效的正压通气。

(2) 小下颌或舌相对较大,如 Robin 综合征和唐氏综合征。

(3) 新生儿体重≥2000g。

2. 方法 喉罩气道由一个可扩张的软椭圆形边圈(喉罩)与弯曲的气道导管连接而成。

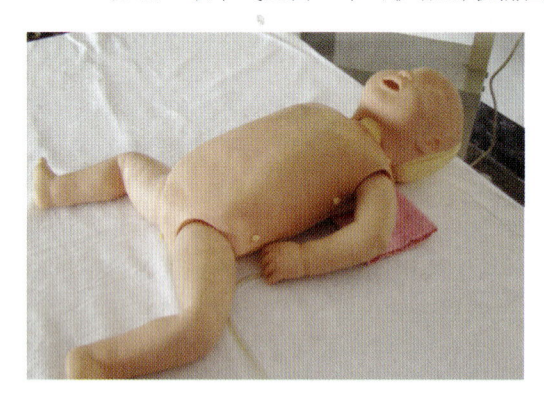

图 3-5 复苏体位

图 3-6 气囊面罩正压通气

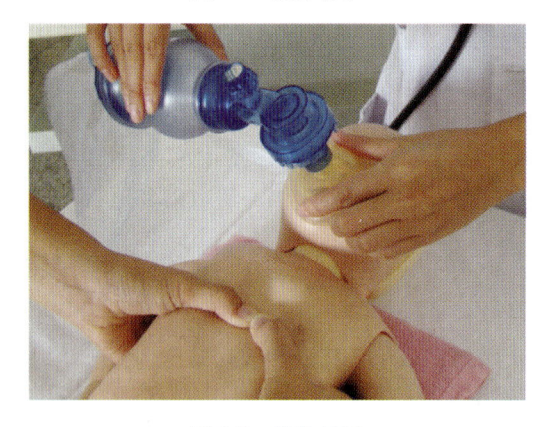

图 3-7 胸外按压

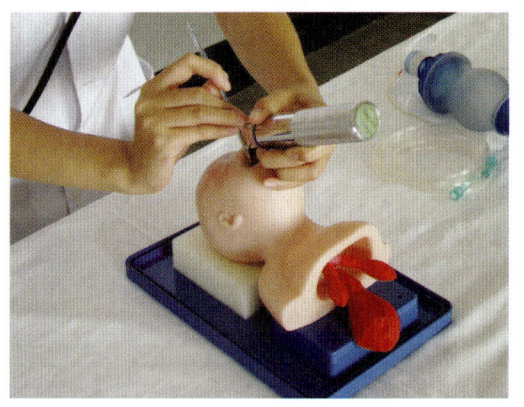

图 3-8 气管插管

新生儿复苏流程如图 3-9。

(宁桂英)

第 8 节 挤奶技术

案例3-8

产妇张良,28岁,足月顺产一男婴24小时。现自觉乳房胀痛,婴儿吸吮困难。为了帮助婴儿吸吮,医嘱:人工挤奶。

问题:1. 实施挤奶术目的是什么?

2. 如何正确实施挤奶术?有哪些注意事项?

(一)目的

1. 保持母亲正常泌乳。

2. 防止乳汁淤积,减轻乳房肿胀。

3. 保持乳腺导管通畅,预防乳腺炎。

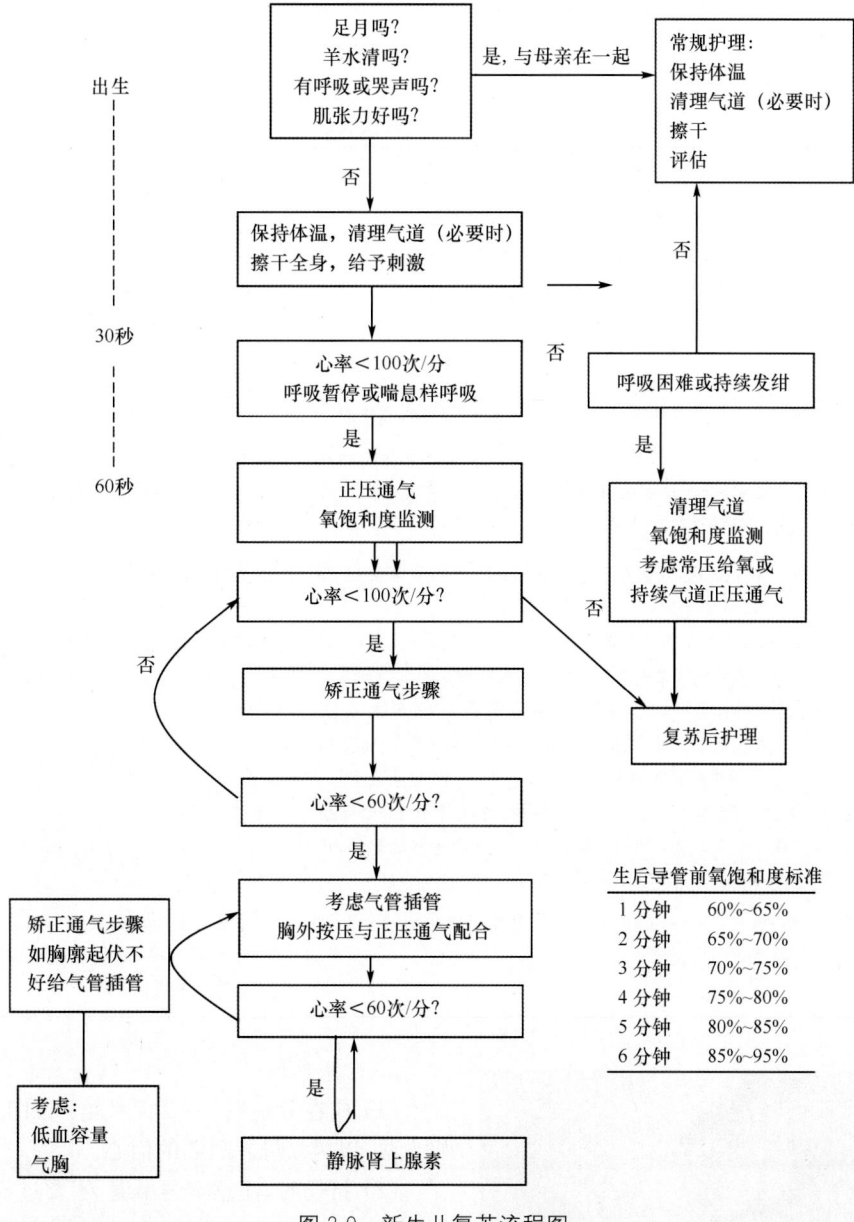

图 3-9 新生儿复苏流程图

（二）操作流程

【评估】
1. 产妇状况及乳房类型，有无乳房胀痛、乳头皲裂及乳腺炎。
2. 产妇及家属对挤奶技术的认识、了解及配合程度。

【计划】
1. 用物准备　大口清洁容器、水盆及毛巾。
2. 护理人员准备　着装规范，举止端庄、大方。洗手，戴口罩。
3. 孕妇准备　洗净双手。

4. 环境准备　环境安静整洁,室温适宜,关闭门窗,屏风或窗帘遮挡,注意保护隐私。

【实施】

1. 操作过程　见表3-10。

表3-10　挤奶操作过程

步骤	内容	护患沟通
操作前准备	着装规范,洗手,戴口罩,备齐用物携至床旁	
问候、核对	问候产妇,查看床头牌、腕带,核对姓名、床号	阿姨,您好,请问您叫什么名字?(林枫)
解释	解释挤奶目的、作用、操作步骤及注意事项	林阿姨,通过挤奶可以使您正常泌乳,减轻乳房肿胀,防止乳汁淤积保持乳腺导管通畅。(知道了)
体位	协助产妇取适合体位,坐或站均可,以产妇感到舒适为宜	林阿姨,这个体位舒适吗?(还好)
热敷按摩	热毛巾敷于一侧乳房3~5分钟后,一手置于乳房下托起乳房,另一手以小鱼际肌按顺时针方向螺旋式按摩乳房。将容器靠近乳房	林阿姨,先用热毛巾敷一下乳房再按摩,对,就是这样,舒服一些吧,请您将容器放在近乳房处
挤奶	(1) 拇指及示指放在乳晕上下方距乳头根部2cm处,二指相对,其他手指托住乳房(图3-10) (2) 拇指及示指向胸壁方向轻轻下压,不可压得太深,否则将引起乳腺导管阻塞。压力应作用在拇指及示指间乳晕下方的乳房组织上,即必须压在乳晕下方的乳窦上 (3) 依各个方向按照同样方法压乳晕,要做到使乳房内每一个乳窦的乳汁都被挤出 (4) 每侧乳房至少挤压3~5分钟,待乳汁少了,即可挤压另一侧乳房,如此反复数次。为挤出足够的乳汁,持续时间应以20~30分钟为宜。	阿姨,请您按我教您的方法来挤奶,对了,就是这样,一侧的乳汁少了,可以挤另一侧乳房了,您做得很好
整理、记录	挤奶结束,协助采取舒适卧位。整理床单位。用物分类处理,洗手,记录	这个卧位舒适吗?床头呼叫器在这儿,有什么不适及时叫我,我会经常来看您,谢谢您的配合。

考点:挤压位置

考点:挤压时间

考点:注意事项

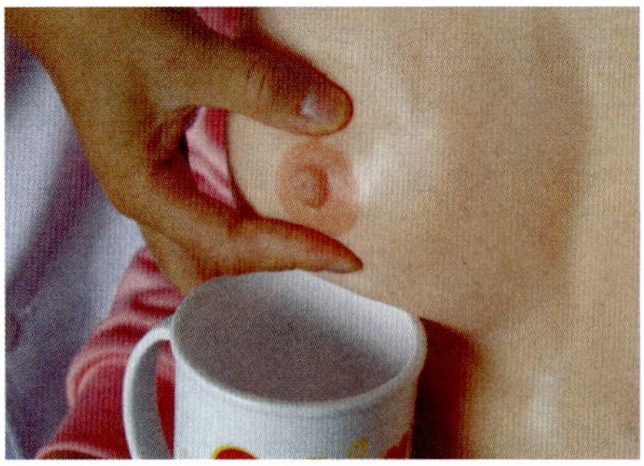

图3-10　挤奶技术

2. 注意事项

(1) 应在分娩后1~2天教给产妇正确的挤奶方法,以树立母乳喂养的信心。

(2) 挤奶时,注意室内温度,不要过于暴露。

(3) 按摩时力量要适度,切忌用力过猛。不要挤压乳头,因为压或挤乳头不会出奶。压乳晕的手指不应有滑动或摩擦式动作,应类似于滚动式动作。

(4) 选择大号容器为好,每次尽量将乳汁挤干净。挤出的乳汁保存在冰箱内,不应超过24小时。

【评价】

1. 产妇学会挤奶方法,并能正确运用。

2. 沟通有效,产妇及家属配合,维护了产妇的自尊。

(宁桂英)

第9节 产后保健操

(一)目的
1. 锻炼腹壁、盆底肌肉,促进其张力的恢复及加强,防止尿失禁、膀胱直肠膨出及子宫脱垂。
2. 有助于产妇体型恢复。

(二)适应证
产后第二天以后的产妇。

(三)操作流程
【评估】
1. 产妇身体状况。
2. 产妇及家属对产后保健操的认识、接受及合作程度。

【计划】
1. 护理人员准备　着装规范,举止端庄、大方,指导产妇锻炼。
2. 产妇准备　衣着宽松,排空膀胱。
3. 环境准备　环境安静整洁,室温适宜。

【实施】
1. 操作过程　见表3-11。

表3-11　产后保健操操作过程

步骤	内容	护患沟通
操作前准备	着装规范,举止端庄、大方	
问候、核对	问候产妇,查看床头牌、腕带,核对姓名、床号	阿姨,您好,请问您叫什么名字?(杨红)
解释	解释产后保健操目的、作用、操作步骤及注意事项	杨阿姨您好,为了预防产后并发症及促进体型的恢复,现在来做产后保健操,好吗?(好的)
第一节 深吸气运动	仰卧,两臂伸直放于身旁,先深吸气,腹壁下陷,然后呼气。目的:锻炼新妈妈的膈肌和胸腹部肌肉,提高肺活量(图3-11)	杨阿姨您做得很好,我们来进行第二节
第二节 缩肛运动	仰卧,两臂伸直放于身旁,交替做肛门的收缩与放松运动。目的:锻炼盆底肌肉,有助于预防产后尿道松弛而引发的溢尿及子宫脱垂(图3-11)	您做得很好,我们来练习第三节
第三节 伸腿动作	仰卧,两臂伸直放于身旁,双腿轮流上举和双腿并举,与身体保持直角。目的:锻炼腰部、臀部、腿部肌肉,有助于身形的恢复(图3-12)	杨阿姨您继续仰卧,为防止子宫脱垂我们来练习第四节

续表

步骤	内容	护患沟通
第四节 腰背运动	仰卧,髋和腿略放松,分开稍屈,尽力抬高臀部及背部,使之离开床面。目的:锻炼腰部、腹部、腿部的肌肉,锻炼身体的平衡性,并防止子宫脱垂(图3-13)	阿姨您做得很好,您还能坚持吗?(还行)那我们来做第五节
第五节 仰卧起坐	仰卧,两手叉腰坐起,两腿伸直(图3-14)	您做得很好
第六节 腰部运动	跪姿,两膝分开,肩肘成垂直。双手平放床面,腰部做左右旋转动作(图3-16)	阿姨您做得很好,我们来练习最后一节了
第七节 全身运动	跪姿,双臂支撑床面,左右腿交换向背后高举(图3-17)	杨阿姨保健操已经完成了,您做得很好
膝胸卧位	胸部与床贴近,尽量抬高臀部,膝关节呈90°角。每次持续时间逐渐延长,从2~3分钟逐渐增至15分钟,产后两周时开始,可预防和纠正子宫后倾(图3-15)	杨阿姨,膝胸卧位可预防和纠正子宫后倾,请两周后开始练习

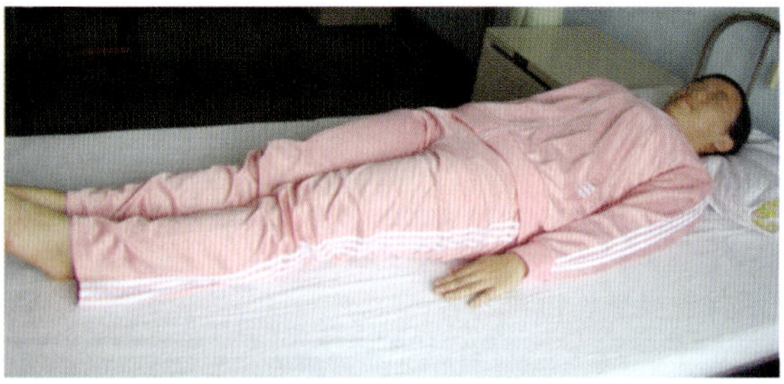

图 3-11 吸气运动

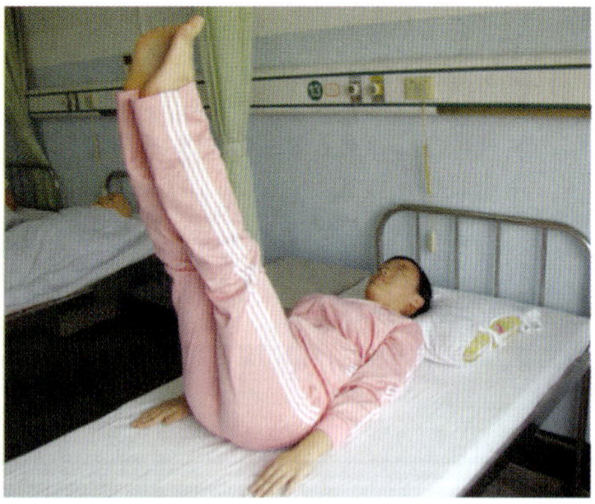

图 3-12 伸腿动作

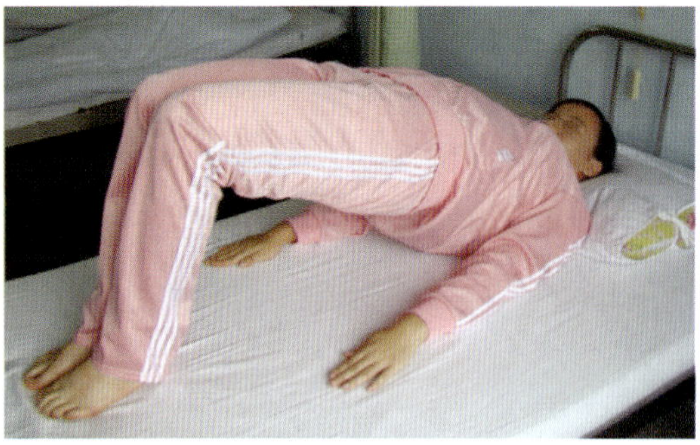

图 3-13 腰背运动

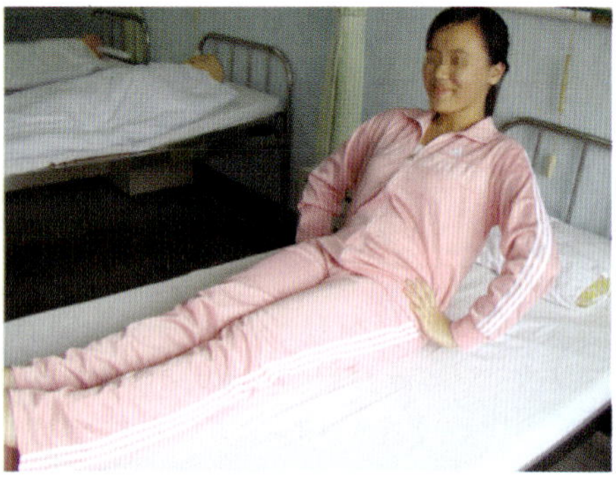

图 3-14 仰卧起坐

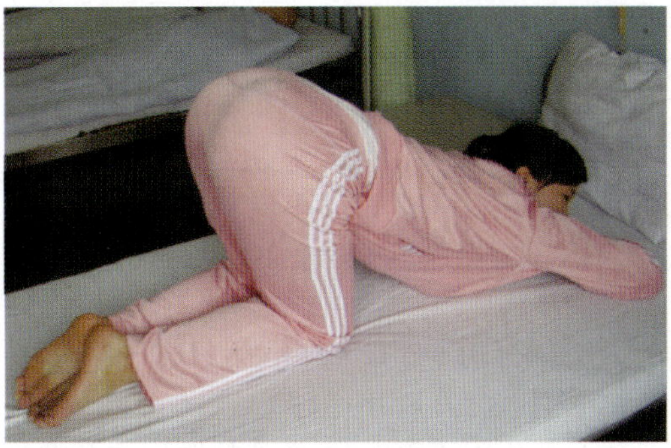

第3章　妇产科常用护理技术

图 3-15　膝胸卧位

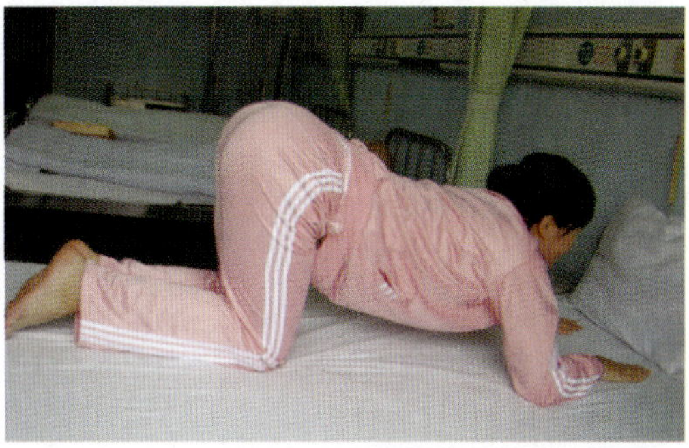

图 3-16　腰部运动

2. 注意事项

（1）根据产妇情况，由弱到强循序渐进地进行练习。一般在产后第2天开始，每1~2天增加1节，每节做4个8拍。

（2）保健操应坚持做到产后6周，6周后应选择其他方式锻炼。

（3）操作完毕，及时擦干汗液，防止着凉。

（4）指导产妇及家属共同学习，以帮助产妇记忆和练习。

考点：注意事项

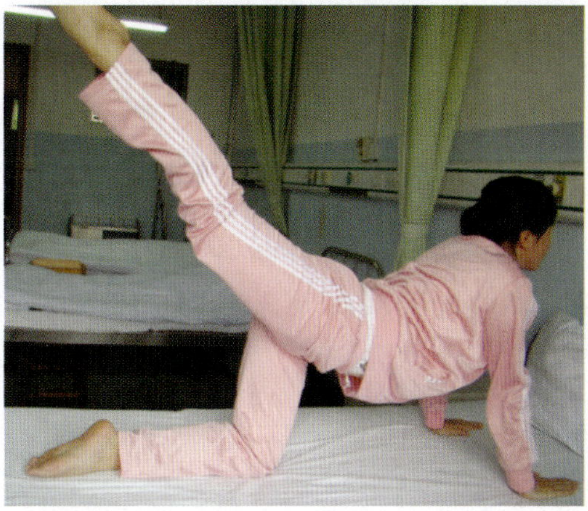

【评价】

1. 产妇了解并掌握了产后保健操的内容，并能正确应用。

2. 护士讲解明了易懂。

图 3-17　全身运动

小结

本章着重介绍了妇产科常用的护理技术，要求护理人员根据患者病情及一般情况，明确各项操作目的，正确实施操作，操作中做到尊重、关心、体贴患者，维护患者自尊。

1. 阴道擦洗、冲洗。根据外阴感染和冲洗目的选择擦洗或冲洗溶液，并避免交叉感染。

2. 阴道灌洗术。在灌洗的过程中应明确灌洗的目的，了解病情，正确选用灌洗液和调整灌洗压力。

3. 阴道及宫颈上药。应根据患者具体情况选用涂擦法、喷撒法、纳入法、子宫颈棉球上药。

4. 在胎心监测时应正确判断胎儿情况以便决定监护时间和时机。

5. 会阴湿热敷时温度要适宜，防止烫伤。休克、虚脱、昏迷、感觉迟钝等患者尤应警惕，对有创口者要严格执行无菌操作。

6. 剖宫产时新生儿护理。正确及时评估新生儿情况，做好抢救的准备及配合工作并做好有关记录。

7. 新生儿复苏术。应遵循4个步骤：①快速评估和初步复苏；②正压通气和氧饱和度监测；③气管插管正压通气和胸外按压；④药物和（或）扩容。以便使新生儿在娩出的最初几分钟内得到迅速、及时、正确的抢救处理，建立有效呼吸，维持正常循环。

8. 分娩后1~2天教给产妇正确的挤奶方法，以树立母乳喂养的信心；产后第2天开始引导产妇进行产后锻炼（产后保健操），应注意运动要由弱到强循序渐进地进行，避免过于劳累，运动中若有出血或不舒适感觉，立即停止操作。

自测题

选择题

A_1 型题

1. 后穹隆穿刺下列哪项是对的（ ）
   A. 仰卧位，用 4 号针头
   B. 坐卧位，用 5 号针头
   C. 膀胱截石位，使用 18 号针头
   D. 侧卧位，用 12 号针头
   E. 随意卧位，几号针头均可以

2. 真菌性阴道炎患者，采用碳酸氢钠溶液阴道灌洗时，适合的配置浓度为（ ）
   A. 4%   B. 5%   C. 6%
   D. 7%   E. 8%

3. 患者，女，32 岁，已婚，白带增多，呈泡沫状，灰黄色，质稀薄，有腥臭味，外阴瘙痒伴灼热感 9 天。检查：阴道黏膜充血（++），有散在红色斑点。给此患者作阴道灌洗选择的溶液应为（ ）
   A. 0.5%醋酸   B. 4%碳酸氢钠
   C. 1∶2000 苯扎溴铵   D. 1∶5000 高锰酸钾
   E. 1∶1000 呋喃西林

4. 老年性阴道炎进行阴道灌洗常用的药液是（ ）
   A. 1%乳酸   B. 2%～4%碳酸氢钠
   C. 0.1%苯扎溴铵   D. 0.1%呋喃西林
   E. 0.9%生理盐水

5. 患者，女，34 岁，已婚，白带增多 2 周，伴外阴瘙痒，3 周来常服用螺旋霉素。查体：外阴潮红，阴道黏膜充血，上覆白色膜状物，宫颈轻度糜烂，白带查滴虫（—），下列处理哪项不正确（ ）
   A. 制霉菌素治疗
   B. 做白带真菌检查
   C. 用咪康唑栓阴道治疗
   D. 加用头孢菌素治疗
   E. 治疗期间避免性生活

6. 阴道灌洗一次灌洗液量为（ ）
   A. 300～400ml   B. 500～800ml
   C. 500～1000ml   D. 1100～1200ml
   E. 1300～1500ml

7. 进行阴道灌洗时，灌洗桶距床面高度一般为（ ）
   A. 40cm   B. 50cm   C. 55cm
   D. 70cm   E. 75cm

8. 用棉球宫颈上药，棉球应在几小时后取出（ ）
   A. 2～4 小时   B. 12～24 小时   C. 6～8 小时
   D. 27 小时   E. 48 小时

9. 进行低压阴道灌洗时，灌洗桶距床面高度是（ ）
   A. 50cm   B. 30cm   C. 40cm
   D. 60cm   E. 70cm

10. 正常胎心率是（ ）
    A. >120 次/分   B. <160 次/分
    C. 120～160 次/分   D. <120 次/分
    E. >160 次/分

11. 下列有关阴道、宫颈上药的方法，正确的是（ ）
    A. 可以直接将药片纳入阴道后穹隆
    B. 使用棉球填塞者必须嘱患者于放药后 48 小时取出棉球
    C. 上药者必须进行会阴部准备
    D. 患者借用喷雾器自己将药物喷到病变部位
    E. 指导患者用棉球涂擦宫颈表面

12. 在新生儿窒息的抢救过程中，新生儿肛温应维持在（ ）
    A. 33.5～34℃   B. 34.5～35℃
    C. 35.5～36℃   D. 36.5～37℃
    E. 37.5～38℃

13. 针对一外阴创伤 4 小时的急诊患者，不适合的护理措施是（ ）
    A. 出血量大时配血，开通静脉，防治休克
    B. 疼痛剧烈者，遵医嘱给予镇静止痛药
    C. 外阴小血肿者，给予热敷
    D. 创面较大者予以清创，并抗感染治疗
    E. 提供心理支持

14. 会阴湿热敷时不妥的做法是（ ）
    A. 可选择 50%硫酸镁溶液作为湿敷溶液
    B. 湿热敷溶液的温度一般选择 60℃左右
    C. 每次热敷时间 15～30 分钟，每日 2～3 次
    D. 热敷面积一般为病损范围的 2 倍
    E. 热敷过程中应注意观察局部有无发红，以

防烫伤
15. 会阴擦洗时不正确的做法是（ ）
    A. 擦洗溶液可选择1∶5000高锰酸钾溶液或0.02%碘伏溶液
    B. 屏风遮挡患者以保护隐私
    C. 第一遍擦洗顺序是自上而下，由外向内，初步清除会阴部的分泌物和血迹
    D. 第二遍擦洗顺序是自上而下，由内向外，最后擦净伤口
    E. 每擦洗一个患者后护理人员应清洁双手，以防交叉感染
16. 患者，女性，诊断：滴虫性阴道炎，不正确的健康教育内容是（ ）
    A. 病原体为顶端有4根鞭毛的阴道毛滴虫
    B. 可导致不孕
    C. 治疗期间禁止性生活
    D. 2%~4%碳酸氢钠溶液冲洗阴道后塞入甲硝唑片或栓效果更好
    E. 连续3次月经干净后查阴道分泌物中滴虫均为阴性为治愈标准
17. 每次哺乳前，产妇清洁乳房应（ ）
    A. 用湿毛巾擦净乳房
    B. 用肥皂水清洁乳房
    C. 用乙醇消毒乳房
    D. 用专用消毒剂消毒乳房
    E. 用碘伏消毒乳房
18. 可以进行产后锻炼的时间是（ ）
    A. 产后第一天   B. 产后第二天
    C. 产后第三天   D. 产后第四天
    E. 产后第五天
19. 适宜碱性溶液冲洗阴道的患者是（ ）
    A. 真菌性阴道炎   B. 滴虫性阴道炎
    C. 老年性阴道炎   D. 前庭大腺炎
    E. 慢性宫颈炎

A₂型题
20. 某产妇，分娩后7日，浆液性恶露，量少，发现侧切伤口局部有硬结。对于该伤口，正确的护理措施是（ ）
    A. 每日观察恶露情况
    B. 每日观察宫缩情况
    C. 分娩后7~10天给予温水坐浴
    D. 勤换会阴垫
    E. 50%硫酸镁溶液湿热敷

21. 患者，女性，26岁，妊娠39周自然顺产1女婴。做产后乳房护理指导不正确的是（ ）
    A. 按摩乳房
    B. 喂奶结束后，挤出乳汁抹于乳头上
    C. 用湿毛巾擦洗乳头
    D. 用乙醇擦洗乳头
    E. 热敷

A₃型题
(22~24题共用题干)
患者，女性，45岁，主诉阴道分泌物增多呈稀薄的泡沫状，外阴瘙痒，伴有烧灼感、疼痛。妇科检查：阴道黏膜充血、白带呈灰白色泡沫状。
22. 该患者为（ ）
    A. 真菌性阴道炎   B. 滴虫性阴道炎
    C. 老年性阴道炎   D. 细菌性阴道炎
    E. 宫颈糜烂
23. 局部用冲洗液及浓度是（ ）
    A. 1%碳酸氢钠溶液 B. 2%碳酸氢钠溶液
    C. 2%醋酸溶液   D. 1%乳酸溶液
    E. 2%乳酸溶液
24. 阴道放药应放在（ ）
    A. 阴道口   B. 阴道前壁
    C. 阴道后壁   D. 阴道后穹隆
    E. 放在阴道任何部位

(25~27题共用题干)
患者，女性，50岁，糖尿病病史，患者自述外阴瘙痒，白带呈豆腐渣样。妇科检查：外阴有抓痕，黏膜有白色膜状物。
25. 该患者为（ ）
    A. 真菌性阴道炎   B. 滴虫性阴道炎
    C. 老年性阴道炎   D. 细菌性阴道炎
    E. 宫颈糜烂
26. 局部用冲洗液及浓度是（ ）
    A. 2%~4%碳酸氢钠溶液
    B. 2%~3%碳酸氢钠溶液
    C. 4%~5%碳酸氢钠溶液
    D. 0.3%~0.5%碳酸氢钠溶液
    E. 0.2%~0.4%碳酸氢钠溶液
27. 局部冲洗后阴道应放置（ ）
    A. 甲硝唑泡腾片   B. 红霉素片
    C. 制霉菌素片   D. 青霉素粉
    E. 链霉素粉

第4章

儿科常用护理技术

第1节 新生儿日常护理技术

一、新生儿体温、体重、身长、头围、胸围的测量方法

案例4-1

冬冬,男,孕36周早产第二天。
问题:1. 请问如何为新生儿做体格检查?
2. 操作中应注意哪些事项?

(一)新生儿体温的测量方法

由于新生儿中枢神经系统发育尚未完善,体温调节功能不稳定,皮下脂肪较薄,体表面积相对大,散热增多,其体温容易受外界环境温度的影响。室温较低时,如保暖不好可出现体温过低;而室温过高时,不注意通风及补充水分,容易发生脱水热。因此,随时监测新生儿体温变化非常必要,能有效防止新生儿体温过低或脱水热。临床常用体温测量方法有:腋下测量法、口腔测量法、直肠测量法、颈部测温法、背部测量法。为保证安全和方便操作的需要,新生儿常采用腋下测量法。

考点:体温测量的目的

【目的】
1. 及时准确了解新生儿的体温变化。
2. 协助诊断,为预防、治疗、康复、护理提供依据。

【评估】
1. 胎龄、出生日龄、发育情况、意识状态、进食情况、一般状态。
2. 环境温度、保暖或降温措施。
3. 确定测温部位、检查测温部位皮肤状况。

【计划】
1. 用物准备 体温测量盘内备:经消毒的体温计、消毒纱布、盛有消毒液的容器、记录本、笔。
2. 护理人员准备 仪表端庄,着装整洁,洗手,戴口罩。
3. 环境准备 安静、整洁、安全,光线充足,温暖(室温在22~24℃)。

【实施】
1. 操作过程 见表4-1。

第4章 儿科常用护理技术

表4-1 新生儿体温测量程序

步骤	内容	护患沟通	
准备	着装整洁、洗手,戴口罩,备齐用物(将体温计水银柱甩至35℃以下),携至床旁		
问候、核对	查看床头牌、核对床号、腕带、母亲姓名。	女士,您好!请问您叫什么名字?(李莉)	
解释	向家长解释和交代测量体温的目的、配合方法及注意事项	李莉阿姨,您好!我是孩子的责任护士张洁,今天是孩子出生第2天需要为孩子测量体温,以便了解孩子身体情况,您看现在可以做吗?(可以)	
取体位	协助把新生儿取仰卧位	李莉阿姨,请把宝宝放平睡好吗?(好的)	
测量体温	打开新生儿包被,解开衣服,暴露腋窝,用纱布擦干腋下汗液,将体温计水银柱一端放在腋窝深处,使体温计紧贴皮肤并屈肘过胸,协助新生儿将体温计夹紧,10分钟后取出	李莉阿姨,我已为宝宝夹好体温计了,请您协助夹紧宝宝的手好吗?测体温时间10分钟。(好的)	考点:测量体温的方法
检视	取出体温计,用消毒纱布擦净,检视体温计所示温度	李莉阿姨,我已为宝宝测好体温计,宝宝的体温是36.3℃,很正常,请您放心	考点:体温的检视
消毒	将体温计放于盛有消毒液的容器内浸泡消毒		考点:体温计的消毒
整理	整理床单位,包好新生儿,清理用物	李莉阿姨,我包好宝宝了,还有什么需要吗?(没有) 谢谢您的配合。床头呼叫器在这儿,有需要请按铃,我们会及时来帮您的。(谢谢)	
记录	洗手,正确记录体温数值		

> **链接**
>
> **颈部测温法**
>
> 优点:测量体温最常用的方法是腋下测量,但在产科病房,测量新生儿腋温时存在不利之处。因为新生儿出生后需要保暖,新生儿包裹较多,每次测试腋温时候需解开衣被,易使新生儿受凉;且新生儿手臂不易固定,夹试体温计时需护理人员扶托。新生儿皮肤较薄,颈部聚集大血管,颈下体温测量能直接反映新生儿的体温变化,测量部位暴露于体表,不会损伤新生儿,不论任何季节都方便测量,既方便安全又减少了并发症的发生;易于被产妇及家属所接受,也减少了护理人员扶托体温计的时间,提高了工作效率,利于临床护理操作。
>
> 适用范围:适合在产科、新生儿室,可以作为新生儿测量体温的常规方法。
>
> 禁忌:正在进行蓝光治疗及颈部冷热敷的患儿不宜采用颈部温度的测量。
>
> 方法:将体温计水银端横放于颈部皮肤皱褶处(图4-1),调整头部位置,固定体温表,时间10分钟。颈部测温不易固定,受气温高低影响也较大,准确性比腋下测温更差,所测温度较口表低0.5~0.7℃,寒冷季节更低。

2. 注意事项

(1) 测温时注意手法要轻柔,防止损伤新生儿皮肤。

(2) 保持室温22~24℃,相对湿度50%~60%。测温过程中注意保暖,以防感冒。

(3) 测体温前30分钟停止喂奶;如有哭闹、进食、沐浴应在30分钟后测量为宜。

(4) 每日测温两次,如高于37.5℃或低于36.0℃时,则应每4小时测温一次,并注意观察,必要时通知医生,及时采取措施。

考点:测量体温的注意事项

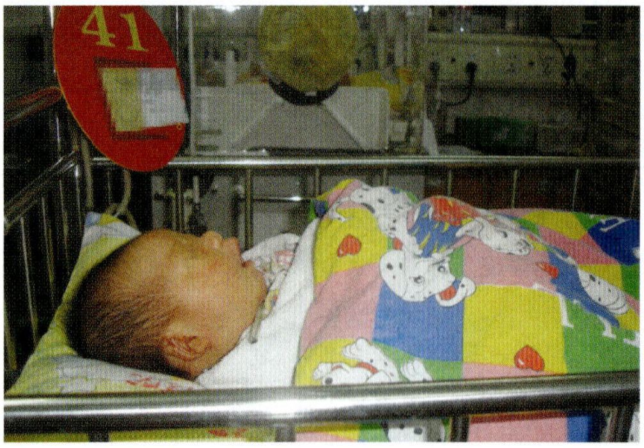

考点：体重测量的目的

图 4-1　颈部测温

【评价】

1. 测温结果准确，测量过程中患儿安全、舒适，无意外发生。
2. 家长理解测体温的目的，积极配合。

（二）新生儿体重的测量方法

【目的】

1. 评价新生儿生长发育及营养状况。
2. 协助疾病的诊断，了解疾病的动态变化。
3. 为新生儿临床用药、补液、热量计算提供依据。

【评估】

1. 新生儿日龄、性别、母亲健康状况。
2. 出生时体重、发育情况、喂养方式、有无感染性疾病及先天性疾病。

【计划】

1. 用物准备　婴儿磅秤、尿布、衣服、毛毯、清洁布等。
2. 护理人员准备　衣帽整洁、洗手、戴口罩。
3. 环境准备　温暖、安静、清洁、空气新鲜、光线充足。

【实施】

考点：体重测量的方法

1. 操作过程　见表4-2

表 4-2　新生儿体重测量程序

步骤	内容	护患沟通
准备	着装规范，洗手，戴口罩，备齐用物携至床旁	
问候、核对	查看床头牌、核对床号、腕带、母亲姓名	早上好！请问您叫什么名字？（李莉）
解释	向家长解释和交待测量体重的目的，取得家长的配合	李莉阿姨，您好！我是孩子的责任护士张洁，今天是孩子出生第2天，由于孩子是早产，出生时体重不足，需测量体重，以便于制订治疗方案。宝宝好吗？您看现在测量可以吗？（宝宝挺好的，现在可以测量）
铺巾调节	将清洁布铺在婴儿磅秤的秤盘上，将指针调至"零"点（图4-2A）	
测量	脱去新生儿衣物及尿布，将新生儿轻稳地放在秤盘上，将左手悬于小儿上方以保护新生儿的安全，读婴儿秤读数（图4-2B）。将新生儿抱回床上，穿上衣服，更换尿布包被，核对新生儿	是2床的宝宝吗？张阿姨又来看你了，还记得阿姨吗？准备测量体重了，现在阿姨为你脱下衣服。好了，衣服脱好了，阿姨抱你到秤盘上。宝宝不要害怕，宝宝真听话。体重称好了，阿姨为你穿好衣服换好尿布，舒服吗？宝宝的体重是2100g。现在抱你回床上睡好。李莉阿姨，我已为宝宝测好体重了，宝宝的体重是2100g

140

续表

步骤	内容	护患沟通
整理	包好新生儿,整理用物	李莉阿姨,我包好宝宝了,还有什么需要吗?(没有)谢谢您的配合,床头呼叫器在这儿,有需要请按铃,我们会及时来帮助您的(谢谢)
记录	洗手,正确记录体重(以千克为单位,记录至小数点2位)	

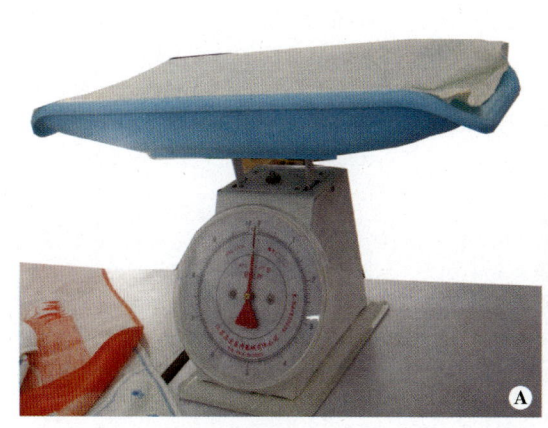

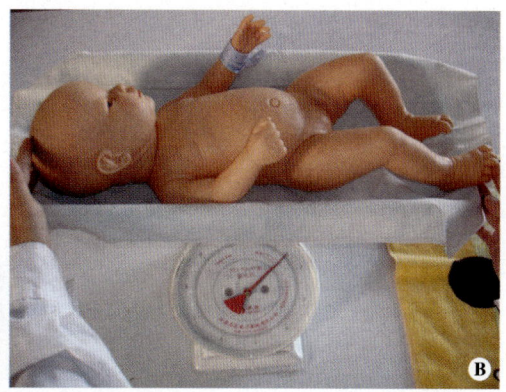

图 4-2 新生儿体重测量

2. 注意事项

(1) 每日测量1次,但应固定测量时间(最好在早晨喂奶前、便后测量),固定婴儿磅秤。

(2) 注意保暖、确保安全。如室温较低或为体温过低的新生儿测体重时,可先称清洁衣服、尿布、毛毯的重量,为新生儿更换已称过的清洁衣服、尿布、毛毯后再称体重,后者减去前者,即为新生儿体重。

(3) 测量体重数值与前次数值差异较大时,应重新测量、核对。

考点:测量体重的注意事项

【评价】

1. 测量准确、安全、未受凉。
2. 操作程序正确、动作轻稳、家长满意。

(三)新生儿身长的测量方法

考点:身长测量的目的

【目的】

1. 评价新生儿骨骼发育及营养状况。
2. 协助疾病的诊断。

【评估】

1. 新生儿日龄、性别、一般状况、母亲健康状况。
2. 出生时身长、种族、遗传、喂养方式、有无感染性疾病及先天性疾病。

【计划】

1. 用物准备 卧式身长测量板或测量床、清洁布、记录本和笔。
2. 护理人员准备 衣帽整洁、洗手、戴口罩。
3. 环境准备 温暖、安静、清洁、舒适、空气新鲜。

141

【实施】

1. 操作过程　见表 4-3。

表 4-3　新生儿身长测量程序

步骤	内容	护患沟通
准备	着装规范,洗手、戴口罩,备齐用物携至床旁	
问候、核对	查看床头牌、核对床号、腕带、母亲姓名	早上好!请问您叫什么名字?(李莉)
解释	向家长解释和交代测量身长的目的,取得家长的配合	李莉阿姨,您好!我是孩子的责任护士张洁,今天是孩子出生第七天,由于孩子是早产,经过治疗,孩子基本情况良好,可以出院了,出院前再为你孩子测一次身长,看他长了多少。宝宝好吗?您看现在测量可以吗?(宝宝挺好的,现在可以测量)
铺巾	将清洁布铺在卧式的身长测量板上	
测量	将新生儿置于测量板中线上,使头顶在测量板顶端,护士将左手按住新生儿双膝使双腿靠拢并伸直,右手移动足板,使足板轻贴双侧足跟,使两侧标尺刻度相同时,读其读数(图 4-3)	是 2 床的宝宝吗?张阿姨又来看你了,还记得阿姨吗?准备测量身长了,现在阿姨抱你到身长测量板上。宝宝不要害怕,宝宝真听话,这样躺着舒服吧。身长测量好了,宝宝的身长是 50cm。现在阿姨抱你回床上睡好。李莉阿姨,我已为宝宝测好身长了,宝宝的身长是 50cm。宝宝长高了,真为您高兴
整理	安置新生儿,整理用物	李莉阿姨,我包好宝宝了,还有什么需要吗?(没有)谢谢您的配合,床头呼叫器在这儿,有需要请按铃,我们会及时来帮助您的(谢谢)
记录	洗手,正确记录测量结果(以厘米为单位)	

考点:身长测量的方法

考点:测量身长的注意事项

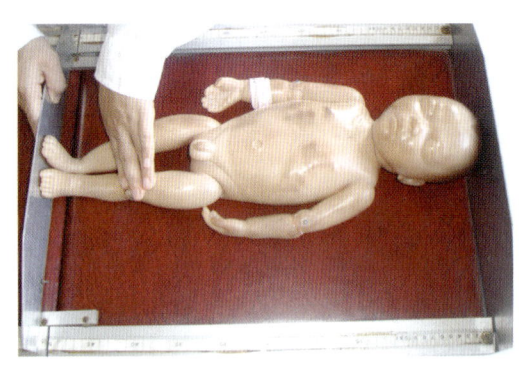

图 4-3　新生儿身长的测量方法

2. 注意事项

(1) 测量时使新生儿头正、腰平、腿直,以减少误差。

(2) 每次测得数值应与前次身长数比较,如测量数值与前次数值有较大差异时,应重新测量。

(3) 注意保暖和安全,避免损伤。

【评价】

1. 新生儿在测量过程中安全、无着凉、无损伤。

2. 测量数值准确、记录及时。

（四）新生儿头围的测量方法

【目的】
1. 评估新生儿脑、颅骨发育状况。
2. 协助疾病诊断。

【评估】
1. 新生儿日龄、性别、产式、一般状况、母亲健康状况。
2. 出生时头围数值、有无感染性疾病及先天性疾病。

【计划】
1. 用物准备　软尺。
2. 护理人员准备　衣帽整洁、洗手、戴口罩。
3. 环境准备　安全、清洁、舒适、温暖、空气新鲜。

【实施】
1. 操作过程　见表4-4。

考点：头围测量的目的

表4-4　新生儿头围测量程序

步骤	内容	护患沟通
准备	着装规范,洗手,戴口罩,备齐用物携至床旁	
问候、核对	查看床头牌、核对床号、腕带、母亲姓名	早上好！请问您叫什么名字？（李莉）
解释	向家长解释和交代测量头围的目的,取得家长的配合	李莉阿姨，您好！我是孩子的责任护士张洁，今天是孩子出生第七天，由于孩子是早产，经过治疗，孩子基本情况良好，可以出院了，出院前再为您孩子测一次头围，看他长了多少？宝宝好吗？您看现在测量可以吗？（宝宝挺好的，现在可以测量）
测量	新生儿取卧位,护士用左手拇指将软尺"0"点固定于新生儿头部右侧沿眉弓上缘绕枕后结节,与"0"点相交,准确读其测量数值（图4-4）	是2床的宝宝吗？张阿姨又来看你了，还记得阿姨吗？现在阿姨来为你测量头围。宝宝不要害怕，宝宝真听话，这样躺着舒服吧。头围测量好了。宝宝的头围是32cm。现在阿姨抱你回床上睡好。李莉阿姨，我已为宝宝测好了头围，宝宝的头围是32cm。宝宝在不断生长，请您放心。
整理	安置新生儿,整理用物	李莉阿姨，我包好宝宝了，还有什么需要吗？（没有）谢谢您的配合，床头呼叫器在这儿，有需要请按铃，我们会及时来帮助您的。（谢谢）
记录	洗手,正确记录测量结果（以厘米为单位）	

考点：头围测量的方法

2. 注意事项
(1) 新生儿测量头围过程中,软尺紧贴皮肤,左右对称。头颅畸形者取其最大直径。
(2) 注意观察新生儿头部、囟门的形状及面部表情,如发现异常应及时通知医生。

考点：测量头围的注意事项

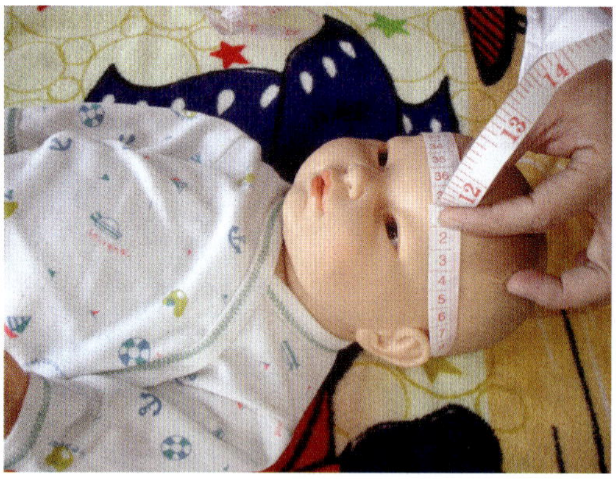

考点：胸围测量的目的

图 4-4　新生儿头围的测量方法

1. 用物准备　软尺、毛巾被。
2. 护理人员准备　衣帽整洁、洗手、戴口罩。
3. 环境准备　舒适、安全、阳光充足、空气新鲜、温暖（室温 22～24℃）。

【实施】
1. 操作过程　见表 4-5。

【评价】
测量过程中，新生儿安全、方法正确、结果准确无误。

（五）新生儿胸围的测量方法
【目的】
1. 评估新生儿胸廓、胸背肌肉、皮下脂肪及肺发育状况。
2. 为疾病诊断提供依据。

【评估】
新生儿日龄、性别、发育、胸廓形状及营养状况。

【计划】

表 4-5　新生儿胸围测量程序

步骤	内容	护患沟通
准备	着装规范，洗手，戴口罩，备齐用物携至床旁	
问候、核对	查看床头牌、核对床号、腕带、母亲姓名	早上好！请问您叫什么名字？（李莉）
解释	向家长解释和交代测量胸围目的，取得家长的配合	李莉阿姨，您好！我是孩子的责任护士张洁，今天是孩子出生第七天，由于孩子是早产，经过治疗，孩子基本情况良好，可以出院了，出院前再为您孩子测一次胸围，看他长了多少？宝宝好吗？您看现在测量可以吗？（宝宝挺好的，现在可以测量）
测量	新生儿取仰卧位，解开衣服，护士用右手拇指将软尺"0"点固定在新生儿一侧乳头下缘，左手将软尺经右侧绕至背部、两侧肩胛下角下缘，经左侧与"0"点相交，并读其读数（以厘米为单位）（图 4-5）	是 2 床的宝宝吗？张阿姨又来看你了，还记得阿姨吗？准备测量胸围了，现在阿姨为你解开衣服测量。宝宝不要害怕，宝宝真听话，这样躺着舒服吧。胸围测量好了，宝宝的胸围是 30cm。现在阿姨为你穿上衣服，抱你回床上睡好。李莉阿姨，我已为宝宝测好胸围了，宝宝的胸围是 30cm。宝宝在不断生长，请您放心
整理	整理好新生儿衣服、包裹，整理用物	李莉阿姨，我包好宝宝了，还有什么需要吗？（没有）谢谢您的配合，床头呼叫器在这儿，有需要请按铃，我们会及时来帮助您的（谢谢）
记录	洗手，正确记录测量结果（以厘米为单位）	

考点：胸围测量的方法

2. 注意事项

（1）测量过程中，注意左右对称，将软尺轻贴皮肤；如哭闹、异常呼吸时，停止测量。

（2）注意手法轻柔、保证安全。

（3）注意保暖，勿暴露过多。

【评价】

测量方法正确，结果准确；新生儿安全，无着凉。

考点：测量胸围的注意事项

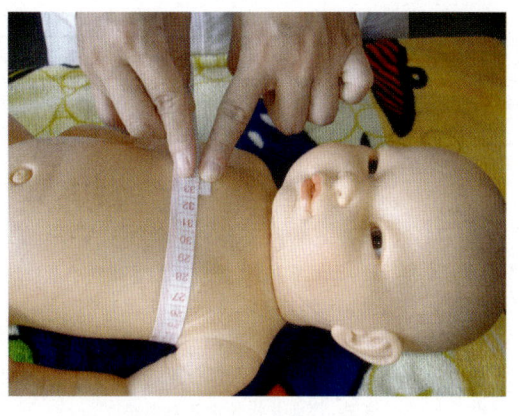

图 4-5　新生儿胸围的测量方法

二、新生儿喂养

新生儿生长发育迅速，所需营养物质较多，而新生儿消化功能尚不成熟，为促进其健康成长，必须十分重视新生儿的合理喂养。新生儿喂养方式有三种：母乳喂养、人工喂养、混合喂养。三种方式以母乳喂养最理想，混合喂养次之。新生儿应尽量用母乳喂养。

> **案例4-2**
>
> 一足月顺产3天新生儿，每次哺乳后都易吐乳，而经检查又未发现器质性病变。请你指导家长正确哺乳。
>
> 问题：1. 喂奶前需做哪些准备？
> 2. 喂奶时应采取的正确姿势是怎样的？
> 3. 喂奶后如何防止溢奶？

（一）母乳喂养

母乳营养丰富，是新生儿最好的天然食品。母乳喂养是全社会极力倡导的科学育儿方法。

考点：母乳喂养的重要性

【目的】

满足新生儿生长发育的需要。

【评估】

1. 新生儿日龄、营养状况及吸吮能力。
2. 母亲对母乳喂养的认知水平、接受程度及心理反应
3. 母亲的身体状况、生活方式、乳头条件(有无凹陷、皲裂、感染等)，乳汁分泌情况。

【计划】

1. 用物准备　根据需要准备靠椅、小凳、消毒棉签、生理盐水或清洁毛巾、尿布。
2. 环境准备　安静、清洁、温暖、舒适、阳光充足、空气新鲜。

【实施】

1. 操作过程　见表4-6。

表 4-6　母乳喂养操作过程

步骤	内容	护患沟通
准备	为新生儿更换尿布、洗手	李莉阿姨，您好！又到为孩子喂奶的时间了，我先为宝宝更换尿布

续表

步骤	内容	护患沟通
操作	(1) 用消毒生理盐水棉签或清洁毛巾清洗乳头及乳晕，如有乳头凹陷或平坦者，哺乳前用毛巾热敷并按摩乳房3～5分钟，挤出少量乳汁 (2) 母亲坐在靠椅上将脚放在小凳上，抱起新生儿斜卧于母亲怀中，使新生儿头、肩枕于母亲哺乳侧的肘弯处，面对乳房，用另一手的示指和中指，分别放在乳房上、下方，托起乳房，将乳头及部分乳晕，放入新生儿口中（图4-6A） (3) 喂后，将新生儿轻轻竖起，轻拍后背（图4-6B），以免溢乳，协助并指导母亲戴乳垫	李莉阿姨，请您用清洁毛巾清洗您的乳头及乳晕，乳头有凹陷或是平坦吗？是的话用热毛巾热敷并按摩乳房3～5分钟，挤出少量乳汁。请您坐在靠椅上，将脚放在小凳上，请您曲肘，抱住宝宝，把宝宝的头、肩枕在您哺乳侧的肘弯处，面对乳房，请用另一只手的示指和中指分别放在乳房上、下方，托起乳房，将乳头及部分乳晕放入宝宝的口中。宝宝吃饱了吗？请将宝宝轻轻竖起，轻拍后背，以免溢乳
整理	整理用物及重新包裹新生儿，使其处于舒适状态	宝宝，吃饱了，舒服吗？好好睡
记录	记录哺乳的量及新生儿的状况	

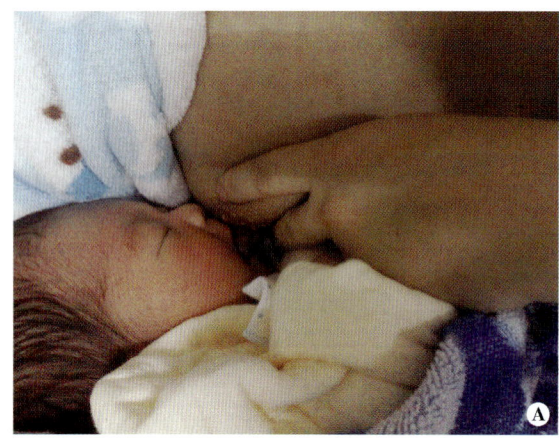

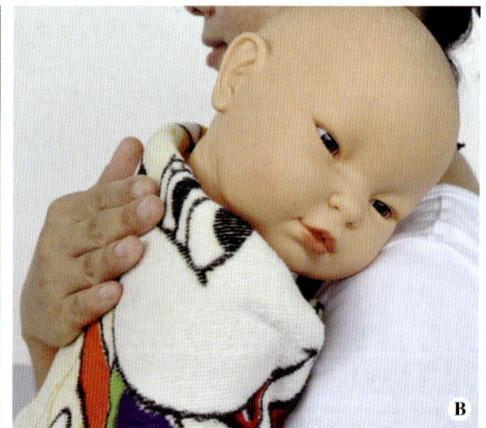

考点：母乳喂养的正确方法

图 4-6　母乳喂养方法
A. 喂乳；B. 竖立拍背，排出胃内空气

链接

母乳喂养的优点

母乳是新生儿最理想的天然食品，其优点有：
(1) 母乳营养丰富，钙、磷比例适宜，容易消化、吸收。
(2) 母乳中含有多种免疫成分，有增进新生儿免疫能力的作用。
(3) 母乳中含有多种优质蛋白，有利于新生儿神经系统的发育。
(4) 母乳中矿物质含量较低，降低肾的溶质负荷。
(5) 母乳喂养可增进母子感情，有利于新生儿身心发育。
(6) 母乳喂养方便，温度适宜、经济，随时观察新生儿的变化，有利于母亲产后子宫复原，推迟月经复潮，有利于计划生育。

2. 注意事项

(1) 新生儿分娩后30分钟，在母亲及新生儿身体状况良好情况下，应尽早哺乳，每次哺乳时间为 15~20 分钟,按需哺乳。

(2) 新生儿吃了大量的母乳,就得到了所需要的水分和蛋白质,因而纯母乳喂养的新生儿,一般不需要额外补水。

考点:母乳喂养注意事项

(3) 乳房持续充盈,可导致乳汁分泌减少,每次哺乳均应吸空两侧乳房,先吸空一侧,再吸空另一侧。若有乳房肿胀时,应用吸奶器吸出乳汁。

(4) 母乳充足尽量不用奶瓶喂哺,因橡皮奶头易于吮吸,新生儿习惯后就不愿接受母乳。

(5) 哺乳时,母亲取坐位,并勿使乳房压着新生儿鼻孔以防止影响新生儿呼吸。

(6) 哺乳后挤出少量乳汁涂在乳头及乳晕处,可预防乳头皲裂;禁用肥皂、乙醇擦拭乳头。

(7) 母亲患有急、慢性传染病,严重肝、肾、心脏疾病和急性乳腺炎时不宜或暂停哺乳。暂停哺乳者必须定时将乳汁挤出或用吸奶器吸出。

(8) 由于新生儿的胃呈水平位,故每次哺乳后需将新生儿竖起,轻拍后背,排出胃内空气,以防溢奶。

【评价】

1. 母乳喂养有效,母婴身心健康。

2. 哺喂过程中,无呛乳发生,哺喂后无溢乳发生。

(二)人工喂养

人工喂养是新生儿以其他代乳品(牛乳、羊乳等)完全代替母乳喂养。牛乳是新生儿最常用、最好的代乳品,含较高的蛋白质及无机盐,但缺少乳糖,不易消化和吸收。通过加糖、加水进行合理调配,使牛乳的营养成分尽可能与人乳相似,使其容易消化、吸收。

考点:人工喂养的目的

【目的】

满足不能用母乳喂养的新生儿的营养需求,促进新生儿的生长发育。

【适应证】

由于各种原因母亲不能哺喂的新生儿。

【评估】

1. 新生儿日龄、吸吮能力、发育情况、有无感染及其他疾病。

2. 乳液配比情况,质量是否合理。

3. 家长对人工喂养的认知水平、掌握程度。

4. 鼻饲法喂养时评估新生儿鼻腔状况(有无鼻中隔偏曲、鼻腔炎症、阻塞等)。

【计划】

1. 用物准备

(1) 配乳用物:配乳卡、床号牌、乳瓶、瓶筐、天平秤、大量杯、漏斗、搅拌棒、汤匙、消毒纱布、乳类(鲜牛乳或全脂乳粉或新生儿配方乳粉)、白糖、温开水、滴管、广口容器等。

(2) 喂乳用物:治疗盘内盛:已装乳液的奶瓶、无菌橡胶乳头、纸巾、镊子、尿布等。

2. 操作者的准备　穿戴整洁、洗手。

3. 环境准备　清洁、安静、舒适、空气新鲜、阳光充足。

【实施】

1. 配乳法

(1) 普通牛乳的配制法:有全乳、4∶1乳、3∶1乳、2∶1乳、1∶1乳等。出生1~2周的新生儿,可选用2∶1乳(即2份鲜牛乳1份水),随着生长发育的需要逐渐增至3∶1乳或4∶1乳,1~2个月后至全乳。上述乳液均需加5%~8%糖,方可满足新生儿的能量需要。如为全脂奶粉,则按重量比为1∶8(1g奶粉加8g水),或按容积比为1∶4(1匙奶粉加4匙水)加开水调成乳液,其成分与新鲜牛乳相似。

考点:乳液的调配

(2)酸乳配制法:在煮沸冷却后的100ml牛乳中加入10%乳酸5ml或橘子原汁6ml即成。

(3)脱脂牛乳配制法:将牛乳煮沸后冷却8～12小时,祛除表面的乳皮,反复2～3次即成。喂前再加糖煮沸。

2. 喂乳法

(1)乳瓶喂乳法:适用于既有吸吮能力又有吞咽能力的新生儿采用的方法,见表4-7。

表4-7 乳瓶喂乳法

步骤	内容	护患沟通
准备	戴帽,洗手,戴口罩。根据体重计算新生儿一天所需要的乳量,用量杯测量所需要水及乳量,分别倒入大量杯中,将称得的糖量加入量杯,用搅拌棒搅拌均匀,加温后即可哺喂	
核对	核对新生儿及配乳卡,检查奶液有无变质	你是2床的宝宝吗?肚子饿了吧?又到吃奶时间了,阿姨又来为你喂奶了
操作	(1)将大小合适的无菌奶嘴套在奶瓶口上,倒置奶瓶,奶液能一滴一滴流出,两滴之间稍有间隔为宜 (2)为新生儿更换尿布后洗手 (3)抱起新生儿,垫小毛巾或纸巾于颈部。护士坐在凳上,使新生儿头、肩枕于护士左臂上呈半卧位。右手将奶瓶倒转,滴1～2滴奶液于手背部或手臂掌侧,以温热(40℃左右)不烫手为宜 (4)倾斜奶瓶使奶充满整个奶嘴,再放在新生儿舌上,即开始喂食。喂食中可移动奶瓶,以刺激吸吮 (5)喂毕,轻按新生儿下颌,使嘴张开后取出奶嘴 (6)将新生儿轻轻竖起,轻拍后背,以驱尽胃内空气。放回婴儿床,取右侧卧位	阿姨先为你更换尿布,尿布换好了,舒服吧?现在开始吃奶了。宝宝,吃饱了,舒服吗?好好睡
整理	冲洗奶瓶及奶嘴后煮沸消毒10～15分钟	
记录	记录哺乳的量及新生儿的状况	

注意事项:选择适宜的乳瓶及奶嘴,奶嘴的软硬度与奶嘴孔大小适宜;人工喂养应定时、定量喂养,牛乳一般3.5～4小时哺喂1次,每日约6～7次,随月龄增加,乳量将增加,减少哺喂次数。

(2)滴管喂养法:适用于有吞咽能力但无吸吮能力的新生儿或衰弱患儿喂养。

操作方法:用滴管吸乳液,轻按下颌,先滴一滴乳液到新生儿口内,观察有下咽动作后,再滴下一滴。每次滴入量应视新生儿吞咽情况而定,乳液切勿过多,以防呛咳。其余操作同乳瓶喂养法。

注意事项:视具体情况决定乳液滴速和量,喂乳时应专心。注意维持乳液温度。

(3)鼻饲喂养法:适用于吸吮及吞咽能力较弱的早产儿、昏迷、患口腔疾病和牙关紧闭患儿。

操作方法:基本同成人鼻饲法;但插管长度一般为10cm;胃容量为30～60ml。

注意事项:注意胃管插入长度,边观察边灌奶,注意灌注量和温度。每天进行口腔护理3～4次;每3～4天更换一次胃管;拔管时动作要轻,将胃管开口端反折,拔到咽喉处迅速拔出,以防管内容物滴入气管。

第4章　儿科常用护理技术

【评价】
(1) 乳液配制方法正确、质量合格,执行无菌操作,能够满足新生儿生长发育的需要。
(2) 家长学会乳液的配制,积极学习人工喂养的有关知识。

（三）混合喂养

混合喂养是因母亲乳量不足或其他原因不能全部以母乳喂养,部分由其他代乳品补替者。混合喂养优于人工喂养,分为补授法和代授法两种。

1. 代授法　是母亲乳汁足够,但因特殊原因不能完全承担哺喂。以人工喂养部分代替母乳喂养。一般每天喂哺母乳次数不少于3次,其余由其他乳品代替。

【护考链接】
婴儿,10日龄。体重3.5kg,足月顺产。
问题：1. 如果给该婴儿母乳喂养,如何正确喂养?
2. 如果该婴儿的母亲检查为乙肝表面抗原阳性,其他检查无异常,则应给予何种喂养方式?
3. 如果该婴儿只能人工喂养,最好选用什么乳制品?

2. 补授法　补授法是母乳分泌量不足而无法改善,或其他原因不能完全由母乳喂养时,先喂母乳,将乳房吸空,不足部分由其他乳品补充。

(董小萍)

第2节　新生儿皮肤护理

【案例4-3】
刘女士,昨天上午7时顺利娩出一足月男婴,出生1分钟Apgar评分为10分。现一般情况好,请你对新生儿进行沐浴,并为他实施脐部护理及抚触护理。
问题：1. 进行沐浴及实施脐部护理、抚触护理的目的是什么?
2. 怎样正确实施操作过程?有哪些注意事项?

新生儿皮肤娇嫩,皮肤角化层较薄,皮肤缺乏弹性,防御外力的能力较差,当受到轻微的外力就会发生损伤,皮肤损伤后又容易感染。而且新生儿的脐带残端与血管相通,护理不当细菌侵入,轻者引起脐周发炎,重者造成败血症而危及新生儿的生命。清洁是健康的保证。新生儿洗澡和洗澡后的脐部护理,以及大小便后清洗臀部是保证皮肤清洁不可缺少的措施。

一、新生儿沐浴法

考点：沐浴的目的

（一）目的
1. 使新生儿皮肤清洁,预防皮肤感染。
2. 促进皮肤排泄及血液循环,活动肌肉和肢体,使之舒适。
3. 观察全身皮肤及肌体活动状态,及时发现异常情况。

（二）适应证
适用于出生8～12小时后新生儿,一般状态良好者。

（三）禁忌证
未成熟儿,颅内出血,高热,严重皮肤感染者禁用。

（四）操作流程
【评估】
1. 新生儿的皮肤及一般情况,母亲对沐浴的理解和认同程度。
2. 新生儿的日龄,合作程度,哺乳时间(沐浴应在喂奶前或喂奶后1小时进行,预防溢乳。)

【计划】

1. 用物准备　大、小毛巾各一条,婴儿包单,尿布,清洁衣裤,一次性防水脐贴,脐带敷料,无菌棉签,棉球,75%乙醇,婴儿爽身粉,液状石蜡,消毒植物油,抗生素滴眼液,婴儿磅秤,沐浴装置,5%鞣酸软膏,婴儿专用沐浴液(皂)。

2. 护理人员准备　衣帽整洁,洗手。

3. 环境准备　关闭门窗,室内温、湿度适宜(温度24~28℃,湿度55%~65%)。

【实施】

1. 淋浴法

(1) 操作过程:见表4-8。

表4-8　新生儿沐浴操作程序

步骤	内容	护患沟通
准备	护士系上围裙,洗净、消毒双手,戴口罩。将水温调至40~45℃左右,沐浴台上铺大毛巾,沐浴池内放婴儿沐浴托,将所需用的物品放置在处置台上	
核对解释	查看床头牌、核对床号、腕带、母亲姓名;向产妇及家属介绍沐浴的目的和方法,取得家长的配合	早上好!请问您叫什么名字?(刘梅) 刘梅阿姨,您好!我是孩子的责任护士李悦,为使孩子舒适,预防皮肤感染,需要为您的孩子洗澡,宝宝好吗?您看现在做可以吗?(可以)
操作	(1) 检查、测体重:护士将新生儿放置沐浴台上,打开包被,脱去衣服,解尿布,测体重,脐部粘贴一次性防水脐贴后,检查新生儿全身皮肤情况 (2) 洗脸:护士将新生儿移至沐浴池内的沐浴托上放稳后,按顺序清洗脸部:用清洁毛巾洗眼,从内眦向外角擦拭,依次擦额部、鼻翼、面部、下颌,注意鼻孔、耳郭、外耳道清洁 (3) 洗头、颈部:抱起小儿,清洁头部,用左手托住头颈部,拇指与中指分别将小儿双耳郭折向前方,轻轻按住,堵住外耳道口,左臂及腋下夹住臀部及下肢,湿润头发,将婴儿皂,抹涂在手上搓出泡沫后再涂到新生儿头、颈部,用温水冲洗干净 (4) 洗上肢、躯干、下肢:涂皂至上肢—躯干—下肢;最后洗腹股沟—臀部—外生殖器,然后用温水冲洗泡沫至干净(图4-7) (5) 将新生儿抱至沐浴台上,用大毛巾轻轻沾干全身,去除防水脐贴,脐带用75%酒精棉签擦拭,更换脐带敷料;在颈下、腋下、腹股沟处,涂爽身粉,臀部涂5%鞣酸软膏,穿衣服,兜尿布,检查腕圈是否脱落,字迹是否清楚,给脱落者补上腕圈,字迹写清楚后,核对床号,裹好包被,抱送母亲	是1床的马力宝宝吗?李阿姨又来看你了,还记得阿姨吗?阿姨来为你洗澡了,现在阿姨为你解开衣服,马力宝宝躺好,阿姨先为你测体重,宝宝的体重是3300g开始洗头了,小头洗好了,该洗身体了,不要害怕,阿姨会轻点洗的,洗好澡了,阿姨为你擦干身体,清洁脐部,涂上爽身粉,穿上衣服,舒服吧。刘梅阿姨,已经为您的孩子洗好澡了,我每天都会来为宝宝洗澡的,您要努力母乳喂养,这样对宝宝的发育有益,您还有什么需要吗?(没有,谢谢!) 那好,有事儿随时找我,我会经常来看宝宝。再见!
整理	用消毒液清洗沐浴台及沐浴池,洗手,做好记录	

第4章 儿科常用护理技术

(2) 注意事项

1) 淋浴时动作应轻柔而敏捷,勿使水或皂沫进入耳、眼内,防止新生儿受惊及损伤。

2) 注意保暖,防止受惊。

3) 淋浴时应注意观察新生儿全身情况,如有异常及时报告医生。

4) 对于第一次淋浴的新生儿,应先用消毒纱布蘸消毒植物油擦去胎脂再淋浴。

2. 盆浴法

(1) 操作过程:见表4-9。

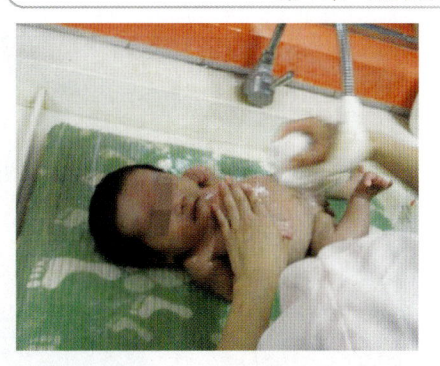

考点: 新生儿淋浴注意事项

图4-7 新生儿淋浴

表4-9 新生儿盆浴操作程序

步骤	内容	护患沟通
准备	护士系上围裙,洗净、消毒双手,戴口罩。调节室温在25℃,浴盆内盛2/3温水,水温在38~40℃为宜或以手腕试温觉较暖即可。将浴盆放在处置台上或床旁的板凳上	
核对解释	查看床头牌、核对床号、腕带、母亲姓名;向产妇及家属介绍盆浴的目的和方法,取得家长的配合	早上好!请问您叫什么名字?(刘梅) 刘梅阿姨,您好!我是孩子的责任护士李悦,为使孩子舒适、预防皮肤感染,需要为您的孩子洗澡,宝宝好吗?您看现在做可以吗?(可以)
操作	(1) 护士打开新生儿包被,脱去衣服,用大毛巾被包裹全身,按护理常规要求测体重并记录 (2) 按顺序清洗:先用清洁的毛巾洗眼,从内眦向外眼角擦拭(图4-8A);然后清洗面部,额部—鼻翼—面部—下颏(图4-8B);依次擦鼻孔(图4-8C)—耳郭—外耳道(图4-8D);抱起新生儿,清洁头部,护士用左手托住新生儿头颈部,将拇指及中指分别将新生儿双耳郭折向前方,轻轻按住,堵住外耳道口;左臂及腋下夹住新生儿臀部及下肢,右手搓皂洗头,用清水冲洗干净后用大毛巾擦干(图4-8E);解开大毛巾,去除尿布;护士左手握住新生儿左臂及腋窝处,使头颈部枕于护士的前臂,用右手握住新生儿左大腿,轻轻放入水中;用手将婴儿皂涂于新生儿颈部—胸前—腋下—腹部—手臂—背—臀部—腿脚(图4-8F),用手搓出泡沫后用清水冲洗干净;护士将女婴阴唇分开从前向后用棉签蘸水轻轻擦洗,男婴则将包皮往后推用清水清洗 (3) 洗毕,迅速将新生儿同放入水中的方法抱出,用大毛巾包裹全身并将水吸干,对全身各个部位从上到下按顺序检查皮肤和黏膜情况。穿好衣服,垫上尿布	是1床的马力宝宝吗?李阿姨又来看你了,还记得阿姨吗?阿姨来为你洗澡了,现在阿姨为你解开衣服,马力宝宝躺好,阿姨为你测体重,宝宝的体重是3300g。开始洗头了,小头洗好了,该洗身体了,不要害怕,阿姨会轻点洗的,洗好澡了,阿姨为你擦干身体、清洁脐部、涂上爽身粉、穿上衣服,舒服吧。刘梅阿姨,已经为您的孩子洗好澡了,我每天都会来为宝宝洗澡的,您要努力母乳喂养,这样对宝宝的发育有益,您还有什么需要吗?(没有,谢谢!) 那好,有事儿随时找我,我会经常来看宝宝。再见!
整理	整理床单位及用物	
记录	正确记录有关事项	

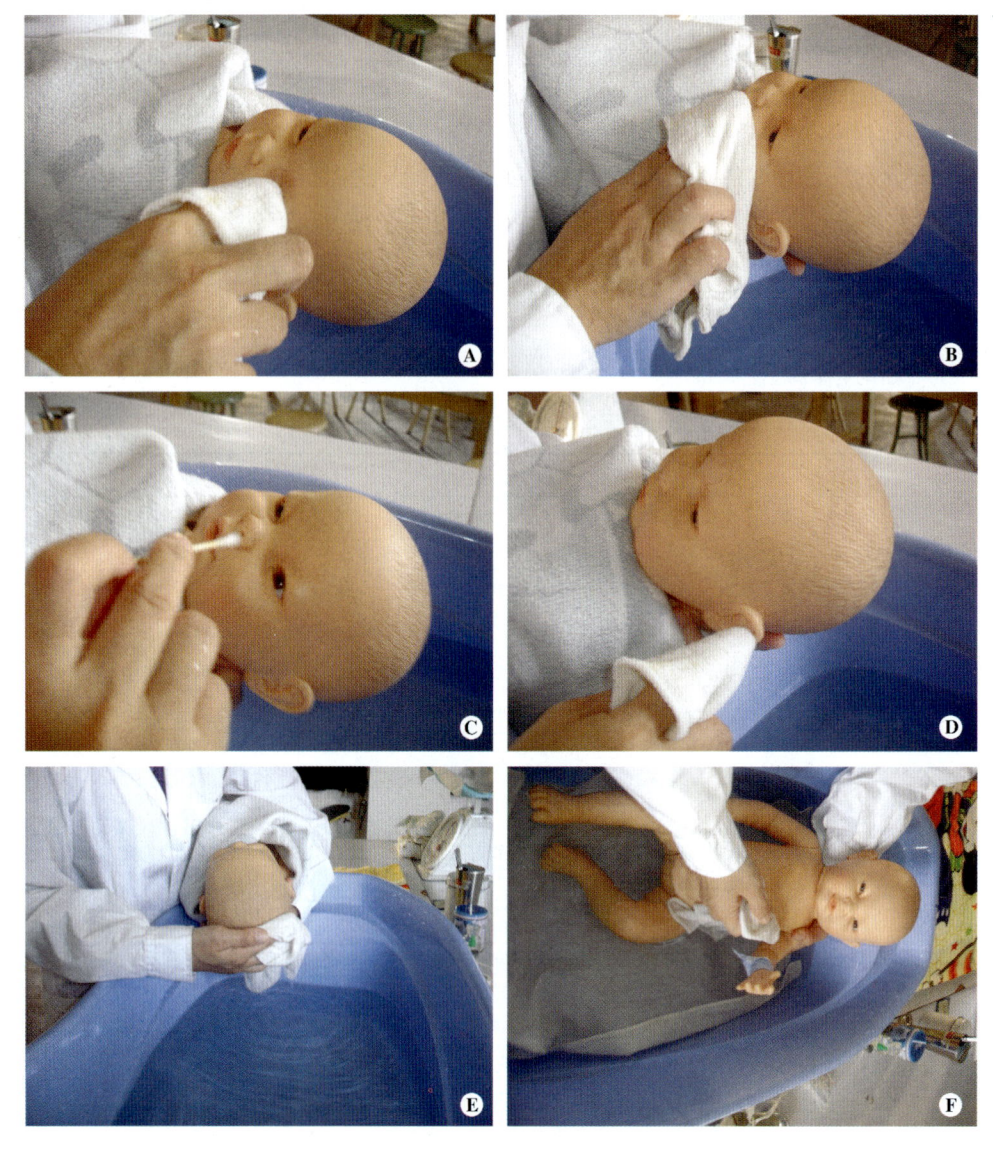

图 4-8 新生儿盆浴法
A. 洗眼；B. 洗脸；C. 擦鼻；D. 洗耳；E. 洗头；F. 洗躯干

考点： 新生儿盆浴注意事项

(2) 注意事项

1) 减少暴露，注意保暖，动作轻快。

2) 耳、眼内不得有水或皂沫进入。

3) 对新生儿头部的皮脂结痂不可用力清洗，可涂液状石蜡浸润，待次日轻轻梳去结痂后再洗净。

3. 床上擦浴 适合病情危重或上呼吸机的患儿。沐浴过程中注意保证患儿安全；动作轻柔，避免损伤；注意保暖，水温略高；在两个患儿沐浴之间要用消毒洗手液洗手，消毒。其余方法同成人床上擦浴法。

【评价】
1. 新生儿全身皮肤清洁,无受凉、损伤及其他不良反应。
2. 动作轻、稳、快,能及时发现异常情况。
3. 擦浴过程中,脐部、臀部护理正确。

二、新生儿抚摸法

新生儿抚触是在新生儿期通过抚触者双手对新生儿皮肤各部位进行有次序的、有手法技巧的抚摸,让大量温和的良好刺激通过皮肤的感受器传到中枢神经系统,产生生理效应,促进婴儿的健康发育。新生儿抚触一般在每天早晨沐浴、游泳后进行,抚触者要用爱、用情、用心抚触新生儿的全身皮肤,要做到手法温柔流畅,让孩子感到舒适愉快。

（一）目的
1. 通过抚触,促进血液循环,刺激免疫系统,提高免疫能力。
2. 促进婴儿神经系统发育,增强新生儿应激能力,提高智商。
3. 通过肌肤接触,促进母婴感情交流,稳定孩子的情绪,减少哭泣,增强自信。
4. 促进饮食消化吸收和激素的分泌,增强睡眠,促进生长发育。

（二）适应证
出生 24 小时后无合并症的早产儿、正常新生儿。

（三）禁忌证
皮肤有感染及患严重疾病的新生儿不适于抚触。

（四）操作流程
【评估】
1. 新生儿的日龄及一般状态。
2. 新生儿的皮肤情况,睡眠及上次哺乳的时间(新生儿进食后 1 小时内不宜抚触,以免溢乳)。

【计划】
1. 用物准备　一次性尿布,婴儿护肤油,大毛巾、替换的衣物。
2. 护理人员准备　衣帽整洁,剪指甲,洗手。
3. 环境准备　安静,清洁,舒适,关闭门窗。室温宜在 25℃,湿度宜在 55%～60%,冬天需有暖气或加电暖器。可播放一些柔和的音乐。

【实施】
1. 操作过程　见表 4-10。

表 4-10　新生儿抚触法操作程序

步骤	内容	护患沟通
准备	调节室温至 25℃,操作者剪指甲、洗手	
核对解释	查看床头牌、核对床号、腕带、母亲姓名;向产妇及家属介绍新生儿抚摸的目的和方法,取得家长的配合	刘梅阿姨,为孩子洗澡后,还需要为您的孩子做新生儿抚摸,以促进孩子的生长发育。您看可以做吗?(可以)

续表

步骤	内容	护患沟通
操作	护士将新生儿放置在大毛巾上,解开新生儿衣服,检查全身情况,更换尿布,护士双手涂抹婴儿润肤油,轻轻将润肤油抚触全身,抚摸顺序为:①头部,护士将两手从眉心部位交替向上滑动止于前额中部,沿眉弓上缘向外滑动至太阳穴后,向后下发际,两拇指由下颌上部中央分别向外上方滑动,止于两耳乳突处,轻轻按压(图4-9)。②胸腹部,护士示指、中指并拢,用指腹部(或手掌外缘)由肋缘下端沿腋中线部位经胸前向对侧锁骨点滑动,两手交替进行。右手四指并拢,由右下腹—左上腹—左下腹滑动,左手加半圈,即右上腹—左上腹—左下腹(图4-10,图4-11)。③四肢:护士双手抓住上肢近躯干端,边挤边滑向远端,并揉搓大肌群及关节,两手拇指于新生儿掌心,两手交替用四指腹由腕部向手背按摩。用拇指和中指捏住新生儿手指根部滑向指头。下肢与上肢相同(图4-12,图4-13)。④背部:婴儿呈俯卧位,护士双手拇指由脊柱中央向两侧平滑,直至骶尾部(图4-14)。⑤臀部:两手掌分别按住新生儿臀部左右侧,向外侧旋转按摩(图4-15)。抚触完毕,为新生儿穿衣服—核对姓名—包被—送回小床安置好	马力宝宝,已经洗好澡了,现在阿姨为你进行抚触,以促进你的生长。阿姨为你解开衣服,换好尿布,抹上婴儿润肤油。音乐好听吗?现在开始抚触你的头,到胸腹部、四肢了,现在按摩背部,好了,按摩完了,阿姨为你穿上衣服,舒服吧。现在阿姨把你送到你妈妈那里。刘梅阿姨,已经为您的孩子洗好澡了,做好按摩了,宝宝已经睡了,您还有什么需要吗?(没有,谢谢!) 那好,有事儿随时找我,我会经常来看宝宝。再见!
整理	整理用物,洗手	

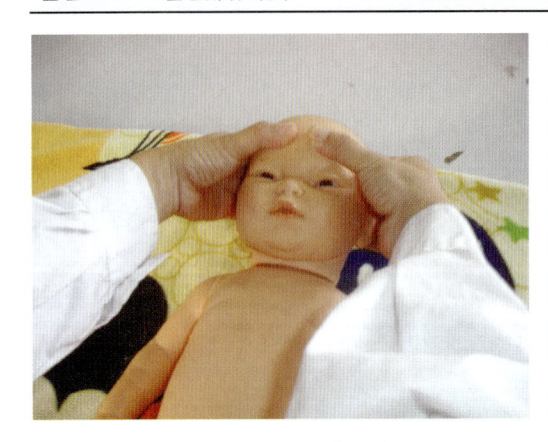

图 4-9　新生儿抚摸(头部)

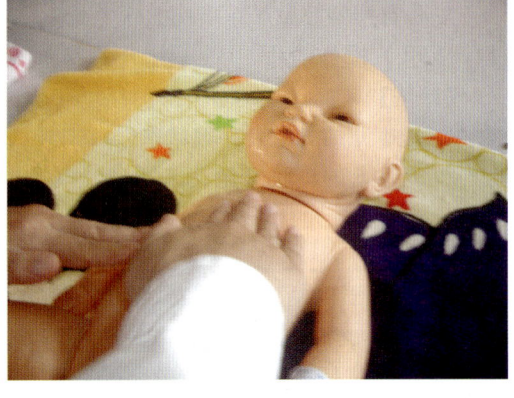

图 4-10　新生儿抚摸(胸部)

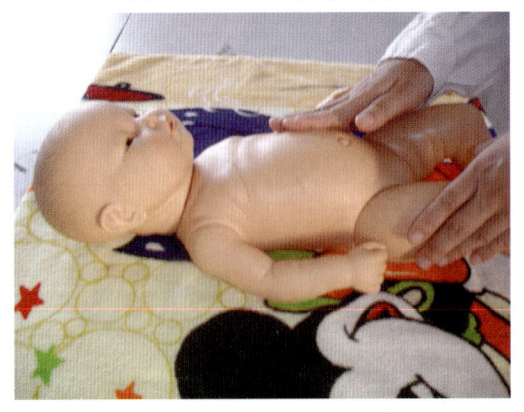

图 4-11　新生儿抚摸(腹部)

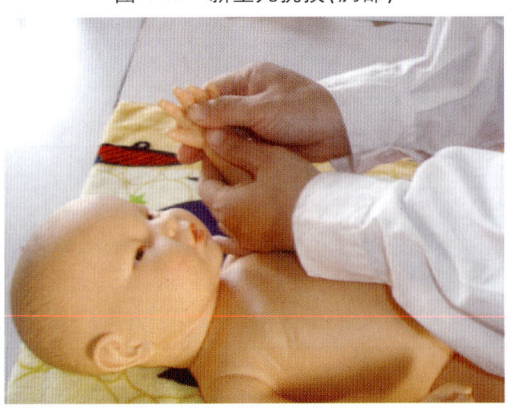

图 4-12　新生儿抚摸(上肢)

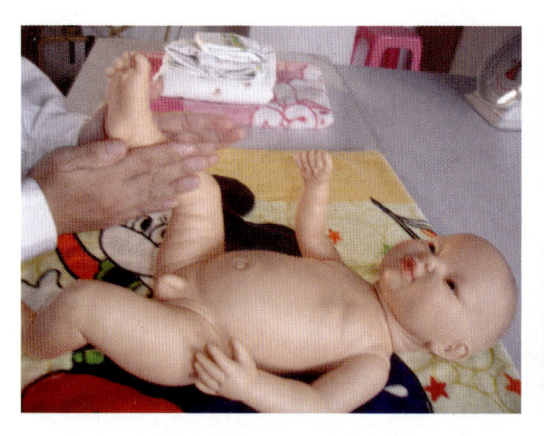

图 4-13 新生儿抚摸(下肢)

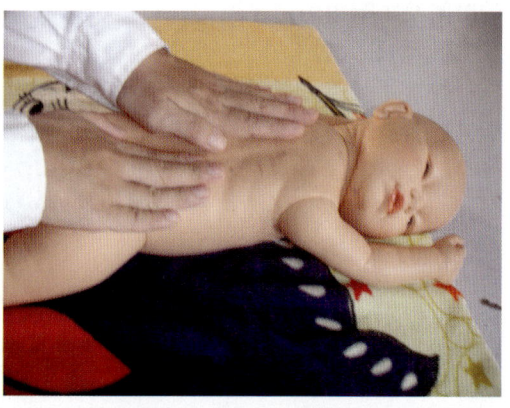

图 4-14 新生儿抚摸(背部)

2. 注意事项

(1) 抚触时注意与新生儿进行目光和语言交流,可放些轻柔的音乐。

(2) 半空腹或沐浴后 20 分钟为最佳时间,每日 1~3 次,从 5 分钟逐渐增加至 15 分钟。

(3) 在新生儿情绪愉快时进行,新生儿哭闹不止、肌张力提高、皮肤颜色改变时需停止抚触。

(4) 窒息抢救、观察期新生儿、颅内出血、皮下出血新生儿等特殊情况者应暂停抚触。

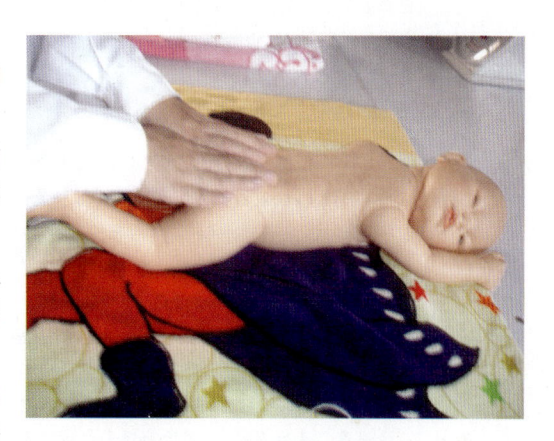

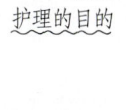

图 4-15 新生儿抚摸(臀部)

考点:新生儿抚摸注意事项

【评价】

1. 手法正确,新生儿舒适愉快,状态无异常。
2. 产妇及家属了解抚摸的目的和方法,配合较好。

三、新生儿脐部的护理

脐带,是胎儿与母体之间联系的纽带,里面有两根脐动脉和一根脐静脉,是往胎内输送营养和氧气的通道,新生儿出生后,经夹紧、结扎、切断处理后,残端逐渐干枯脱落,于出生后 3~7 天,自然脱落后形成脐窝。在脐带未脱落前,残端便形成创面,这是细菌侵入新生儿体内的重要途径,轻者可造成脐炎,重者往往会导致败血症和死亡。因此,脐带的消毒十分重要。每天沐浴后必须更换敷料,保持脐部清洁、干燥,以预防感染。

(一) 目的

保持脐部清洁,干燥,预防感染。

考点:脐部护理的目的

(二) 操作流程

【评估】

1. 新生儿日龄,一般状态。
2. 新生儿脐部情况,脐轮有无红肿,脐窝内有无渗血,脓性分泌物,脐带是否脱落,脱落

155

的时间及医嘱用药情况等。

【计划】

考点：新生儿脐部观察

1. 用物准备　治疗盆内装有75%乙醇或安尔碘,2%过氧化氢溶液,10%硝酸银溶液,镊子、棉签、消毒敷料、污物盒等,清洁衣服,清洁尿布。

2. 护理人员准备　衣帽整洁,戴口罩,洗手。

3. 环境准备　关闭门窗,室温保持在24~26℃之间,空气清新,阳光充足。

【实施】

1. 操作过程　见表4-11。

表4-11　新生儿脐部护理操作过程

步骤	内容	护患沟通
准备	按要求着装,洗手,戴口罩,备齐用物	
核对	查看床头牌、核对床号、腕带、母亲姓名；向家长解释脐部护理的目的,取得合作	刘梅阿姨,为孩子洗澡后,还需要为您的孩子做脐部护理,以保持脐部清洁、干燥,预防感染,促进脐带脱落。您看可以做吗?(可以)
操作	(1)打开包被,解开衣服,暴露脐部,观察脐部情况 (2)脐部干燥,取消毒棉签蘸安尔碘,由脐窝根部向外做环形擦拭,直径5~6cm,然后用75%乙醇棉球脱碘(图4-16) (3)脐窝有渗出物,可用2%过氧化氢溶液消毒,然后用棉签蘸生理盐水擦去过氧化氢溶液,再用蘸有安尔碘的棉签消毒,最后用75%乙醇脱碘 (4)如有肉芽组织增生用5%~10%硝酸银溶液烧灼,然后消毒。消毒完毕后,用无菌镊子取纱布覆盖在脐部,用绷带固定,整理好衣服,系好尿布,包好包被,安置新生儿舒适体位	马力宝宝,已经洗好澡了,现在阿姨为你做脐部护理,保持脐部清洁、干燥,预防感染。阿姨为你解开衣服,你的脐部干燥,没有感染,阿姨用消毒液擦拭脐部,脐部消毒好了,阿姨为你换好尿布,穿上衣服,舒服吧。现在阿姨把你送到你妈那里,刘梅阿姨,已经为您的孩子洗好澡,做好脐部护理了,宝宝的脐部无红肿,无分泌物,您放心。宝宝已经睡了,您还有什么需要吗?(没有,谢谢!)那好,有事儿随时找我。再见!
整理	整理床单位,清洁用物,洗手,记录	

考点：新生儿脐部护理注意事项

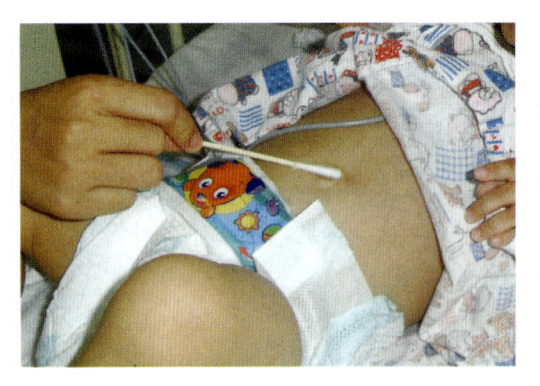

图4-16　新生儿脐部护理

2. 新生儿皮肤完整,室内温湿度适宜。

2. 注意事项

(1) 注意保暖,尽量短时间暴露新生儿。

(2) 保持脐部敷料干燥,如有潮湿应及时更换。

(3) 勤更换尿布,包尿布时,尿布低于脐部,以免尿液污染脐部。

(4) 脐带未脱落之前勿强行将其剥脱,以免造成损伤或形成脐疝。

【评价】

1. 新生儿脐部清洁、干燥、无感染。

> **链接**
>
> **你知道什么是脐疝吗？它能痊愈吗？**
>
> 脐疝是新生儿时期的常见病。在出生后不久即可见到脐部有鼓起的圆形小肿块，小的像樱桃，大的像核桃，安静或躺着时小肿块可消失。坐着、立着、咳嗽、哭闹时小肿块又会鼓起来。若用手轻轻一压就能压回去，同时还可听到"咕嘟"一声响，感到有一股气从小肿块里挤回肚子里。这种脐部向外突出的圆形肿物就是脐疝。
>
> 脐疝形成的原因：新生儿脐带脱落后，脐孔两边的腹直肌尚未合拢，一旦腹压增高时，腹膜向外突出而造成疝，脐疝的内容物是肠管的一部分。
>
> 较小的脐疝，如直径小于1.5cm，多数在2岁内可随着发育腹壁增强而自愈。鉴于婴儿脐疝很少发生嵌顿，可先予非手术治疗，用胶布贴敷疗法，即取宽条胶布将腹壁两侧向腹中线拉拢贴敷固定以防疝块突出，并使脐部处于无张力状态，而脐孔得以逐渐愈合闭锁。每周更换胶布1次，如有胶布皮炎，可改用腹带适当加压包扎。如患儿已逾2岁而脐疝仍未自愈，应手术治疗。

四、新生儿红臀的护理

新生儿红臀，又称尿布皮炎，是由于新生儿臀部皮肤长期受尿液、粪便以及漂洗不净的湿尿布刺激、摩擦引起皮肤潮红，甚至糜烂及表皮剥落。受损可轻可重，容易继发感染。临床根据皮肤受损的程度，分为轻度红臀和重度红臀。

轻度：表皮潮红。

重度：根据红烂程度又分为三度。

重Ⅰ：局部皮肤潮红，伴有皮疹。

重Ⅱ度：除以上表现外，并有皮肤溃烂、脱皮。

重Ⅲ度：局部大片糜烂或表皮剥脱，有时可继发细菌或真菌感染。

> **案例4-4**
>
> 婷婷，女，剖宫产娩出后第5天，发现臀部皮肤潮红，伴有皮疹。请你为婷婷更换尿布，并进行红臀的护理。
>
> 问题：1. 患儿皮肤受损的程度如何？
> 2. 新生儿红臀的护理目的是什么？
> 3. 怎样正确实施操作过程？有哪些注意事项？

（一）目的

1. 保持臀部皮肤的清洁、干燥舒适，减轻患儿疼痛。
2. 促进受损皮肤愈合，防止继发感染。

考点：新生儿红臀的护理的目的

（二）操作流程

【评估】

新生儿的日龄、臀红的程度，并找出相关因素；家长对臀红知识的了解程度。

【计划】

1. 用物准备　清洁尿布、浴盆、温水（38～40℃）、小毛巾、棉签、弯盘、红外线灯或鹅颈灯（40～60W）。根据局部情况备0.02％高锰酸钾溶液、3％～5％鞣酸软膏、氧化锌软膏、鱼肝油软膏、康复新溶液、消毒植物油等。
2. 护理人员的准备　衣帽整洁，洗手。
3. 环境的准备　温湿度适宜、空气新鲜、光线充足、舒适。

【实施】

1. 操作过程　见表4-12。

表 4-12　新生儿红臀护理操作过程

步骤	内容	护患沟通
准备	按要求着装,洗手,戴口罩,备齐用物	
核对	护士携带用物至新生儿床旁,查看床头牌、核对床号、腕带;确认新生儿及母亲姓名。对家长解释红臀护理的目的,取得合作	早上好!请问您叫什么名字?(韦钰)韦钰阿姨,您好!我是孩子的责任护士赵欣,由于您的孩子有尿布皮炎,臀部发红,需要进行治疗,以防感染加重,影响宝宝的健康。宝宝好吗?您看现在做可以吗?(宝宝挺好的,现在可以治疗)
操作	(1)轻度臀红的护理,护士轻轻打开新生儿的包被,解开污湿的尿布,用温水清洗臀部并用小毛巾吸干。在适宜的室温下将清洁的尿布垫于臀下,使臀部暴露于空气下 10~20 分钟 红外线或鹅颈灯的使用,用温水清洗臀部并用小毛巾吸干。新生儿采用侧卧位,将清洁的尿布垫于臀下,暴露臀部。打开电源,灯与臀部的距离 30~40cm(图 4-17A),每日照射 2 次,每次 15~20 分钟;暴露、照射后局部酌情涂抹软膏,包好尿布 (2)重度臀红的护理,除了按轻度臀红的护理外,还要根据臀红的程度进行相应处理,Ⅰ度:与轻度臀红的处理方法相同。Ⅱ、Ⅲ度:采用暴露疗法,其基本步骤同前,可用 0.02％高锰酸钾溶液坐浴(由护士协助新生儿),每次 10 分钟,用小毛巾吸干后,如有细菌感染或真菌感染的可涂氧化锌软膏或康复新溶液(图 4-17B)	婷婷宝宝,你的小臀部发红,阿姨为你做护理,使你舒适好吗?现在阿姨为你解开湿尿布,用温水洗净你的臀部,再用小毛巾吸干。好了,阿姨现在放你侧睡,用红外线灯照照你的臀部,使你臀部干燥。照完灯了,阿姨为你涂上软膏,包好尿布,舒服吧。现在阿姨把你送到你妈妈那里,韦钰阿姨,已经为您的孩子做好了红臀的护理,请您注意为宝宝勤换尿布、勤洗臀部,才能预防红臀的发生。您还有什么需要吗?(没有,谢谢!) 那好,有事儿随时找我,我也会经常来看宝宝。再见!
整理	整理床单位,清洁用物,洗手,记录	

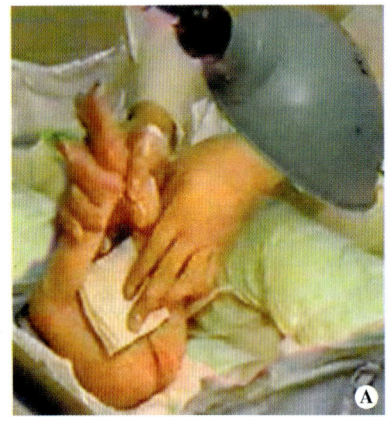

考点: 不同程度红臀的处理方法

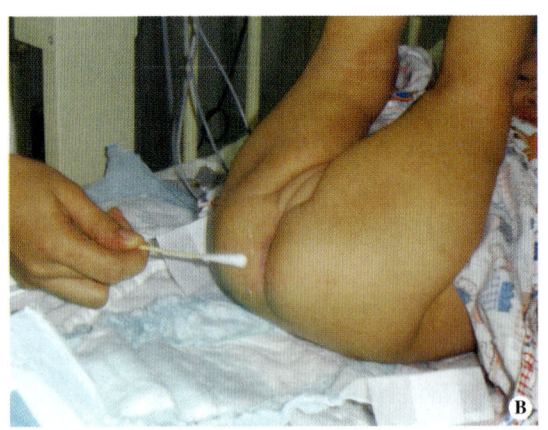

图 4-17　新生儿红臀护理
A. 红外线鹅颈灯照射;B. 涂软膏

2.注意事项
(1)动作轻柔,注意保暖,防止受凉。

(2) 涂药膏时,应使用棉签贴在皮肤上轻轻滚动,不可上下刷抹,以免加剧疼痛和导致脱皮。

(3) 照射时护士必须在旁看护,防止烫伤。

考点: 新生儿红臀护理注意事项

【评价】

1. 臀部皮肤的清洁、干燥,患儿舒适。
2. 臀红好转,无其他并发症的发生。

五、新生儿更换尿布

为新生儿更换尿布是新生儿日常护理中最常用的方法之一,其目的是保持臀部的皮肤清洁、干燥、舒适,预防臀红(尿布皮炎)发生。

【评估】

新生儿的日龄、身长、体重、会阴及臀部皮肤情况,尿布的质量及是否清洁等。

【计划】

1. 用物准备 尿布(白色棉布或一次性尿布)、浴盆、温水(38~40℃),如有尿布皮炎时备1:5000高锰酸钾溶液、小毛巾、按臀部皮肤情况准备治疗药物(如油类、软膏、抗生素)及烤灯等。
2. 护理人员准备 衣帽整洁,洗手。
3. 环境准备 病室环境适宜,温度为24~28℃,关闭门窗。

【实施】

1. 操作过程 见表4-13。

表4-13 新生儿更换尿布操作程序

步骤	内容	护患沟通
准备	按要求着装,洗手,戴口罩,备齐用物	早上好!请问您叫什么名字?(韦钰)韦钰阿姨,您好!我是孩子的责任护士赵欣,让我看看宝宝的尿布是否湿了,马力宝宝吗,尿布已经湿了,让我来为宝宝更换尿布,使宝宝舒适,以预防尿布疹
核对	护士携带用物至新生儿床旁,查看床头牌、核对床号、腕带、母亲姓名;对家长解释更换尿布的目的,取得合作	
操作	(1) 解开尿布:放下一侧床栏,将清洁尿布打开,放在床上合适的位置以备用。揭开小儿盖被,解开污湿的尿布,左手握住小儿的踝部轻轻提起双足,露出臀部 (2) 擦洗臀部:右手用尿布洁净端由上至下擦净会阴及臀部,取下污尿布(图4-18A),再用温水由上至下擦洗会阴及臀部 (3) 涂药膏:如有皮炎,用1:5000的高锰酸钾溶液清洗擦干,视臀部皮肤的情况涂相应的药膏 (4) 更换尿布:将清洁尿布垫于臀腰下,放下双足,固定尿布(图4-18B),将小儿包裹盖被,安置舒适体位,拉好床栏	宝宝,阿姨现在为你解开湿尿布,再为你洗干净臀部,换上干净的尿布,尿布换好了,舒服吧。韦钰阿姨,已经为宝宝换上干净的尿布,您还有什么需要吗?(没有,谢谢!)那好,有事儿随时找我,我也会经常来看宝宝。宝宝睡觉吧。过会儿阿姨再来看你,再见
整理	整理床单位,清洁用物,洗手,记录	

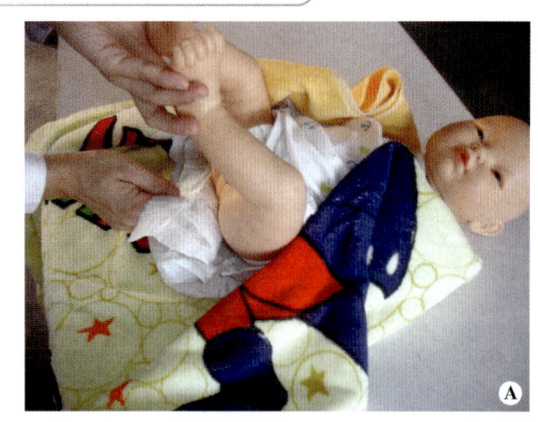

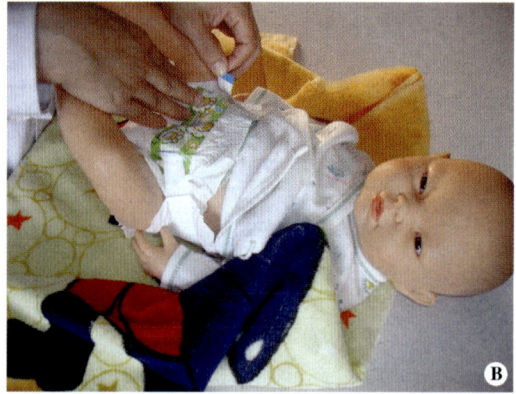

图 4-18 新生儿更换尿布

考点： 新生儿更换尿布注意事项

2. 注意事项

（1）选择质地柔软，透气性好，吸水性强的棉织品做尿布或采用一次性尿布，以减少对臀部的刺激。

（2）尿布大小适宜，包扎应松紧合适，防止过紧擦伤皮肤，过松造成大小便外溢。

（3）更换尿布时，动作应轻、快，避免受凉。

【评价】

1. 操作方法熟练、动作轻柔、敏捷，准确估计并能够处理常见问题。

2. 新生儿臀部皮肤干燥，舒适，无并发症。

（董小萍）

第3节　新生儿游泳

案例4-5

冬冬，男，足月顺产15天，由外婆抱来参加游泳训练。

问题：1. 婴儿游泳的目的是什么？
2. 如何正确实施操作过程？应注意哪些事项？

俄罗斯著名的产科医生柴可夫斯基曾采用科学的"水中分娩法"让孕妇在水中直接分娩婴儿，或将刚出生几分钟婴儿直接放入水中，让其自由活动。经过追踪观察发现，这些身体及早与水接触的婴儿发育良好，体格健壮，头脑聪明。受这一发现启发，世界各地先后开始关注婴儿游泳。不少国家的政府机构和学术团体积极倡导婴儿游泳，并以多种方式鼓励更多的婴儿参加游泳训练。

（一）目的

1. 刺激新生婴儿神经系统发育，促进新生儿视觉、听觉、触觉和平衡觉的综合信息传递，使其尽快适应"内""外"环境的变化。

2. 促进新生儿胃肠道激素的分泌，增强其食欲和消化功能，促进新生儿生长发育。

3. 增强新生儿的循环和呼吸功能，调节血循环速度，增强心肌收缩力；通过水对胸廓的压力，促进新生儿胸部的良好发育，增加肺活量。

4. 新生儿在水中自主的全身运动，可增强其骨骼、肌肉的灵活性和柔韧性。

5. 水的轻柔爱抚，能使新生儿感到身心舒适，有利于提高其睡眠质量。

(二) 适应证

1. 出生后几小时至28天的正常新生儿。

2. 2周岁以内的婴儿。

(三) 禁忌证

1. Apgar<8分的新生儿。

2. 有新生儿并发症,或需要特殊治疗的婴儿。

3. 胎龄小于32周的早产儿,或出生体重小于2000g的新生儿。

4. 皮肤破损或有感染的。

5. 感冒、发热、感染、腹泻、身体异常者,免疫系统有问题、呼吸道感染(具传染性,待症状消除至少48小时以后,才能游泳)。

6. 防疫接种至少24小时后方可洗澡或游泳。

7. 湿疹或局部有感染不适宜游泳。

(四) 操作流程

【评估】

1. 婴儿身体状况(有无皮肤破损、感冒、发热、感染、腹泻等)。

2. 防疫接种是否在24小时以内。

3. 新生儿是否吃饱(是否在吃奶后半小时到一小时左右),是否高兴,是否刚睡醒。

【计划】

1. 用物准备　婴儿专用浴巾(要干燥、大小适宜,以可包裹婴儿全身为适合)、一小块方巾、一块干毛巾、婴儿洗发液、沐浴露、婴儿抚触油、婴儿爽身粉、清洁衣服、纸尿裤、水温计、充气90%的婴儿游泳专用泳圈、一个可在水中漂浮的玩具。脐带没有脱落的婴儿,还需准备用于脐带消毒的75%乙醇、消毒棉签等物品。

2. 护理人员准备　操作者最好是两个人,洗手、修好指甲、摘掉手上的饰物,以免刮伤婴儿。

3. 环境准备　环境安静、整洁、安全,光线充足,室温适宜(温度在22~26℃),适合操作。

【实施】

1. 操作过程　见表4-14。

表4-14　新生儿游泳操作程序

步骤	内容	护患沟通
准备	着装规范,洗手,备齐用物,放水(约60cm高度),测水温(水温36~38℃左右)	
脱衣、洗头、套泳圈	脱掉宝宝衣服,快速将宝宝专用浴巾包裹全身,将宝宝抱在怀里,将孩子身体托夹在成人左腋下,并用左手扶头,使其脸部朝上。给宝宝洗头。洗头完毕,用准备的小毛巾或纱布擦拭婴儿的脸、眼、鼻、耳、颈,并不断地与宝宝说话,轻柔地安慰他。操作完毕,用一块备用的干毛巾将宝宝的湿发擦干。给宝宝下颌部垫托,套上泳圈。套圈时应抓住泳圈后部的两个大气囊,稍微用力辨开后套在宝宝颈上(应该以婴儿套上颈圈后,成人的食指可伸入一个指头为合适尺寸)。婴儿套好泳圈检查下颌部是否垫托在预设的位置(双下颌角紧贴内圈),下颌置于其槽内(图4-19)	冬冬宝宝,准备游泳了,现在为你脱衣服,先把小头洗干净,再游泳,好吗?好了,小头洗好了,现在为你擦脸,套上游泳圈就可以下水了

续表

步骤	内容	护患沟通
游泳	托住婴儿轻缓放入水中,另一辅助者用水轻擦婴儿,让婴儿入水时有一适应的过程,千万不可直接放入水中,避免惊吓、烫伤婴儿。婴儿入水后,通常游泳10~15分钟,稍大婴儿可适当延长时间,但要注意水温的变化,以免着凉。在水中出现脸色苍白、寒战等异常症状应立即终止游泳。婴儿在水中出现不耐烦或异常哭闹等现象,不用强制婴儿到15分钟,要以其愉悦为主。在婴儿游泳时,特别强调成人不能离开婴儿半臂之内,可根据婴儿的具体情况,给婴儿以水中抚触操	冬冬宝宝,现在开始入水了,水烫不烫,不要怕,蹬蹬脚,好玩吗?
出水	婴儿出水时,应该特别注意保温,立即用干浴巾包裹全身,切忌把孩子从水中抱出到床边再包裹婴儿,以免着凉,应迅速擦干水迹,取下婴儿泳圈。若臀部或大腿根等处发红,可以擦痱子粉(爽身粉),将粉在手上搓一下,涂上薄薄的一层,不得涂太多,以免聚集成块,擦掉时容易损伤皮肤。游泳后的新生儿应用消毒棉签蘸75%乙醇以螺旋动作,由内向外旋转擦拭脐部。脐带已脱落的婴儿,同样应注意保持脐部的干燥	冬冬宝宝,游泳完了,起来了,身子擦干了,现在为你擦上粉,舒服吗?

链接

国际专业婴幼儿游泳池的标准

(1) 水温:水温常年保持在31~34℃,并为0~2岁婴儿另设独立婴儿泳池,保证34℃最佳水温。

(2) 消毒:专业的婴幼儿游泳池应采用最安全的无氯全臭氧水处理方式。

(3) 循环:为保证最佳水质,专业的婴幼儿游泳池应保证每1小时就对水进行一次循环更新。

(4) 泳池设计:泳池设计应顾及孩子的安全,尤其是泳池的边角处,一定要设置成圆弧形。

(5) 环保标准:所有建筑材料应采用环保材料,所有防水、粘胶等附材,均应符合环保标准。

(6) 游泳教具:采用特制的适合婴幼儿的游泳专业道具,以确保宝宝是在一个四肢完全舒展、自由的状态下进行游泳锻炼。

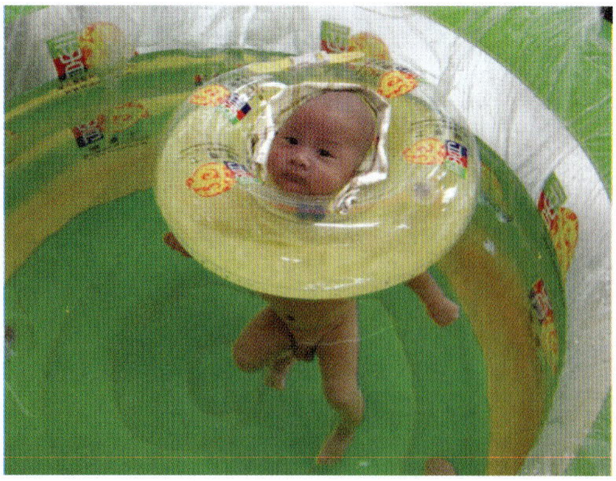

图4-19 新生儿游泳

2. 注意事项

(1) 婴儿游泳期间必须专人看护。

(2) 婴儿游泳圈使用前要进行安全检查,包括型号是否匹配、保险按扣是否牢固、游泳圈有无漏气。

(3) 新生儿游泳前脐部须贴防水护脐贴。

(4) 婴儿套好游泳圈检查下颌、下颏部是否垫托在预设位置,要逐渐且缓慢入水,注意泳圈的型号。泳毕新生儿要迅速擦干水迹,保温,取下游泳圈。

(5) 泳毕新生儿取下防水护脐贴,予安尔碘消毒液或75%乙醇消毒脐部2次,并用一次性护脐带包扎。

(6)游泳时间最好选择在吃奶后1小时进行游泳,1~2次/天,一次10~15分钟即可。

【评价】

1. 操作方法正确,婴儿无不适反应。

2. 沟通有效。

(董小萍)

第4节　新生儿保暖箱的使用

新生儿由于体温调节中枢发育不完善,尤其是未成熟儿,不能维持体温的相对恒定,容易随环境温度变化而变化。低体温会造成缺氧、酸中毒、低血糖、高胆红素血症、硬肿症、生长发育迟缓等一系列的后果。暖箱是通过电热能给患儿创造一个温度和湿度相适应的环境,使患儿体温保持恒定,从而有利于高危儿的成长发育。

> **案例4-6**
>
> 患儿,女,半小时,"早产出生后呼吸不规则半小时"入院。孕 31^{+2} 周剖宫产娩出,出生时羊水清,无脐带绕颈,1分钟Apgar评分为8分,体重1.1kg,精神反应差,早产儿外貌,皮下脂肪菲薄,肢端冷,口唇苍白,皮肤黏膜干燥,弹性差,呼吸浅慢、不规则,呼吸呈呻吟状,无三四征,双肺呼吸音减弱,对称,未闻及啰音,四肢肌张力低下,原始反应未引出。诊断:1.早产低体重儿;2.新生儿呼吸窘迫综合征。请遵医嘱为患儿正确实施保暖箱保温,生命监护。
>
> 问题:1.保暖箱的使用目的是什么?
>
> 2.怎样正确实施操作过程?有哪些注意事项?
>
> 3.结束保暖箱保温重要的指征是什么?

(一)目的

为低体重儿、早产儿、新生儿硬肿症及体温低下的新生儿提供温暖环境,使患儿体温保持恒定,提高其成活率。

考点:保暖箱的使用目的

(二)适应证

1. 出生体重在2000g以下的低体重儿及早产儿。

2. 高危或异常新生儿如体温不升、新生儿硬肿症等。

考点:新生儿保暖箱使用的适应证

(三)操作流程

【评估】

1. 新生儿的胎龄、日龄、生命体征、体重及一般情况,有无并发症。告知家长应用暖箱治疗的目的及必要性,取得家长积极配合。

2. 保暖箱是否清洁、温度适宜及性能是否完好。

【计划】

1. 用物准备

(1)保暖箱:保暖箱的结构分为三层。①上罩部分:罩内为婴儿室,采用有机玻璃板粘接而成,罩体前后设有四个孔,打开可供医护人员将双手伸入室内操作,旋动前壁两个旋钮翻下前门,可将婴儿床抽出2/3,以便对患儿实施抢救。②基座部分:是暖箱的主体部分,内有控温仪、电加热器和温度发生器,测体温报警仪,调节前面的旋钮可控制罩内相对湿度,前部为加水槽,可翻出加水,水槽上有水位线表示水位的高度。③底箱部分:可放置患儿用具及病历等。

(2)其他用物:温度计、婴儿床垫、床单、枕头及蒸馏水、手消毒液。

2. 护理人员准备　着装规范,剪指甲,洗手,戴口罩。
3. 环境准备　保暖箱内温湿度适宜、清洁、舒适。

【实施】

1. 操作过程　见表4-15。

表4-15　新生儿保暖箱使用操作程序

步骤	内容	护患沟通
准备	着装整洁、洗手、戴口罩,备齐用物	
核对、解释	查看床头牌、腕带,核对患儿床号、性别、出生时间、母亲姓名 向家长解释应用暖箱治疗的必要性,取得家长的同意	您好!请问您叫什么名字?(高敏)高敏阿姨,因为您的孩子是31^{+2}周早产,出生体重是1100g,体温35℃,体温中枢发育不完善,体温偏低。为了保暖,需要将他放到暖箱里面保暖一段时间
入箱前准备	(1)接通电源,检查暖箱各项指标显示是否正常 (2)适量的蒸馏水加入水槽内 (3)根据医嘱及早产儿出生体重与出生天数调节暖箱温度及相对湿度	
入箱	(1)患儿入箱前核对床号、姓名;确认暖箱温度、湿度适宜 (2)将患儿穿单衣或裹尿布后放入暖箱内(图4-20)	宝宝,暖箱已经预热好了,进暖箱了,这样躺着舒服吧
入箱后护理	(1)密切观察患儿面色、体温、呼吸等病情变化,密切观察箱温和使用情况,发现问题及时妥善处理 (2)操作集中进行,动作轻柔、熟练、准确;需暂时出箱治疗检查时注意保暖 (3)患儿体温未升至正常前每1小时测体温1次,正常后每4小时一次,每日测患儿体重1次并记录 (4)每日更换水槽内蒸馏水1次;每周消毒暖箱1次。每日清洁暖箱外部1次 (5)对出生体重低于1000g的早产儿,箱内一切用物(布类)均需经过高压消毒 (6)做好患儿病情及暖箱使用情况交接班	现在暖箱温度调到34℃,过1小时后再给你测体温,阿姨会一直陪着你
出箱后护理	(1)患儿符合出箱条件,先将包裹及患儿衣服预热,再给患儿穿好,出箱 (2)整理:切断电源,放掉水槽内的蒸馏水,清洁消毒暖箱,做好记录	宝宝体重长了,吃得很好,自己能保持正常体温了,不需要暖箱了,出来好不好啊?

2. 不同出生体重早产儿温箱温、湿度参数　见表4-16。

表4-16　不同出生体重早产儿温箱温、湿度参数

出生体重	保暖箱的温度				保暖箱相对湿度
	35℃	34℃	33℃	32℃	55%~65%
1000g	出生10天内	10天后	出生3周内	出生5周后	
1500g		出生10天内	10天后	出生4周后	
2000g		出生2天内	出生2天后	出生3周后	
2500g			出生2天内	出生2天后	

3. 患儿出箱条件　①患儿体重达到2000g或以上者,体温正常。②在不加热的温箱内,室温维持在24～26℃时,患儿能保持正常体温。③患儿在箱内生活1个月以上者,体重虽不到2000g,但一般情况良好。

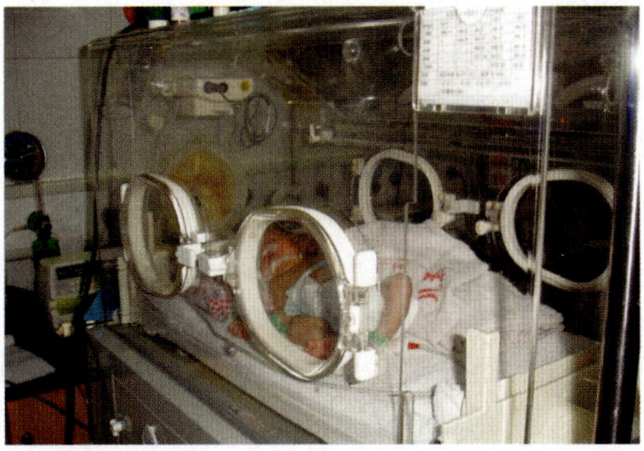

4. 注意事项

(1) 避免将温箱放置在阳光下直射、有对流风或取暖设备附近,以免影响箱内温度控制。

(2) 严格执行操作规程,定期检查有无故障,保证绝对安全。

图 4-20　新生儿暖箱治疗仪

(3) 严禁突然提高温箱温度,以免患儿体温上升造成不良后果。严格交接班制度。

(4) 使用中随时观察效果。如有温箱发出报警信号,应及时查找原因,妥善处理。

(5) 工作人员入箱操作、检查、接触患儿前应洗手。必须防止院内感染。

(6) 保持温箱清洁:①使用期间每天用消毒液擦拭温箱内外,然后用清水再擦拭一遍。②每周更换温箱一次,用过的温箱除用消毒液擦拭外,再用紫外线照射消毒。③湿化器水箱用水每天更换一次,以免细菌滋生,机箱下面的空气净化垫每月清洗一次,若已破应更换。

【护考链接】

患儿,女,生后4日。入院时拒乳,反应差,哭声低。体格检查:心音低钝,双下肢红肿,触之如橡皮,测肛温29.8℃。

1. 患儿可能的诊断是什么?
2. 对该患儿采取何种治疗措施?
3. 停止治疗的指征是什么?

【评价】

1. 患儿舒适、安全、无并发症发生。
2. 患儿体重逐渐增加,一般状态良好,维持正常体温。
3. 温箱性能良好,清洁卫生,温湿度符合要求。

(董小萍)

第5节　新生儿蓝光治疗仪的使用

蓝光照射治疗法又称光照疗法,是一种通过荧光灯照射治疗新生儿高胆红素血症辅助治疗方法。蓝光箱通电后能发出蓝色荧光,新生儿血中的间接胆红素(未结合胆红素)氧化分解为水溶性胆红素(结合胆红素),而随胆汁、尿排出体外,减轻黄疸的程度,预防胆红素脑病的发生。

【案例4-7】

患儿,男,16天,因"皮肤黄染13天"入院。患儿足月,因脐带绕颈1周剖宫产出生,出生时羊水清,无窒息抢救史。母乳喂养,生后第三天开始出现皮肤黄染,无发热,无呕吐、抽搐,无嗜睡、尖叫、发绀等。黄染进行性加重,曾用中药外洗,但未见减退,来院就诊。诊断:新生儿高胆红素血症。请遵医嘱为患儿正确实施蓝光治疗。

问题:1. 蓝光治疗的目的是什么?

2. 怎样正确实施操作过程?有哪些注意事项?

3. 结束蓝光治疗重要的指征是什么?

（一）目的

应用光照疗法，治疗新生儿高胆红素血症，降低血清胆红素浓度。

考点：蓝光治疗的目的

（二）适应证

1. 任何原因引起的间接胆红素增高（总胆红素在 205.2～256.5μmol/L）的黄疸患儿。
2. 胆红素先天性代谢缺陷。
3. 新生儿轻度或重度溶血，患儿换血治疗前。

考点：蓝光治疗的适应证

（三）禁忌证

1. 正常足月新生儿生理性黄疸，胆红素值在正常范围。
2. 新生儿血清直接胆红素增高（直接胆红素大于 68.4μmol/L）。
3. 心、肺或肝功能损害，有出血倾向、呕吐或腹泻表现。

考点：蓝光治疗的禁忌证

（四）操作流程

【评估】

1. 患儿的胎龄（早产儿、足月儿）、病情、皮肤情况、黄疸的程度及范围、胆红素检查结果、体温。告知家长实施蓝光治疗的目的及必要性。
2. 检查蓝光治疗仪等设备是否清洁、安全，性能是否完好。

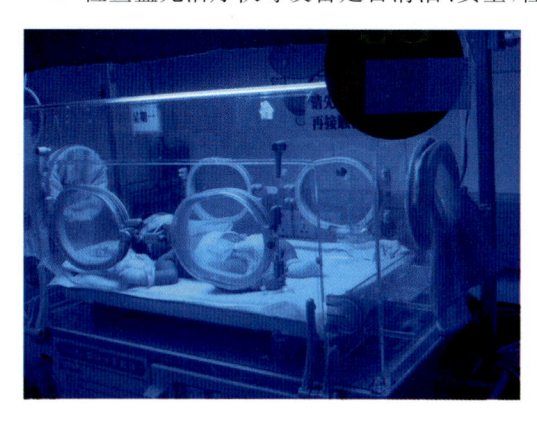

图 4-21 新生儿蓝光治疗仪

【计划】

1. 用物准备　蓝光治疗仪（图 4-21）：一般采用波长 427～475nm 的蓝色荧光灯，其疗效最好。也可用绿光、日光或太阳照射，光亮度以 160～320W 为宜。光疗箱有单面和双面光疗两种，双面光疗优于单面。患儿眼罩（可用黑纸或胶片剪成眼罩状）、消毒尿布等。

2. 患儿准备　入箱前清洁皮肤，禁忌在皮肤上涂粉和油类；剪指甲、防止抓破；双眼配戴眼罩，避免光线损伤视网膜；会阴、肛门部用尿布遮盖，其余均裸露。

3. 护理人员准备　着装规范、剪指甲、洗手、戴口罩。

4. 环境准备　光疗最好在有空调室内进行，冬天要特别注意保暖，夏天防止过热，室温维持在 22～28℃。

【实施】

1. 操作过程　见表 4-17。

表 4-17 蓝光治疗操作程序

步骤	内容	护患沟通
准备	着装整洁、洗手、戴口罩、备齐用物	
核对、解释	查看床头牌、腕带，核对新生儿床号、姓名，向家长解释使用蓝光箱的目的	您好，请问您是 1 床李浩的家长吗？因为您的孩子患新生儿高胆红素血症需要进行蓝光治疗，它有降低胆红素、退黄的作用。今天需要照 12 小时双面蓝光

第4章 儿科常用护理技术

续表

步骤	内容	护患沟通
入箱前准备	清洁光箱,箱内湿化器水箱内加蒸馏水至2/3满,接通电源,预热,检查灯管亮度,并使箱温升至适中温度。冬天温度保持在30℃,夏天温度保持在28℃,早产儿及低体重儿在32~36℃,相对湿度55%~65%	
入箱	护士洗手为患儿测量体温,将患儿全身裸露,用尿布遮盖会阴部,佩戴护眼罩。将患儿抱入预热好的光疗箱中,灯管与患儿皮肤距离33~50cm,使患儿皮肤均匀受热,并尽量使身体广泛照射(图4-21)。记录入箱时间及灯管开启时间	李浩宝宝,蓝光箱已经预热好了,阿姨先给量个体温,看看指甲长不长,长了会抓伤脸蛋的,阿姨给宝宝戴个眼镜避免光线损伤视网膜,宝宝真帅啊!
入箱后观察及护理	(1)每2~4小时测体温一次,如有异常变化随时测温,根据体温调节箱温,使体温保持在36~37℃。若患儿体温超过38.5℃要暂停光疗,待体温恢复正常后再继续 (2)注意患儿精神、反应、呼吸、脉搏及黄疸程度的变化,四肢张力有无变化,检查皮肤有无发红、干燥、皮疹,大小便情况。光照过程中患儿如出现烦躁、嗜睡、高热、皮疹、呕吐、拒奶、腹泻及脱水等症状时,及时与医师联系,妥善处理。并做好记录 (3)使用单面光疗箱一般每2小时更换一次体位,可仰位、侧位交替更换	不要害怕,这样躺着舒服吧,宝宝真听话。阿姨会一直陪着你
出箱处理	(1)出箱前,先将包裹及患儿衣服预热,再给患儿穿好 (2)切断电源,取下患儿眼罩,检查皮肤黄疸情况,眼部有无感染。将患儿衣服整理舒适,抱回病床 (3)协助患儿取舒适体位,整理床单位和用物,交代家长注意事项,向家长致谢	宝宝,阿姨抱你出来。我们把衣服穿上,眼罩拿下来,换上干净尿布。宝宝睡觉吧,过会儿阿姨再来看你,再见
整理、记录	(1)倒尽水槽中水,用消毒液擦净光疗箱,备用 (2)洗手,记录出箱时间及灯管使用时间,患儿生命体征及黄疸情况	

2. 注意事项

(1)严格交接班。

(2)患儿光疗时随时观察患儿眼罩、会阴遮盖物有无脱落,注意皮肤有无破损。

(3)注意患儿洗浴后不要擦抹爽身粉,防止降低光疗效果。

(4)患儿光疗时,如体温高于37.8℃或者低于35℃,应暂时停止光疗。

(5)光疗不良反应有发热、腹泻、皮疹、维生素B_2缺乏、低血钙、贫血、青铜症等,注意监护。

> **链接**
>
> **新生儿蓝光治疗的指征和停止光疗的指征**
>
> 新生儿蓝光治疗的指征:凡总胆红素205μmol/L(12~15mg/dl)以上的患儿,或诊断为Rh溶血症出现黄疸时,均可进行光疗。
>
> 停止光疗的指征:一般光照12~24h才能使血清胆红素下降,光疗总时间按医嘱执行。一般情况下,血清胆红素<171μmol/L(10mg/dl)时可以停止光疗。

(6)灯管使用300小时后光能量输出减弱20%,900小时后减弱35%,因此灯管使用

1000小时必须更换。

护考链接

患儿,20日龄。于出生后4天出现全身皮肤和巩膜黄染,持续加重而就诊,血清胆红素300μmol/L。

问题:1. 你认为可能性最大的诊断是什么?
　　　2. 对该患儿应采取何种治疗措施?
　　　3. 停止治疗的指征是什么?

3. 护患沟通有效,家属配合。

(7) 保持灯管及反射板的清洁,每日擦拭,防止灰尘影响光照强度。夏季为避免箱温过高,光疗箱最好放于空调病室内。

【评价】

1. 蓝光治疗仪清洁、性能良好、温湿度适宜。

2. 患儿安全、舒适、光疗效果好,无并发症发生。

(董小萍)

第6节　小儿静脉采血法

小儿静脉采血是临床护理工作的一项经常性操作,在新生儿的诊疗过程中,常常需要抽取血液,协助诊断。不同年龄的小儿静脉采血部位有显著区别。新生儿首选股静脉采血,对1岁以上的患儿,尽量在股静脉以外的其他部位采血。据研究报道,6个月以内的婴儿,股静脉穿刺成功率明显高于颈静脉;7~12个月婴儿在股静脉穿刺和颈静脉穿刺上的成功率差异无显著性;1~2岁的幼儿颈静脉穿刺成功率高于股静脉穿刺。

案例4-8

患儿,男,1岁,因持续发热入院待查。查体:体温39.2℃,扁桃体微红,略大,两肺有湿啰音。拟诊:肺炎。

问题:1. 如果需要采集血标本,你应该怎样操作?
　　　2. 采集血标本时应注意哪些事项?

一、股静脉采血法

股静脉采血法是用无菌注射器经皮肤刺入股静脉以抽取血液的一项护理技术。

考点:股静脉采血的目的

(一) 目的

为婴幼儿采集静脉血,为诊断和治疗疾病提供依据。

(二) 适应证

适用于需取血检验的婴幼儿或危重患儿。

考点:股静脉采血的禁忌证

(三) 禁忌证

心脏功能不全、有出血倾向、凝血功能障碍、局部有感染者。

(四) 操作流程

【评估】

1. 患儿的年龄、病情、意识状态及抽血的目的。
2. 腹股沟、会阴部皮肤及血管状况。
3. 家长心理状况及合作程度,并向家长做好解释。

【计划】

1. 用物准备　注射盘,碘伏,无菌棉签,干棉球,胶布,10ml注射器,根据需要准备干燥试管(或抗凝管、血培养瓶),弯盘。

第4章 儿科常用护理技术

2. 护理人员的准备　衣帽整洁,洗手,戴口罩。
3. 环境准备　整洁、安静、光线适宜,必要时增加室温。

【实施】

1. 操作过程　见表4-18。

表4-18　股静脉采血操作过程

步骤	内容	护患沟通
准备	着装规范,洗手,戴口罩,备齐用物携至床旁	
核对	查看床头牌、腕带,核对姓名、床号、申请检验项目	早上好!请问您叫什么名字?(马莉),马莉阿姨,您好!这是您的宝宝吗?(是的)
解释	向家长解释股静脉采血目的,取得家长的配合	马莉阿姨,由于您的宝宝发热,需要抽取血液做进一步检查,以帮助确诊。抽血的方法是从宝宝的股静脉穿刺抽取小量的血液,请您配合我好吗?(好的)
清洁局部	清洗腹股沟至阴部,更换尿布,覆盖生殖器与会阴	马莉阿姨,请让我为宝宝清洗腹股沟好吗?(好的)
取体位	助手站在穿刺对侧,患儿取仰卧位,将其大腿外展外旋与膝关节呈90°屈曲(呈蛙腿),垫高穿刺侧臀部,使腹股沟展平,充分暴露腹股沟区域(图4-22A)	宝宝,阿姨放你平睡,不要动,宝宝真听话。
选择静脉	操作者立于患儿足端或穿刺侧,常规消毒腹股沟至大腿根部皮肤和左手食指,在腹股沟中内1/3交界处定位股动脉搏动点	
穿刺抽血	右手持注射器自股动脉搏动点内侧0.5cm处垂直或20°~45°角进针(图4-22B),约1.5cm或感觉有阻力时停止进针,缓慢向上提针并同时抽吸,见有暗红色回血固定针头抽取所需血量。退出针头,用无菌棉球压迫止血(5分钟)直到无出血为止,以防形成血肿,贴胶布固定	阿姨要为你抽血了,有点疼,阿姨会尽量轻点的。血抽好了,阿姨正在为你压迫止血,很快就好
送检整理	按检验目的放置血液,及时送检整理用物,为患儿整理衣服,抱回病床安置在舒适体位。洗手,记录	马莉阿姨,我们马上把标本拿去送检,放心吧,我们会及时告诉您检查结果的

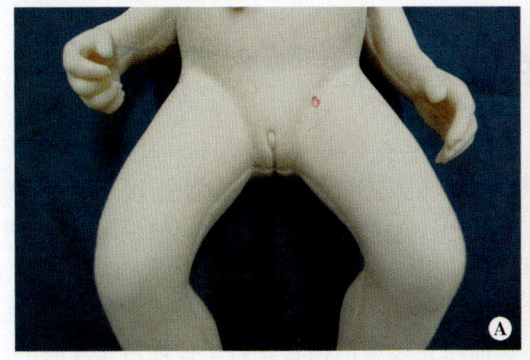

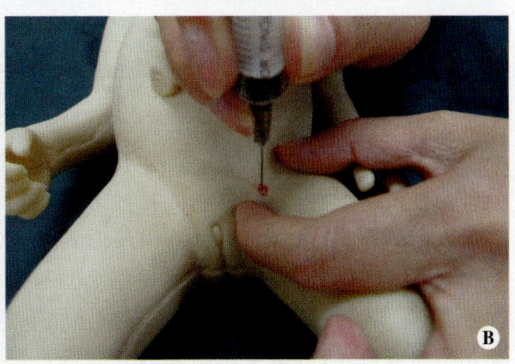

图 4-22　小儿股静脉采血法
A. 股静脉穿刺点;B. 股静脉穿刺手法

2. 注意事项

(1) 严格执行无菌操作,充分暴露穿刺部位。

(2) 有出血倾向或凝血障碍者禁用此法,以免引起出血。

(3) 若穿刺失败不宜在同侧多次穿刺,以免形成血肿。

(4) 若误入股动脉应立即拔出针头,压迫止血到无出血为止。

(5) 穿刺后应观察局部有无活动性出血。

【评价】

1. 患儿安全,穿刺部位无渗血,无感染及损伤发生。

2. 正确执行无菌技术操作和查对制度,动作稳、准、轻,穿刺成功。

二、颈外静脉采血法

1. 颈外静脉采血法是用无菌注射器经皮肤刺入颈外静脉以抽取血液的一项护理技术。

2. 患儿取仰卧位,头部转向一侧,助手面对患儿,双手及臂固定头、上肢及躯干,操作者站在患儿头端,选好穿刺点(图 4-23A),常规消毒皮肤,当患儿哭啼颈外静脉怒张时,右手持注射器沿静脉走向以 30°向心方向刺入(图 4-23B),见回血后左手固定针头,抽适量血液。拔针后,用无菌干棉球按压止血,胶布固定。

3. 余同股静脉采血法。

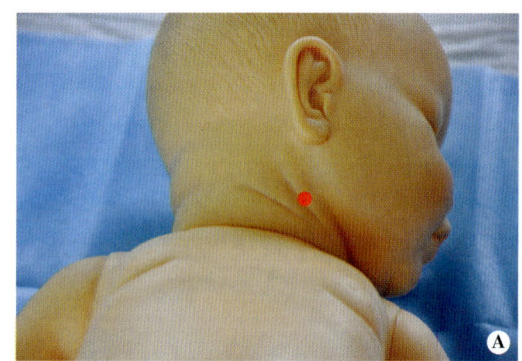

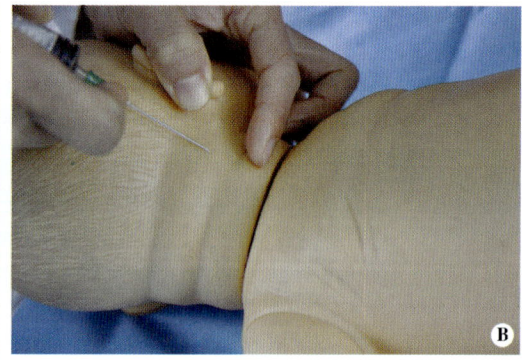

图 4-23 小儿颈静脉采血法
A. 小儿颈静脉采血的穿刺点;B. 进针方向

(董小萍)

第7节 新生儿疾病筛查

先天性疾病是指母亲怀孕期间即开始发生、发展的一类疾病。这类疾病往往不易根治,但有些是可以通过药物、食物或其他方法进行替代、干预或治疗的,从而避免、延缓或减少疾病对人体的影响。比如,一种称为苯丙酮尿症(简称 PKU)的疾病,是由于体内缺少苯丙氨酸羟化酶,致使人体不能代谢苯丙氨酸。这样,体内就会出现苯丙氨酸堆积,造成人体器官受损,特别是大脑,严重影响孩子的智力。如果能及早发现,及早采用低苯丙氨酸奶粉替代一般婴儿奶粉或母乳,可避免体内苯丙氨酸的堆积,从而阻止大脑的损害。另一种称为先天性甲状腺功能低下(简称 CH)的疾病,是由于先天性甲状腺功能发育迟缓,不能产生足够的甲状腺素,致使包括大脑在内的人体器官发育受阻,出现以呆傻为主要表现的发育落后。及早合理补充甲状腺素片,可避免人体的受损。还有一些原因可导致听力系统发育受损。先天性听力功能降低,导致先天性聋哑,可导致继发发音障碍。若早发现(最好在生后6个月内),可及早使用助听器或进行人工耳蜗植入手术,这些措施对改善发音障碍都非常有利。

新生儿疾病筛查是指对每个出生的宝宝通过先进的实验室检测,发现某些危害严重的先天性遗传代谢性疾病,从而早期诊断、早期治疗,避免宝宝因脑、肝、肾等损害导致智力、体力发育障碍甚至死亡。

根据我国《母婴保健法》要求:至少开展CH和PKU两项筛查。《新生儿疾病筛查管理办法》第三条规定的全国新生儿疾病筛查病种,包括CH和PKU等新生儿遗传代谢病和听力障碍。

一、CH和PKU筛查

(一)标本采集

采取新生儿的血标本是新生儿疾病筛查工作的第一步,也是筛查工作最基本、最关键的第一步,与筛查工作的质量息息相关。

1. 血标本的采集对象 医疗机构或卫生院出生的全部活产婴儿。

2. 血标本采集方法 为国际上统一的Guthrie法,即使用特定滤纸采取合适的血斑,干燥后尽快送至新生儿疾病筛查中心进行检测。

3. 采血时间 采血应当在婴儿出生72小时并吃足6次奶后进行,否则,在未哺乳、无蛋白负荷的情况下容易出现PKU筛查阴性。此外,在婴儿出生72小时后采血,可避开生理性TSH(促甲状腺激素)上升时期,减少了CH筛查的假阳性机会,并可防止TSH上升延迟的患儿产生假阴性。因各种原因提前出院、转院的婴儿,不能在72小时之后采血的,原则应由接产单位对上述婴儿进行跟踪采血,提高筛查的覆盖率,但时间最迟不宜超过出生后1个月。

4. 采血部位 多选择婴儿足跟内侧或外侧。其方法是:按摩或热敷婴儿足跟,使其充血,酒精消毒后用一次性采血针穿刺,深约3mm,弃去第一滴血后将挤出的血液滴在特定的滤纸上,使其充分渗透至滤纸背面。要求每个婴儿采集3个血斑,每个血斑的直径应≥10mm。

(二)血标本的保存与递送

将合格的滤纸血斑平放在室内清洁处,使其自然晾干,后装入塑料袋内,并置4℃冰箱中保存。每周一次将血标本送相应的市(地)、县新生儿疾病筛查管理中心验收并保存,市、县中心则每7～10天将滤纸血斑邮寄给省中心检测。

(三)采血卡片的填写

应在采血卡片上逐项填写所有项目,不能漏项。字迹要清楚,文字要规范。

(四)血标本和采血卡片验收

为明确职责,把好质量关,各级均应做好滤纸血斑和采血卡片的验收工作,即采血单位的质控员、市(县)中心、省中心都要对递送上来的采血卡片和滤纸血斑质量进行验收、签名,各负其责。有不合格的应返工重来,绝不含糊。

二、新生儿听力筛查

(一)对象

有条件的地方应进行普遍性筛查,不具备条件的地方应根据当地情况,至少进行听力障碍高危新生儿筛查。

听力高危因素包括：

1. 新生儿重症监护室中住院超过 24 小时。
2. 儿童期永久性听力障碍家族史。
3. 巨细胞病毒、风疹病毒、疱疹病毒、梅毒或弓形体等引起的宫内感染。
4. 颅面形态畸形，包括耳郭和耳道畸形等。
5. 出生体重低于 1500g。
6. 高胆红素血症达到换血要求。
7. 母亲孕期曾使用过耳毒性药物。
8. 细菌性脑膜炎。
9. Apgar 评分 1 分钟 0～4 分或 5 分钟 0～6 分。
10. 机械通气时间 5 天以上。
11. 临床上存在或怀疑有与听力障碍有关的综合征或遗传病。

（二）时间

1. 实行两阶段筛查　出院前进行初筛，未通过者于 42 天内进行复筛，仍未通过者转听力检测中心。
2. 告知有高危因素的新生儿，即使通过筛查仍应结合听性行为观察法，3 年内每 6 个月随访一次。

（三）环境

应有专用房间，通风良好，环境噪音低于 45 分贝 A 声级(dB A)。

（四）方法

耳声发射测试和/或自动听性脑干诱发电位测试。

（五）步骤

1. 清洁耳道。
2. 受检儿处于安静状态，必要时可使用镇静剂。
3. 两耳分别测试。轻轻放入探头，仪器自行显示结果，如未通过，需重复 2～3 次测试。

小结

新生儿从宫内生活转为宫外生活，环境起了巨大变化，而各器官的生理功能尚未发育完善，特别是未成熟儿，易受外界环境的影响，帮助新生儿顺利适应环境，从而促进新生儿生长发育。因此，儿科护士应具有良好的职业道德和高尚的思想情操，保持良好的心理素质，充分利用日常的护理用语以及非语言的交往技巧，做好新生儿各项指标的测量，正确评估新生儿发育情况，积极宣教及指导母乳喂养，做好新生儿皮肤护理，对未成熟儿或高危新生儿进行复温、保暖、蓝光治疗等，掌握熟练的操作技能，严格遵守操作规程，做到轻、准、快，从而保证患儿安全。

（董小萍）

自测题

选择题

A₁ 型题

1. 测量头围的正确方法是（　　）
   A. 经枕后结节到眉间绕头 1 周
   B. 经眉弓上缘、枕后结节绕头 1 周
   C. 经额部中央、枕后结节绕头 1 周
   D. 经眉弓上 2cm、枕后结节绕头 1 周
   E. 经枕后结节到眉上方最突出处绕头 1 周

2. 新生儿关于腋下测温法,下列哪项正确（　　）
   A. 较口腔测温及直肠测温准确
   B. 应测试4~5分钟
   C. 36~37℃为正常
   D. 以上均是
   E. 以上均不是
3. 测量新生儿身长的目的是（　　）
   A. 了解新生儿骨骼发育及营养状态
   B. 了解新生儿体格发育的情况
   C. 了解新生儿的身体状况
   D. 观察疗效
   E. 了解小儿营养状态
4. 刚出生的足月男婴,护士在给家长进行哺乳指导中,正确的做法是（　　）
   A. 按需哺乳
   B. 哺乳后立即换尿布
   C. 若乳汁不够,加补奶粉
   D. 两次哺乳间可添加糖水
   E. 乳房堵住新生儿没关系,他可自行处理
5. 出生后1~2周的新生儿,全脂乳粉调配成鲜牛乳浓度的调配方法是（　　）
   A. 按重量1：6,按容积1：4
   B. 按重量1：4,按容积1：6
   C. 按重量1：6,按容积1：8
   D. 按重量1：8,按容积1：4
   E. 按重量1：8,按容积1：6
6. 新生儿最好的代乳品是（　　）
   A. 蒸发乳　　B. 鲜牛乳　　C. 酸牛乳
   D. 配方奶粉　E. 全脂奶粉
7. 女婴,12日。每日喂哺次数为（　　）
   A. 4~5次　　B. 5~6次　　C. 6~7次
   D. 7~8次　　E. 按需喂哺
8. 臀红用红外线或灯泡照射时,灯泡距离臀部患处距离为（　　）
   A. 15cm　　B. 20cm　　C. 25cm
   D. 35cm　　E. 45cm
9. 为低体重儿进行蓝光治疗时,应调节床内温度为（　　）
   A. 22~24℃　B. 25~28℃　C. 29~31℃
   D. 32~36℃　E. 37℃
10. 光照疗法的禁忌证不包括（　　）
    A. 直接胆红素大于68.4μmol/L
    B. 心、肺或肝功能损害
    C. 有出血倾向
    D. 有呕吐症状
    E. 发热
11. 预防新生儿臀红最重要的措施（　　）
    A. 用一次性尿布　　B. 用纯棉织物做尿布
    C. 尿布煮沸消毒　　D. 每次便后涂爽身粉
    E. 保持臀部清洁干燥
12. 护理新生儿臀红的正确操作方法是（　　）
    A. 便后用冷水将臀部洗净
    B. 污垢先用肥皂水,在用清水洗
    C. 臀部在阳光下晒30~60分钟
    D. 棉签贴在皮肤上轻轻滚动涂药
    E. 包紧尿布以免粪便外溢
13. 新生儿出生后脐带脱落时间（　　）
    A. 10天　　B. 3~7天　　C. 7~14天
    D. 10~14天　E. 3~5天
14. 新生儿蓝光治疗时,灯管与婴儿皮肤距离为（　　）
    A. 10~20cm　B. 20~25cm　C. 25~33cm
    D. 33~50cm　E. 50~55cm
15. 股静脉穿刺的部位是（　　）
    A. 股动脉和股神经之间
    B. 股动脉内侧0.5cm处
    C. 股动脉外0.5cm处
    D. 股动脉内侧1cm处
    E. 股动脉外侧1cm处
16. 在股静脉穿刺时,患儿应采取的体位是（　　）
    A. 仰卧,上肢伸直　　B. 仰卧,下肢伸直
    C. 仰卧,屈膝　　　　D. 仰卧,屈膝,略外展
    E. 仰卧,下肢伸直,略内收
17. 股静脉采血禁忌证不包括（　　）
    A. 病危、心脏功能不全　B. 有出血倾向
    C. 凝血功能障碍者　　　D. 婴儿
    E. 局部有感染者
18. 小儿股静脉穿刺术前评估不包括（　　）
    A. 患儿的年龄　　B. 患儿病情
    C. 穿刺的目的　　D. 患儿的性别
    E. 腹股沟皮肤状况
19. 小儿股静脉采血的用物准备不包括（　　）
    A. 注射盘　　　　B. 盛血容器
    C. 无菌纱布　　　D. 胶布
    E. 输液器
20. 小儿股静脉穿刺时,股动脉搏动点应定在腹股

沟( )
   A. 中内 1/3 交界处   B. 中外 1/3 交界处
   C. 中内 2/3 交界处   D. 中外 2/3 交界处
   E. 内 1/3 处
21. 小儿股静脉穿刺术后拔出穿刺针用无菌纱布或干棉球压迫( )
   A. 1 分钟   B. 2 分钟   C. 3 分钟
   D. 4 分钟   E. 5 分钟
22. 颈外静脉采血禁忌证不包括( )
   A. 心脏功能不全   B. 肺部疾患
   C. 病情危重者   D. 有出血倾向
   E. 新生儿
23. 小儿颈外静脉采血法的患儿的体位是( )
   A. 仰卧位   B. 侧仰卧   C. 坐位
   D. 半座卧位   E. 俯卧位
24. 小儿颈外静脉穿刺时,术者应站在患儿的( )
   A. 头端   B. 足端   C. 侧面
   D. 上端   E. 下端
25. 小儿颈外静脉穿刺时,针头刺入角度是( )
   A. 30°   B. 50°   C. 60°
   D. 80°   E. 90°
26. 新生儿游泳的禁忌证不包括( )
   A. Apgar<8 分的新生儿
   B. 有新生儿并发症
   C. 出生体重小于 2000g 的新生儿
   D. 皮肤破损或有感染的新生儿
   E. 出生后几小时的正常新生儿
27. 婴儿游泳的目的不包括( )
   A. 提高其睡眠质量
   B. 增强其食欲和消化功能,促进新生儿生长发育
   C. 增强新生儿的循环和呼吸功能
   D. 促进新生儿语言发展
   E. 增强其骨骼、肌肉的灵活性和柔韧性
28. 婴儿游泳水温为( )
   A. 26～30℃   B. 31～35℃
   C. 36～38℃   D. 39～40℃
   E. 41～45℃
29. 婴儿每次游泳的时间为( )
   A. 5～10 分钟   B. 10～15 分钟
   C. 15～20 分钟   D. 20～25 分钟
   E. 25～30 分钟

30. 新生儿娩出后,在母亲及新生儿身体状况良好情况下,应尽早哺乳,开始哺乳时间为( )
   A. 出生后 20 分钟内   B. 出生后 30 分钟内
   C. 出生后 45 分钟内   D. 出生后 60 分钟内
   E. 出生后 2 小时

A_2 型题

31. 患儿,出生 6 日,母乳喂养。出生第 3 日食奶量明显减少,第 4 日皮肤出现黄染而就诊。体格检查:体温 36℃,脐部红肿伴有脓性分泌物,诊断为新生儿脐炎。局部皮肤常用的消毒剂是( )
   A. 30%乙醇   B. 95%乙醇
   C. 0.5%聚维酮碘   D. 2%过氧化氢
   E. 0.1%苯扎溴铵
32. 患儿,女,足月顺产。生后第 3 日面部皮肤发黄,精神尚佳,食欲好,体温 36.5℃。血白细胞 $12×10^9$/L,中性粒细胞 0.55,血清胆红素 147μmol/L。针对该患儿护理措施中下列错误的一项是( )
   A. 加强保暖   B. 合理喂养
   C. 密切观察病情   D. 按医嘱进行光照疗法
   E. 按医嘱静脉滴注抗生素
33. 患儿,女,出生后 3 日,体重 2100g。诊断为新生儿寒冷损伤综合征,肛温 35℃,腋温 34℃,复温时先将患儿置入暖箱,暖箱温度应为( )
   A. 29℃   B. 30℃   C. 31℃
   D. 32℃   E. 33℃
34. 患儿,男,出生 3 日。34 周早产,急产于家中,生后 12 小时开始体温不升,两下肢皮肤发硬且渐进至大腿外侧,皮肤呈大片状硬肿。该患儿皮肤硬肿的发生机制与下列哪项无关( )
   A. 棕色脂肪少
   B. 早产,体温中枢调节差
   C. 寒冷
   D. 哭吵
   E. 摄食少,热量不足
35. 患儿,出生胎龄 33 周,日龄 3 日。生后第 2 日开始吃奶不好,吸吮无力,哭声低微。体格检查:体温 30℃,精神差,皮肤冰凉,下肢及臀部皮肤硬肿。如采取暖箱复温应测量体温( )

A. 每半小时1次　B. 每小时1次
C. 每2小时1次　D. 每3小时1次
E. 每4小时1次

36. 患儿,女,生后7日,母乳喂养。吃奶好,皮肤黏膜黄染。体格检查:T 36.8℃,P 132次/分、R 24次/分,精神、食欲及大小便均正常,血清胆红素153μmol/L。应采取的措施是(　)
    A. 蓝光照射　B. 输血浆　C. 准备换血
    D. 口服泼尼松　E. 不须处理

37. 患儿,出生13小时。皮肤、巩膜黄染,诊断为新生儿溶血病。患儿进行蓝光疗法时应(　)
    A. 裸体
    B. 裸体、戴眼罩
    C. 穿单衣、系尿布
    D. 穿单衣、系尿布、戴眼罩
    E. 裸体、系尿布、戴眼罩

A₃型题

(38～40题共用题干)

患儿,女,出生20日,因"腹泻2天"入院,每日大便10余次,臀部皮肤潮红,伴有皮疹,有少许脱皮。

38. 该患儿出现了(　)
    A. 尿布皮炎　B. 臀部浅表溃疡
    C. 水豆皮疹　D. 真菌性皮疹
    E. 病毒性皮疹

39. 该患儿臀部皮肤的病情分度为(　)
    A. 轻度　B. 重Ⅰ度　C. 重Ⅱ度
    D. 重Ⅲ度　E. 轻度伴感染

40. 该患儿臀部皮肤护理操作正确的是(　)
    A. 便后用冷水将臀部洗净
    B. 污垢先用肥皂水,在用清水洗
    C. 臀部在阳光下晒30～60分钟
    D. 棉签贴在皮肤上轻轻滚动涂药
    E. 包紧尿布以免粪便外溢

第5章

五官科常用护理技术

第1节 眼科护理技术

一、眼部清洁法

(一) 眼部冲洗

用冲洗溶液冲洗眼睑皮肤及结膜囊内的分泌物、异物,或用酸、碱溶液中和溅入眼中的化学物质的方法,称为眼部冲洗。

案例5-1

陈丽莉是一位在校中学生,在一次化学实验中,不小心被酸性液体溅入眼内,随即用了大量流动的自来水冲洗。在老师的护送下来到医院就诊,医生嘱立即进行眼部冲洗。

问题:1. 眼部冲洗的目的是什么?
2. 眼部冲洗的溶液有哪些?
3. 如何进行眼部冲洗?有哪些注意事项?

【目的】
1. 冲洗眼睑皮肤及结膜囊内的分泌物及异物。
2. 冲洗和中和溅入眼内的化学物质。
3. 为眼内手术作准备。

【评估】
1. 患者的年龄、意识状况,对洗眼的认知及配合程度。
2. 患者眼部情况,有无视力受损等。

【计划】
1. 物品准备
(1) 治疗盘内置洗眼壶(内盛冲洗溶液)、一次性盛水袋、治疗巾或毛巾、棉球。
(2) 常用的冲洗溶液:生理盐水、3%硼酸溶液、2%碳酸氢钠溶液、1:5000呋喃西林溶液。

考点:常用的冲洗溶液

2. 护理人员准备 着装规范,洗手、戴口罩。
3. 环境准备 环境安静整洁、安全,光线充足,适合操作。

【实施】
1. 操作流程 见表5-1。

表 5-1　眼部冲洗操作流程

步骤	内容	护患沟通
准备	护士着装规范,洗手,戴口罩,备齐用物	
问候、核对	问候患者,核对病历本、姓名	小姑娘,你好,请问你叫什么名字?(陈丽莉)
解释	向患者说明冲洗的目的、操作过程及有关配合方法,以消除患者的顾虑,取得合作	陈丽莉我准备给你洗一下眼睛,中和酸性物质,眼睛就不会进一步损伤了(好的)
取体位	协助患者取仰卧位,头偏于患侧或坐位头稍向后仰,偏于患侧	请你这样躺在床上,这体位舒服吗?(舒服)
冲洗	护士站在患者床头,头部垫治疗巾,将一次性盛水袋固定在患侧颞部,头稍偏向患侧,操作者左手翻转上睑,用棉签轻拉下睑,右手持洗眼壶,壶嘴距眼 3~5cm,先冲洗眼睑和周围皮肤,再冲洗到结膜囊,嘱患者眼球向各个方向转动数次,进行反复冲洗(图 5-1)	头往右侧偏一点,眼睛朝下,感觉怎样?(还好) 眼球向各个方向转动,好,马上就洗完了,现在怎样?(没有原来那么痛了)
整理、安置患者	用无菌棉球擦拭患侧眼睑,取下盛水袋。安置患者,整理用物,洗手	

2. 注意事项

(1) 眼球穿孔伤患者不能做眼部冲洗,避免增加眼内感染机会。

(2) 冲洗时不要直接对着角膜冲洗,以免引起不适。动作要轻,不可压迫眼球,水流速度不宜过快,冲洗要彻底。

(3) 冲洗液温度在 32~37℃,洗眼壶壶嘴距眼睛 3~5cm,避免损伤眼部及污染药液。

(4) 用具使用后必须消毒,传染性眼病用过的器具先消毒后清洗。

【评价】

1. 动作轻柔,方法正确,患者感觉舒适,症状有所减轻。

2. 患者了解冲洗眼睛的目的,配合良好。

考点:注意事项

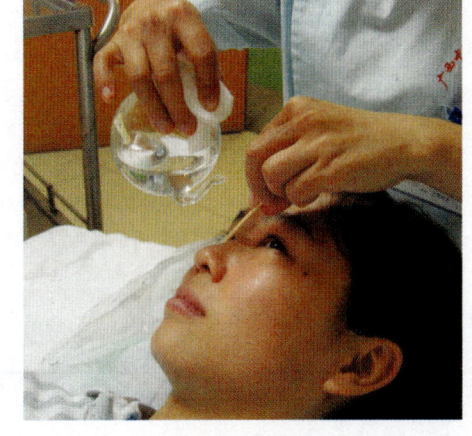

图 5-1　眼部冲洗

(二) 剪睫毛法

剪睫毛是用眼科小剪刀剪掉眼睑睫毛,为内眼手术前的准备,有利于眼睛的清洁、消毒和手术。

案例 5-2

张燕萍老奶奶,72 岁。眼睛迎风流泪 5~6 年,治疗过多次,反复发作。医生检查:下眼睑红肿,有黄色黏液性分泌物,泪囊壁增厚。诊断为慢性化脓性泪囊炎,拟进行泪囊鼻腔吻合术。术前准备:剪睫毛。

问题:1. 剪睫毛的目的是什么?
　　　2. 如何操作?

【目的】

内眼手术前的准备,有利于眼睛的清洁、消毒和手术进行。

【评估】

1. 患者的年龄、意识状况、活动能力。

2. 患者眼部情况,对剪睫毛的认知及配合程度。

【计划】

1. 物品准备　眼科小剪刀、凡士林油、消毒棉签、纱布、生理盐水。

2. 护理人员准备　着装规范,洗手,戴口罩。

3. 环境准备　清洁、宽敞明亮、舒适、安全。

【实施】

1. 操作流程　见表 5-2。

表 5-2　剪睫毛操作流程

步骤	内容	护患沟通
准备	护士着装规范、洗手、戴口罩、备齐用物	
问候、核对	问候患者,核对病历本、腕带、姓名、医嘱	奶奶,您好,请问您叫什么名字?(张燕萍)
解释	向患者说明检查的目的、操作过程及有关配合方法,以消除患者的顾虑,取得合作	张燕萍奶奶,我准备给您剪睫毛,为明天手术做准备,方便医生操作。(好的)
取体位	协助患者取坐位或仰卧位	请您躺到床上来,这体位舒服吗?(舒服)
剪睫毛	将凡士林油膏涂在眼科小剪刀的两叶,先剪上眼睑睫毛,后剪下眼睑睫毛。操作者轻翻开患者上眼睑皮肤,让患者眼睛向下看,沿上睑缘剪去睫毛,然后,左手轻向下拉下眼睑皮肤,让患者眼睛向上看,沿下睑缘剪去睫毛。检查有无睫毛掉入结膜囊内,若有,要立即用湿棉签沾净或用生理盐水冲洗	您不用紧张,眼睛朝下,感觉怎么样?(还好)。配合得很好。现在剪另一侧眼睛的睫毛,也是这样配合。好,眼睛看上面。(好)。两侧都剪完了,现在感觉怎样?(没有什么)。谢谢您的配合!
整理、安置患者	安置患者,整理用物,洗手	

2. 注意事项

(1) 动作轻巧、细心,不能损伤睑缘皮肤。

考点:如何防止睫毛掉入结膜囊内

(2) 剪刀的两叶先涂凡士林油膏,剪下的睫毛及时蘸净,防止睫毛掉入结膜囊内。

案例 5-3

上述病例,张燕萍奶奶检查:结膜充血,下睑皮肤出现湿疹,用手指挤压泪囊区,有黏液或黏液脓性分泌物自泪点流出。医嘱:泪道冲洗。

问题:1. 泪道冲洗的目的是什么?

2. 有哪些适应证?

3. 如何进行泪道冲洗法?

【评价】

1. 患者了解剪睫毛的目的,能够配合。

2. 操作方法正确,动作轻巧。患者眼睑皮肤无损伤。

(三) 泪道冲洗

泪道冲洗法是将灌洗液由泪小点注入泪小管、鼻泪道,流入鼻腔或咽部,达到治疗和检查目的的方法。

【目的】
1. 治疗慢性泪囊炎。
2. 内眼或泪道手术前的常规准备。
3. 检查泪道有无狭窄或阻塞。

【评估】
1. 患者的年龄、理解能力及合作程度。
2. 患者的病情,治疗情况及泪道冲洗的目的。

【计划】
1. 物品准备　无菌治疗盘内置 5ml 注射器、泪道冲洗弯针头、泪小点扩张器、棉签及棉球、盛水器、1%丁卡因溶液、抗生素眼药水、生理盐水。
2. 护理人员准备　衣帽整洁、洗手、戴口罩。
3. 环境准备　清洁、安全、舒适、光线充足。

【实施】
1. 操作流程　见表5-3。

表 5-3　泪道冲洗操作流程

步骤	内容	护患沟通
准备	护士着装规范,洗手,戴口罩,备齐用物	
问候、核对解释	问候患者,核对病历本、姓名、腕带、治疗单、解释泪道冲洗的目的,取得患者合作	奶奶,您好,请问您叫什么名字?(张燕萍)准备给您用注射器冲洗泪道(好的)
取体位	协助患者取坐位,头稍后仰;或取仰卧位,头偏向患侧	请您躺在治疗床上,这个体位舒服吗?(舒服)
冲洗	护士站立于患眼侧或床头,用1%丁卡因溶液棉签置于上、下泪小点之间表面麻醉3～5分钟。泪小点较小者先用泪点扩张器扩大。持装有生理盐水的泪管冲洗针垂直插入泪小点 1.5～2mm,然后沿着泪小管方向转为水平,进入泪小管5～6mm,缓慢注入生理盐水	给您用麻药,闭上眼睛几分钟。不用紧张,已经插入泪道了,现在给您冲洗,请不要动
观察眼部情况	询问患者,如有液体流入鼻腔或咽部说明泪道畅通;如看到泪小点处有大量溶液或脓液流出,说明泪道狭窄	有液体流入鼻腔或口腔吗?(有)已经冲洗完了,谢谢你的配合!
整理用物、安置患者	取下受水器,擦净面部,安置患者。整理用物,洗手	

2. 注意事项
(1) 急性泪囊炎患者禁忌冲洗。
(2) 动作轻巧,沿着泪小管方向前进,遇有阻力时不可强行进针。若发生眼睑肿胀应立即停止冲洗,并给予抗生素眼药水预防感染。
(3) 先冲健眼再冲患眼,如有脓性分泌物,先排空分泌物后再冲洗。

考点:注意事项

【评价】
1. 患者了解泪道冲洗的目的,能够配合。
2. 操作方法正确,动作轻巧,患者无不适感觉。

> **链接**
>
> **眼泪的作用**
>
> 眼泪的成分中98.2%是水,1.8%是固体,呈弱碱性。固体中除了蛋白质以外,还含有无机盐等。蛋白质可降低泪液的表面张力,盐分可维持一定渗透压,使眼泪能够均匀地分布在眼球表面,形成一层透明而光滑的保护薄膜,称为泪膜。它不但能湿润眼球,还可以提高角膜的光学性能。眼泪的作用有3个。
>
> (1) 冲洗和稀释作用:当眼睛有异物进入时,大量眼泪就会从泪腺分泌出来,好像汽车前面玻璃窗上的"刮水器"一样,起到冲洗和稀释作用,以保护角膜和结膜不受损伤。
>
> (2) 润滑作用:泪液在角膜表面形成一层6~7μm厚的平滑的液体薄膜,它不但可使眼球表面保持湿润,滑润眼睑与眼球的接触,使眼球转动灵活自如,还可以使角膜表面更加光滑细腻,从而减少散光,改善其光学特性。
>
> (3) 杀菌作用:在泪液中,含有多种特殊的杀菌物质——溶菌酶,能够破坏细菌的胞壁,使细菌溶解死亡。另外,泪液中还含有乳铁蛋白和免疫球蛋白等,都具有抗菌和抑菌作用。

(四) 泪道扩张及探通法

使用泪道扩张器或探针扩张泪道,包括泪小点、泪小管、鼻泪管,使泪道保持通畅,有利于泪液排泄的方法。

案例5-4

李虹小姐因为眼睛总是爱流泪,特别是迎风时症状加重而就诊。医生为她检查后,怀疑患者泪道阻塞。医嘱:行泪道扩张术。

问题:1. 泪道扩张术的目的是什么?
2. 如何进行泪道扩张术?

【目的】

保持泪道通畅,用于诊断和治疗泪道阻塞性疾病。

【评估】

1. 患者对泪道扩张及探通法的认知及配合程度。

2. 患者泪道扩张及探通的目的,眼部情况及视力有无障碍等。

【计划】

1. 用物准备 治疗盘内置5ml注射器、泪道冲洗针头、泪点扩张器、受水器、0.5%~1%丁卡因溶液、消毒棉球及棉签、生理盐水或抗生素溶液纱布、一组泪道探针。

2. 护理人员准备 规范着装,洗手,戴口罩。

3. 环境准备 清洁、安全、舒适、宽敞明亮。

【实施】

1. 操作流程 见表5-4。

表5-4 泪道扩张术操作流程

步骤	内容	护患沟通
准备	护士着装规范,洗手,戴口罩,备齐用物	
问候、核对解释	问候患者,核对病历本、姓名、治疗单,解释泪道扩张的目的,取得合作	您好,请问您叫什么名字?(李虹)现给您作泪道扩张……(好的)
取体位	协助患者取仰卧位,头稍后仰	请您躺在治疗床上,头稍后仰这个体位舒服吗?(舒服)

续表

步骤	内容	护患沟通
扩张及探通泪道	用1%丁卡因溶液棉签置于上、下泪小点之间,嘱患者闭眼3～5分钟。用泪点扩张器扩张下泪点(图5-2)。选用合适型号的探针,在探针头端涂少许眼膏;垂直插入泪小点1.5～2mm,然后转为水平方向,顺泪小管推进5～6mm。当触及泪囊内侧骨壁时,稍退0.5～1mm,将探针尾部向上转90°,成垂直方向,再向下、向后方缓慢进针4～5mm。探针留置15～20分钟后缓慢拔出,按泪道冲洗法冲洗泪道	先给你用些麻药,闭上眼睛几分钟。不用紧张,现在给你扩张一下泪点,痛吗?(不痛)好,给你疏通一下泪道,感觉怎么样?(有一点痛)马上就好了。泪道已经通了,探针留置15～20分钟,你闭眼睛休息。(好)行了,给你拔针,感觉怎么样?(还好)在给你冲洗泪道。行了,谢谢你的配合
整理用物安置患者	安置患者,整理用物,洗手,记录	

2. 注意事项

（1）慢性泪囊炎并有分泌物的患者,为了防止炎症扩散,禁忌做探通术。

（2）动作轻巧,沿着泪小管方向前进,遇有阻力时不可强行进针,以免损伤泪道。

（3）如发现鼻腔出血时,用无菌棉球填塞鼻孔。

考点: 注意事项

【评价】

1. 患者了解扩张泪道的目的,能够配合。
2. 操作方法正确,动作轻巧,泪道通畅。

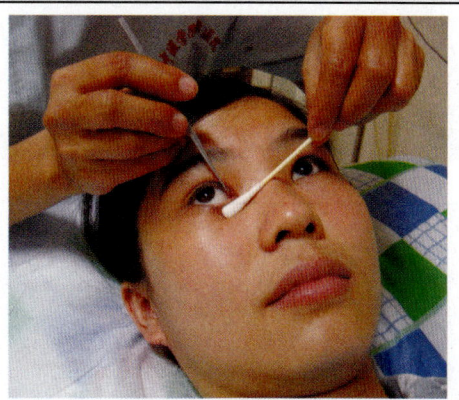

图5-2 扩张下泪点

二、眼部用药法

（一）滴眼药水法

滴眼药水法是按医嘱给患者眼内滴入眼药水,达到眼部消炎、预防感染及眼部检查前作准备的目的。

【目的】

1. 消除眼部炎症。
2. 预防手术前后感染。
3. 眼部检查前滴表面麻醉剂、散瞳、缩瞳。

【评估】

1. 患者的年龄、理解能力及合作程度。
2. 患者的病情及眼部情况。

案例5-5

78岁的王美娟老大娘,因头痛、头晕、眼睛胀痛,视力减弱3天而收入院。检查:神志清醒,血压176/94mmHg,脉搏72次/分,生活能自理。医生在为她进行眼压测量后滴入氯霉素眼药水。
问题:1. 滴眼药水的目的是什么?
2. 如何滴眼药水?有哪些注意事项?

【计划】

1. 物品准备　治疗盘内置滴管、消毒棉球、棉签、滴眼液。
2. 护理人员准备　洗手、戴口罩。
3. 环境准备　病室清洁、安全、舒适。

【实施】

1. 操作流程　见表5-5。

表 5-5　滴眼药水法操作流程

步骤	内容	护患沟通
准备	护士着装规范,洗手,戴口罩,备齐用物	
问候、核对	问候患者,核对姓名、腕带、病历本、医嘱	老人家,您好,请问您叫什么名字?(王美娟)
解释	向患者说明检查的目的、操作过程及有关配合方法,以消除患者的顾虑,取得合作	奶奶,需要给您眼睛滴一些药,我会告诉您怎样配合,不用害怕,好吗?(好的)
取体位	协助患者取仰卧位,头稍后仰	这个体位舒服吗?(舒服)
滴眼药水	护士站立于患者头侧或对侧,用无菌棉签拭去泪液、分泌物,操作者以左手拇指、示指轻轻外翻患者上下眼睑。嘱患者眼睛朝上看,右手持滴管,并倾斜45°,弃去1~2滴眼药水,距患者眼部2cm处将眼药水滴入下穹隆结膜囊内(图5-3),轻提上眼睑,嘱患者轻闭,嘱患者轻转眼球,使眼药水与眼部均匀接触,闭目2~3分钟,用消毒棉球擦干眼部皮肤	眼睛朝下,感觉怎样?(还好)轻转眼球。好了,现在已经给您滴好眼药水了,感觉怎样?(眼睛舒服一些了)谢谢您的配合!
整理、安置患者	用无菌棉球擦拭患侧眼睑,安置患者,整理用物,洗手	

考点: 注意事项

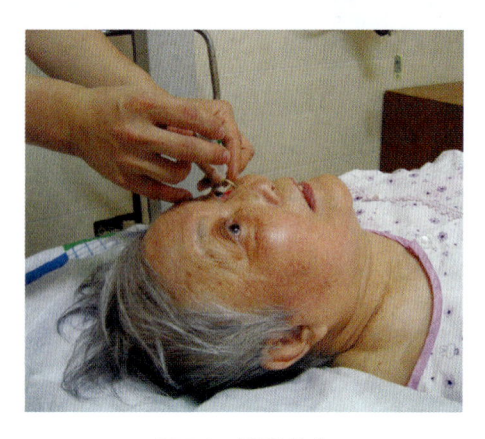

图 5-3　滴眼药水

2. 注意事项

(1) 滴管不可触及患者眼部皮肤,避免损伤患者眼部。

(2) 使用毒性较大的眼药时,应压迫泪囊2~3分钟,防止药液流入鼻咽部,引起中毒反应。

(3) 同时滴几种药液时,先滴刺激性弱,再滴刺激性强的药液。两种药物之间至少相隔3分钟,以免降低药效。

【评价】

1. 患者了解滴眼药的目的,能够配合。
2. 操作方法正确,患者症状减轻,感觉舒适。

链接

如何看待隐形眼镜护理液?

隐形眼镜护理液的主要成分是生理盐水、消毒剂和防腐剂,用于隐形眼镜清洁、消毒和储存。护理液虽有杀菌作用,但浓度较低,不足以达到和眼药水相同的功效。护理液和眼药水的作用根本不同,长期、频繁使用护理液缓解眼部症状易对眼睛造成以下损伤。

(1) 耐药性:护理液的杀菌作用较弱,长期大量滴入眼睛反而会使细菌产生耐药性。

(2) 延误病情:眼部受到细菌感染时,护理液的杀菌成分不但不能杀灭病菌,反而会拖延病情,错过最佳的治疗时间。

(3) 引起并发症:护理液含有防腐剂,长期大量使用,防腐剂会破坏眼睛的生理环境,甚至产生新的并发症。

（二）涂眼药膏法

将眼药膏涂在患者下眼睑穹隆处,以延长药物在眼结膜囊内的停留时间,治疗眼部感染,防止角膜、结膜干燥。

【目的】

1. 眼部受伤或眼部手术后的局部用药。

2. 眼睑闭合不全的患者保护眼球,防止角膜和结膜干燥或损伤。

3. 眼前段疾病的局部给药,达到预防感染、消炎、镇痛作用。

> **案例5-6**
> 陈小明,男,12岁,上学的路上被一辆电动车撞倒,头部着地,昏迷2小时入院。无自主呼吸,上呼吸机维持呼吸。患者因外伤眼睑不能闭合,角膜干燥。医嘱:金霉素眼药膏涂双眼。
> 问题:1. 涂眼药膏的目的是什么?
> 　　　2. 如何操作?

【评估】

1. 患者的年龄、意识状态、理解能力及合作程度。

2. 患者的眼部病情,治疗经过及涂眼药膏的目的。

【计划】

1. 物品准备　治疗盘内置眼药膏、软管或消毒圆头玻璃棒、消毒棉球、纱布。

2. 护理人员准备　洗手,戴口罩。

3. 环境准备　病室清洁、安全、舒适。

【实施】

操作流程见表5-6。

表5-6　涂眼药膏法操作流程

步骤	内容	护患沟通
准备	护士着装规范、洗手、戴口罩、备齐用物	
问候、核对	核对患者床号、姓名、腕带、病历本、医嘱单	
取体位	协助患者取仰卧位,头稍后仰	
涂眼药膏	软管法:左手分开患者上、下眼睑,右手持软管与睑裂平行将眼膏挤入下穹隆部,提起上、下睑使其闭合 玻璃棒法:将药膏挤少许到无菌玻璃棒的一端,左手分开患者上、下眼睑,右手持玻璃棒平行放入下穹隆部,嘱患者闭眼,转动玻璃棒平行抽出,轻按眼球数秒,用无菌棉球拭去溢出的眼药膏	
整理、安置患者	安置患者体位,整理用物,洗手	

【评价】

1. 患者了解涂眼药膏的目的,能够配合。

2. 操作方法正确,患者无不舒适感。

（三）球结膜下注射法

球结膜下注射法是将药物注入球结膜下疏松组织内,使药物通过睫状前动脉及其分支的快速吸收,加速炎症吸收,达到治疗的目的。

案例5-7

覃凤兰,农民,女,39岁。在一次收割打谷时,一粒谷粒溅入左眼内,取出后没在意。之后左眼经常发红、疼痛、流泪、有异物感而就诊。医生诊断为慢性角膜炎,为她进行了球结膜下泼尼松龙注射。

问题:1. 球结膜下注射的目的是什么?
2. 怎样进行球结膜下注射法?

【目的】
使药物通过睫状前动脉及结膜后动脉与角膜周围血管吸收,加速炎症吸收,达到治疗的目的。

【评估】
1. 患者的年龄、意识状态、理解能力及合作程度。
2. 患者的眼疾情况,以往治疗经过及球结膜下注射的目的。

【计划】
1. 物品准备　治疗盘内置1～2ml注射器、4.5～5号针头、无菌眼垫、1%丁卡因溶液或2%利多卡因、胶布、抗生素眼药膏、注射药物、消毒棉球、棉签。
2. 护理人员准备　洗手,戴口罩。
3. 环境准备　清洁、舒适、安全。

【实施】
1. 操作流程　见表5-7。

表5-7　球结膜下注射操作流程

步骤	内容	护患沟通
准备	护士着装规范,洗手、戴口罩,备齐用物。	
问候、核对、解释	核对患者病历本、姓名、医嘱单。向患者说明检查的目的、操作过程及有关配合方法,以消除患者的顾虑,取得合作	您好!请问您叫什么名字?(覃凤兰)按医嘱需要给您的球结膜下注射一些消炎药,我会告诉您怎样配合,不用害怕?(好的)
取体位	协助患者取仰卧位,头稍后仰	头稍后仰,这个体位舒适吗?(舒适)
注射	表面麻醉:取1%丁卡因溶液滴入患者的患眼结膜内2～3滴,间隔2～3分钟重复麻醉2～3次。用注射器抽吸好药液备用。操作者用左手分开患者上下眼睑,暴露球结膜,嘱患者眼朝注射点相反的方向注视,右手持注射针与眼球结膜呈10°～15°角,避开血管,将针头在角膜缘后5mm处刺入球结膜下,感觉无阻力时,缓慢推入药物。注射完毕拔出针头,嘱患者闭眼1～2分钟。涂抗生素眼药膏,盖上消毒眼垫,用胶布固定好	给您滴一些麻药,注射时就不痛了。眼睛朝上边看,不要动,感觉怎样?(还好)已经注射完了,拔针了
整理、安置患者	安置患者,交代注意事项,整理用物,洗手。	给您涂了药膏,包好了,请不要揭掉。注意复诊时间,谢谢您的配合

考点:注意事项

2. 注意事项
(1)避开血管以免出血。进针时应无阻力感,避免直对角膜方向。
(2)注射药量较大时,应靠近颞上方球结膜穹隆部注射。注射泼尼松龙时,注射部位应在能被眼睑遮盖的部位。
(3)需要多次注射时,要更换注射部位以免形成粘连。

第5章 五官科常用护理技术

【评价】

1. 患者了解球膜下注射法的目的,配合良好。

2. 操作方法正确,动作轻巧,无不适感觉。

三、眼部保护法

(一)戴眼罩法

戴眼罩是在眼外部覆盖一个橡胶类的椭圆形硬壳状眼罩,以保护眼睛免受外力作用,防止眼球受压的方法。用于内眼手术后,将眼罩戴在覆盖眼垫的眼眶上,用胶布将其固定(图5-4),松紧适宜。

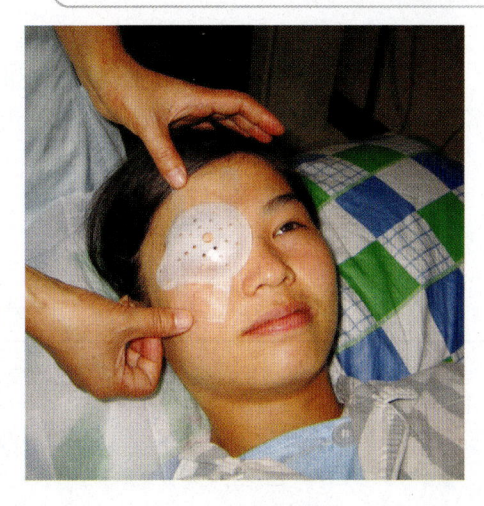

图5-4 戴眼罩法

> **链接**
>
> **青少年怎样预防近视?**
>
> (1)近距离用眼的时间不宜过长:每隔45~60分钟要休息10~15分钟。休息时应隔窗远眺或进行户外活动,使眼球调节肌得以充分放松。
>
> (2)近距离用眼时的光线要适中:近距离用眼时光线过强或太弱均是造成近视眼的重要因素。因此,在夜晚或光线暗的环境下,照明最好采用40~60W的白炽灯,放在书桌的左上角。这是因为白炽灯的光线比较柔和,显色性能良好,眼球容易适应,防止了光线过强或过暗所带来的用眼疲劳。
>
> (3)近距离的用眼姿势要正确:近距离用眼姿势是影响近视眼发生率的另一个因素。近距离用眼时,桌椅高低比例要合适,端坐,书本放在距眼30cm的地方。坐车阅读、躺在床上阅读或伏案歪头阅读等不良的用眼习惯都将增加眼的调节负担和辐辏频率,增加眼外肌对眼球的压力。尤其是中小学生的眼球正处于发育阶段,球壁伸展性比较大,长时间的不良用眼姿势容易引起眼球的发育异常,导致近视眼的形成。
>
> (4)积极参加体育锻炼,增强体质:机体素质的好坏与青少年近视眼的发生也有密切关联。比如说营养不良、患急慢性传染病、体质虚弱、偏食或贪吃甜食的孩子常有近视眼。因此,日常生活中,青少年的饮食要荤素搭配合理,不偏食,保证各种营养成分齐全均衡。平日里要加强体育锻炼,如跑步、做广播操、打球、踢毽子等。此外,眼保健操也是预防近视眼、自我保健的好方法,可以在读书写字的间隙做眼保健操,以起到解除眼疲劳的作用。

(二)眼压测量法

眼内压简称眼压,眼压测量法主要用来诊断青光眼。目前,临床多采用指测法和眼压计测量法。

【目的】

检测眼压的高低并对双眼眼压进行对比。方法有指测法和眼压计测量法。

【评估】

1. 患者的年龄、理解能力及合作程度。

2. 根据患者的病情、治疗情况选择不同测量方法。

> **案例5-8**
>
> 78岁的王美娟老大娘,因头痛、头晕、眼睛胀痛、视力减弱三天而收入院。检查:神志清醒,血压176/94mmHg,脉搏72次/分,生活能自理。医嘱:测眼压。
>
> 问题:1.眼压测量的目的是什么?
>
> 2.如何测量眼压?

【计划】

1. 物品准备　检查眼压计的灵敏度及准确性、选择砝码。治疗盘内备眼压计、75％乙醇溶液、消毒棉球、1％丁卡因溶液(指压法不用)、抗生素眼药水或眼药膏。

2. 护理人员准备　洗手、戴口罩。

3. 环境准备　安静、舒适、清洁。

【实施】

1. 操作流程　见表5-8。

表5-8　眼压测量操作流程

步骤	内容	护患沟通
准备	护士着装规范、洗手、戴口罩、备齐用物	
问候、核对、解释	核对患者床号、姓名、腕带、医嘱单。向患者说明检查的目的、操作过程及有关配合方法，以消除患者的顾虑，取得合作	老人家，您好，请问您叫什么名字？(王美娟)我来给你测眼压，我会告诉您怎样配合，不要紧张
取体位	协助患者取仰卧位，头稍后仰	头稍后仰，这个体位舒适吗？(舒适)
测眼压	指压法：嘱患者双眼向下看，检查者双手食指尖放在患者一侧眼上睑上方，无名指和中指支撑于前额上，两食指对眼球的巩膜轻施加压力，以巩膜的弹性判断眼压的高低。同法，测另一侧眼，对比双侧眼压高低	眼睛向下看，好的。测完了，谢谢您的配合
	眼压计测量法：75％乙醇棉球消毒眼压计底座，待干备用。1％丁卡因溶液滴入眼内作表面麻醉。以左手分开患者上下眼睑，并固定在眼眶边缘，切忌压迫眼球。嘱患者向正上方直视举起的手指，保持角膜水平位。右手将眼压计底座垂直放在角膜中(图5-5)。如果读数小于3，先用5.5g，再用7.5g砝码，读数仍小于3时用10g砝码测量	给您滴一些麻药，测量时就不痛了。眼睛看您的手指，不要动，感觉怎样？(还好)
整理、安置患者	滴入抗生素眼药水预防感染，安置患者。整理用物，洗手，记录	给您滴点眼药水，测完了，有不舒服告诉我们，谢谢您的配合

考点：眼压计测量操作方法

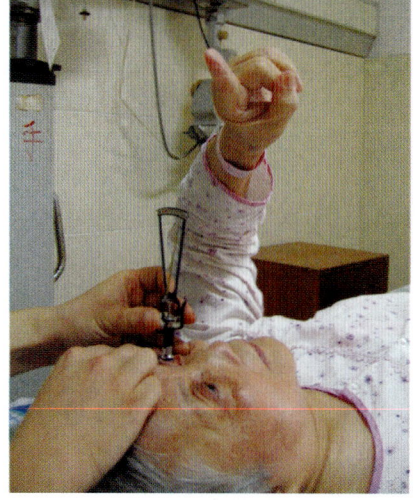

图5-5　眼压计测量法

指压法记录方法：

正常 Tn；轻度增高 Tn＋1；中度增高 Tn＋2；重度增高 Tn＋3；

轻度减低 Tn－1；中度减低 Tn－2；重度减低 Tn－3。

眼压计测量法记录方法：

砝码重量/刻度读数＝(查换算表)眼压值

正常的眼压值：11～21mmHg。

2. 注意事项

(1) 测量时动作轻巧、平稳。

(2) 眼压计不可滑动，也不可停留时间太长。

(3) 患者眼球不可转动，以免划伤角膜。

(4) 同一眼睛不可反复多次测量，以免影响准确性。

第5章 五官科常用护理技术

【评价】
1. 患者了解测眼压的目的,配合良好。
2. 操作方法正确,动作轻巧,无不适感觉。

(三)角膜异物剔除法

角膜异物剔除是使用角膜异物剔除针将进入角膜内的异物剔除的方法。

【评估】
1. 患者的年龄、理解能力及合作程度。
2. 患者的眼部情况、角膜异物进入的时间、程度、性质、处理过程。

【目的】
取出角膜异物,减轻患者不适,防止眼球感染。

> **案例5-9**
> 黄勤大妈,70岁。做家务时,小碎片溅入眼内,顿时觉得眼睛疼痛,睁不开眼睛。到医院就诊,医生检查发现角膜异物,给她进行了角膜异物剔除术。
> 问题:1. 角膜异物剔除目的是什么?
> 　　　2. 如何操作?需要注意什么?

【计划】
1. 物品准备　治疗盘内置角膜异物剔除针、生理盐水、无菌眼垫、1‰丁卡因溶液、抗生素眼药膏、消毒棉签、胶布。
2. 护理人员准备　洗手,戴口罩。
3. 环境准备　清洁、安全、舒适。

【实施】
1. 操作流程　见表5-9。

表5-9　角膜异物剔除操作流程

步骤	内容	护患沟通
准备	护士着装规范、洗手、戴口罩、备齐用物	
问候、核对、解释	核对患者姓名、年龄、治疗单,向患者说明目的、操作过程及有关配合方法,以消除患者的顾虑,取得合作	老人家,您好,请问您叫什么名字?(黄勤)不用害怕,我给您把眼睛里的异物取出来就好了,我会告诉您怎样配合,不用紧张(好)
取体位	协助患者取仰卧位,头稍后仰	头稍后仰,这个体位舒适吗?(舒适)
取异物	取1‰丁卡因溶液滴入眼内作表面麻醉。以左手分开患者上下眼睑,嘱患者向正上方直视,不要转动眼球。右手持异物剔除针与角膜呈45°角,斜面朝上,轻轻拨取异物,用湿棉签轻拭异物(图5-6),检查剔除情况确认无异物	先给您滴一些麻药,眼睛向上看不要动,感觉怎样?(还好)异物已经取了出来,舒服些了吗?(是好点了)
整理、安置患者	涂抗生素眼药膏预防感染,盖眼垫固定,安置好患者。整理用物,洗手,记录	眼睛涂了眼药膏,给您盖了眼垫,不要揭去,明天一定再来复诊,明白吗?(明白)谢谢您的配合

2. 注意事项
(1)针与角膜呈45°角,不能直接对准角膜,与角膜中心区相反方向剔除。
(2)异物过深时不宜勉强取出,如果过多,隔日再取。
(3)视野一定要清晰,必要时借助放大镜或裂隙灯取异物。

(4) 嘱患者次日必须复诊,以观察角膜有无残留异物及修复情况。

考点:注意事项

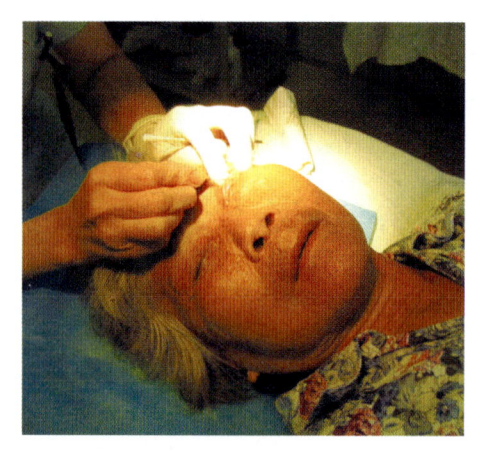

图5-6 角膜异物剔除

【评价】
1. 患者了解角膜异物剔除的目的,能够配合。
2. 操作方法正确,患者异物感症状减轻。

链接

眼睛进沙子如何处理?

灰沙被风吹进了眼睛,有的人喜欢用手去拭眼,这样做十分有害。可采取下列方法。

(1) 一旦眼睛里进了灰沙,眼球受到刺激,泪水就会额外地分泌出来。等到泪水的流量较多时,我们眨眨眼睛,一般会把沙子冲到眼角边上去,然后,用干净的手帕轻轻一抹就去掉了。

(2) 还可以闭上眼睛,用手拉扯眼皮,上上下下轻轻地振动,使沙子顺畅地被泪水冲洗出来。

(3) 如果这样还没有解决问题,可以请人用示指和拇指捏住眼皮的外缘,轻轻向外推翻,找到异物,用嘴轻轻吹出异物;或者用干净的手帕轻轻擦掉异物;或者用淡盐凉开水慢慢地冲洗出来。如果已经黏到角膜上了,应及时到医院请医生处理。

(彭永红)

第2节 耳鼻喉科护理技术

一、常用耳科护理技术

案例5-10

一天,一位中年男子带着他4岁的儿子王朝阳来到耳鼻喉门诊看病。他说近来他发现孩子右侧耳朵听力下降,医生检查后发现为外耳道异物,立即为王朝阳进行了外耳道取异物手术。原来是因为孩子好奇,把小玩具塞进了耳朵。

问题:1. 外耳道取异物法如何操作?
2. 外耳道取异物注意事项有哪些?

(一)外耳道取异物

外耳道取异物是指用耳镊从外耳道取出耵聍、异物,使患者耳道清洁、舒适的方法。

【目的】
(1) 清除外耳道耵聍和异物,保持正常功能。
(2) 协助鼓膜检查。

第5章 五官科常用护理技术

【评估】
1. 患者的年龄、理解能力及合作程度。
2. 患者的病情、程度、性质及外耳道情况。

【计划】
1. 物品准备　治疗盘内置耵聍勾、耳镊、滴管、消毒棉签、纱布、额镜、耳镜、3%过氧化氢
2. 护理人员准备　洗手，戴口罩。
3. 环境准备　清洁、安全、舒适。

【实施】
1. 操作流程　见表5-10。

表5-10　外耳道取异物操作流程

步骤	内容	护患沟通
准备	护士着装规范、洗手、戴口罩、备齐用物	
问候、核对、解释	问候、核对患者姓名、年龄、治疗单，做好解释，取得配合	你好，小朋友，请问你叫什么名字？（王朝阳）阿姨帮你把耳朵里的东西取出来，你就可以听到别人说话了，好吗？（好）
取体位	协助患者取侧坐位，大人协助固定头部，患耳向操作者	这个体位舒适吗？（舒适）
操作方法	左手将患者耳郭轻轻向上提起，调整好光源，右手持耳镊或耵聍勾轻轻将耵聍或异物取除。耵聍碎屑可用湿棉签沾取，用3%过氧化氢棉签反复清洗耳道，再用干棉签擦拭，滴入抗生素	你的头不要动，感觉怎样？（还好）异物已经取出来了，这边耳朵能听到我讲话了吗？（听到了）
整理、安置患者	安置好患者。整理用物，洗手，记录	以后不要乱塞东西进耳朵，不要乱掏耳朵，记住了？（记住了）谢谢你的配合

2. 注意事项

(1) 动作轻稳，不要碰伤外耳道和鼓膜。

考点：注意事项

(2) 取耵聍时，如耵聍坚硬，可先滴入耵聍软化剂软化后再取出；如异物为活体的昆虫先滴入酒精或油类，待昆虫死后或爬出后，再用耳镊夹取。

(3) 异物较大，且在外耳道深部嵌顿较紧，必须在局部麻醉或全身麻醉下取出异物。

【评价】
1. 患者了解外耳道取异物目的，能够配合。
2. 操作方法正确、有效，患者症状消失。

（二）外耳道冲洗法

外耳道冲洗是将冲洗液缓慢注入外耳道，清除外耳道内分泌物、耵聍和异物的方法。

【目的】
1. 清洁外耳道内分泌物，提高局部用药效果。
2. 彻底清除外耳道耵聍和异物。

【评估】
1. 患者的年龄、理解能力及合作程度。
2. 患者的病情、程度、性质及外耳道情况。

案例5-11

郭勇先生，45岁，喜欢户外运动。在一次户外休息时，突然感到一阵剧烈耳痛，耳鸣伴眩晕病状而就诊。检查后发现一只小虫爬在耳朵里，仍在蠕动，给他进行了外耳道冲洗。

问题：1. 外耳道冲洗的目的是什么？
2. 与外耳道取异物有哪些不同？
3. 操作上注意什么？

【计划】

1. 物品准备　治疗盘内置耵聍钩、耳镊、洗耳球、治疗碗（内盛冲洗液）、消毒棉签、纱布、额镜、耳镜。

2. 护理人员准备　洗手，戴口罩。

3. 环境准备　清洁、安全、舒适。

【实施】

1. 操作流程　见表5-11。

表5-11　外耳道冲洗操作流程

步骤	内容	护患沟通
准备	护士着装规范、洗手、戴口罩、备齐用物	
问候、核对、解释	问候、核对患者姓名、年龄、治疗单，做好解释，取得合作	先生您好，请问您叫什么名字？（郭勇）。帮您把耳朵里的小虫取出来，您就舒服了，好吗？（好）
取体位	协助患者取侧坐位，患耳向操作者。患者一手托弯盘，贴紧颈部	这个体位稳定、舒适吗？（舒适）
操作方法	左手将患者耳郭轻轻向上提起，调整好光源，右手持洗耳球，吸满液体后对准洗耳道上壁挤压球囊，缓缓冲入液体（图5-7），将异物、分泌物及耵聍等冲出，检查无异物后用干棉签擦拭干净	您的头不要动，放松一点，感觉怎样？（还好）小虫已经取了出来，耳朵还痛吗？（好很多了）
整理、安置患者	安置好患者。整理用物，洗手，记录	谢谢您的配合

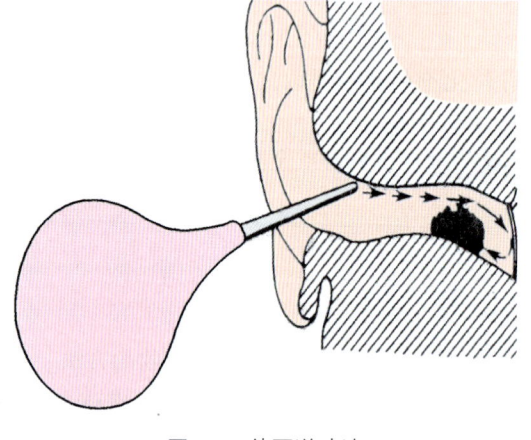

考点：注意事项

图5-7　外耳道冲洗

2. 注意事项

（1）急性中耳炎、鼓膜穿孔者禁忌冲洗，以免引起并发症。

（2）冲洗液应接近体温，太热太冷刺激可引起眩晕。

（3）冲洗时不可对准鼓膜，以免损伤鼓膜；也不可对准耵聍或异物，以免将其冲入深部。

（4）冲洗过程中如出现头晕、恶心、呕吐或耳部突然疼痛，应立即停止冲洗。

（5）若耵聍尚未软化，可用耵聍钩钩出或嘱患者滴用3%碳酸氢钠2~3天后再行冲洗。

【评价】

1. 患者了解外耳道冲洗目的，能够自觉配合。

2. 操作方法正确、有效，不适症状消失。

（三）外耳道滴药法

外耳道滴药法是将药物滴入外耳道，治疗外耳道炎、中耳炎、软化耵聍的方法。

第5章 五官科常用护理技术

【目的】

治疗外耳道炎、中耳炎、软化耵聍。

【评估】

1. 患者的年龄、理解能力及合作程度。
2. 患者的病情、程度、性质及外耳道情况。

【计划】

1. 物品准备 消毒棉签、棉球、滴管、3%过氧化氢、滴耳液、额镜、耳镜。
2. 护理人员准备 洗手、戴口罩。
3. 环境准备 清洁、安全、舒适。

【实施】

操作流程见表5-12。

> **案例5-12**
>
> 黄梅,女,15岁。反复耳内流液、流脓2年入院。医生检查:外耳道有脓性分泌物流出,鼓膜穿孔和听力下降,诊断为慢性化脓性中耳炎。按医嘱给予滴入抗生素滴耳液。
>
> 问题:1. 外耳道滴药的目的是什么?
> 　　　2. 外耳道滴药法如何操作?

表5-12 外耳道滴药操作流程

步骤	内容	护患沟通
准备	护士着装规范、洗手、戴口罩、备齐用物	
问候、核对、解释	问候,核对患者姓名、年龄、治疗单,做好解释,取得合作	小姑娘,你好,请问你叫什么名字?(黄梅)给你滴些药到耳朵里消炎,好吗?(好)
取体位	协助患者取坐位或卧位,患耳朝上	这个体位舒适吗?(舒适)
操作方法	左手将患者耳郭向上、向后轻轻提起,调整好光源,右手持3%过氧化氢棉签清洗外耳道并擦干。将滴耳液的滴管向外耳道内滴入3~5滴药液,用手指轻压耳屏数次,保持体位5~10分钟,再用棉球阻塞外耳道防止药液流出(图5-8)	先给你清洗一下耳朵,放松一点,感觉怎样?(还好) 给你滴药进耳朵里,保持体位5~10分钟,防止药液流出,好吗?(好的)
整理、安置患者	安置好患者。整理用物,洗手,记录	谢谢你的配合

【评价】

1. 患者了解外耳道滴药目的,能够配合。
2. 操作方法正确、有效,不适症状减轻。

(四)听力保健

耳是人的主要感觉器官,能反馈调节语言活动。提高听力保护,降低耳聋发病率,需要全社会的重视和参与。

1. 提倡优生优育,开展高危人群的遗传咨询和健康教育,避免和降低新生儿耳聋的发生。
2. 积极预防和治疗影响听力的各种疾病,避免和降低因疾病导致的听力下降和耳聋。
3. 避免使用对听力有损害的药物,必须用

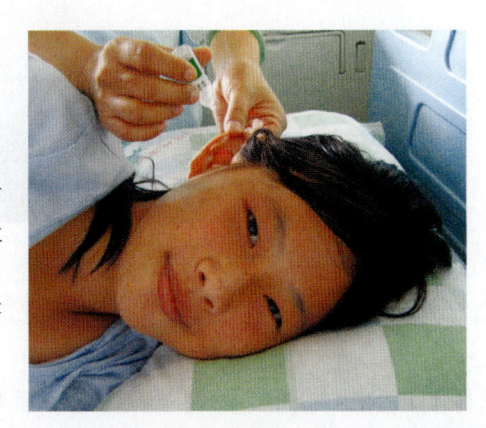

图5-8 外耳道滴药

时严格掌握适应证,密切监测用药期的听力反应。

4. 保护环境,避免长时间噪声。比如娱乐性噪声,尽量少用 MP3、随身听,少到 KTV 等娱乐场所。

5. 不要过多使用手机及长时间使用耳机。

6. 保持良好的心理状态和足够的睡眠时间。情绪稳定,忌暴怒狂喜,以免使人体内神经体液调节失去平衡,造成耳部血循环障碍,发生耳聋。

7. 经常按摩耳垂前后的翳风穴(在耳垂与耳后高骨的凹陷处)和听宫穴(在耳屏前下方,下颌关节突后缘凹陷处),可以增加内耳的血液循环,有保护听力的作用。

> **链接**
>
> **怎样预防突发性感音神经性聋?**
>
> 突发性感音神经性聋是目前引起大家关注的疾病。患者正呈现出快速增长趋势,就诊者60%以上是年轻白领。为缓解工作和生活的压力,听MP3、音乐手机已成为白领一族减压的手段。现代人生活离不开手机,人们常习惯于用一侧的耳朵来接听电话。相关的研究数据表明,每天连续打电话超过一个小时以上,持续一段时间后,用来听电话的一侧耳朵的听力会有明显下降。手机发射的电磁波不同于普通的电离辐射,波长为900~1800MHz,虽然没有达到损伤 DNA 的程度,但深度可达颅内4~6cm,刺激水分子和细胞发生运动,导致相应组织温度上升0.1℃,引发头痛、脑供血障碍、面部皮肤烧灼感及耳部及耳周皮肤烧灼感等反应,对耳朵的听力造成不可逆的伤害。还可以引起睡眠方式的改变、血压升高、认知功能障碍等。

(五)耳包扎法

耳包扎法是耳部手术后常用的方法,可分为单耳包扎和双耳包扎法。

1. **单耳包扎法** 绷带竖放在患耳前,上下各留出 6~8cm 用于最后打结。绷带过额头围绕至健侧耳后及枕部,头部2圈,第3圈由枕部绕至患耳下部。以后每圈绕压在上一圈的 2/3 上,不要压住健侧耳郭,用胶布固定绷带尾端,用预留出的绷带打结(图5-9)。

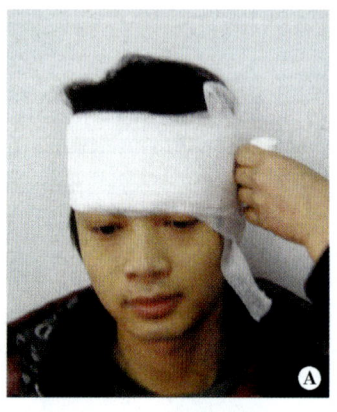

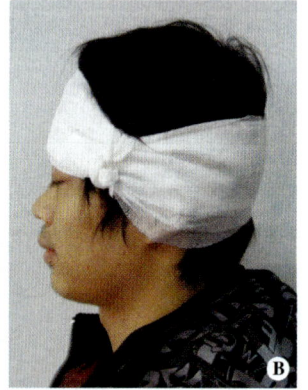

图 5-9 单耳包扎法
A. 绷带盖过患侧耳部;B. 预留的绷带耳前打结

2. **双耳包扎法** 绷带竖放在两耳前,上下各留出 6~8cm 用于最后打结。绷带在头部绕2圈,第3圈由枕部绕至一耳下部,经额部至对侧耳上缘再绕至枕后,固定头部一圈后,再从额部至对侧耳下缘,两耳交替,以后每圈绕压在上一圈的 2/3 上,用胶布固定绷带尾端,两侧耳前用预留出的绷带打结(图5-10)。

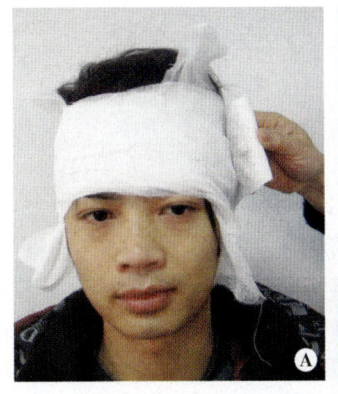

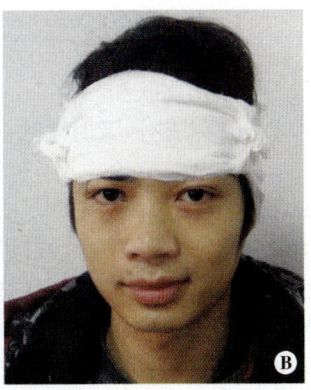

图 5-10　双耳包扎法
A. 绷带缠绕盖住双侧耳部；B. 预留的绷带双侧耳前打结

二、常用鼻科护理技术

（一）鼻腔清洁法

1. 剪鼻毛法　剪鼻毛法是将鼻前庭的鼻毛剪干净，为鼻腔手术做准备。

【评估】
1. 患者的年龄、理解能力及合作程度。
2. 患者的病情、手术种类、方式。

【计划】
1. 物品准备　鼻科小弯剪、消毒棉签、凡士林药膏、纱布、乙醇、照明灯、额镜、弯盘。
2. 护理人员准备　洗手，戴口罩。
3. 环境准备　清洁、安全、舒适。

【实施】
1. 操作流程　见表 5-13。

> **案例 5-13**
> 唐先生，45 岁。明日要做鼻腔手术。护士小李正在给他剪鼻毛。
> 问题：1. 剪鼻毛的目的是什么？
> 　　　2. 怎样剪，才不会损伤患者的鼻黏膜？

表 5-13　剪鼻毛操作流程

步骤	内容	护患沟通
准备	护士着装规范、洗手、戴口罩、备齐用物	
问候、核对、解释	问候、核对患者姓名、年龄、医嘱单，做好解释，取得合作	先生，您好，请问您叫什么名字？（唐志坚）给您剪鼻毛，做手术前准备，好吗？（好）
取体位	协助患者取坐位，擦干净鼻腔分泌物，头稍后仰	这个体位舒适吗？（舒适）
操作方法	将凡士林均匀涂在剪刀两叶上，戴好额镜，调整好光源。左手持纱布，拇指和示指固定在鼻翼上，或用鼻镜撑开鼻前庭，嘱患者头部不要动，右手持剪刀贴住鼻毛根部将鼻毛剪净，用纱布擦除鼻毛，将粘有凡士林的棉签沾净脱落的鼻毛，最后用酒精棉签消毒鼻前庭。如有需要，同法剪另一侧鼻腔鼻毛	请您保持这个体位，头不要转动，别紧张，我会很小心地帮你剪。（好）请张口呼吸，好，已经剪完了，有什么不舒服吗？（没有）谢谢您的配合
整理、安置患者	安置好患者。整理用物，洗手，记录	

2. 注意事项

(1) 动作轻巧,不要损伤皮肤和黏膜。

(2) 光线充足,术野暴露充分,及时蘸除剪落的鼻毛。

【评价】

1. 患者了解剪鼻毛的目的,能够配合。

2. 操作方法正确、有效,患者无皮肤和黏膜损伤。

Ⅱ. **鼻腔冲洗法** 鼻腔冲洗法是用冲洗器将冲洗液从鼻前庭冲入鼻腔内,以清洁鼻腔或清除鼻腔内分泌物、痂皮等的方法。常用于鼻窦和鼻腔手术前准备或术后的冲洗、治疗萎缩性鼻炎或鼻咽癌放疗后的冲洗,冲去鼻腔及鼻咽部脓痂,减轻臭味。

案例5-14

唐先生,45岁。鼻窦内镜手术后。医嘱:鼻腔冲洗,每日2次。

问题:1. 鼻腔冲洗法的目的和适应证是什么?

2. 怎样进行鼻腔冲洗法?有哪些注意事项?

【评估】

1. 患者的年龄、理解能力及合作程度。

2. 患者的病情、鼻腔的情况。

【计划】

1. 物品准备 根据病情、用药情况选择不同冲洗法。手持冲洗器或悬挂式灌洗器一套(图5-11)、温生理盐水500～1000ml。

2. 护理人员准备 洗手,戴口罩。

3. 环境准备 清洁、安全、舒适。

【实施】

1. 冲洗器冲洗操作流程 见表5-14。

表5-14 鼻腔冲洗操作流程

步骤	内容	护患沟通
准备	护士着装规范、洗手、戴口罩、备齐用物	
问候、核对、解释	问候、核对患者姓名、年龄、医嘱单,做好解释,取得合作	先生,您好,请问您叫什么名字?(唐志坚)现给您冲洗鼻腔,好吗?(好)
取体位	协助患者取坐位,头稍低	这个体位舒适吗?(舒适)
操作方法	嘱患者一手持冲洗器,将冲洗器头端塞入患侧鼻孔,同时挤压冲洗器注入冲洗液,液体经对侧鼻腔或口腔流出,将鼻腔内分泌物、痂皮冲出(图5-12)	您保持这个体位,头低一些,这边手慢慢挤压,注意用力不可过猛,有液体流出了,有什么不舒服吗?(没有)谢谢您的配合
整理、安置患者	安置好患者,整理用物,洗手,记录	

考点:注意事项

2. 注意事项

(1) 鼻腔有急性炎症及出血时禁用,以免引起炎症扩散。

(2) 冲洗时应从阻塞较重鼻腔开始,否则可能引起中耳感染。

(3) 冲洗液温度在38℃,接近正常体温。

(4) 患者自行冲洗时,注意用力不可过猛。

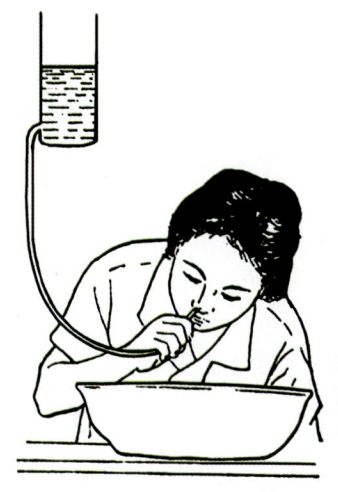

图 5-11　悬挂式灌洗器 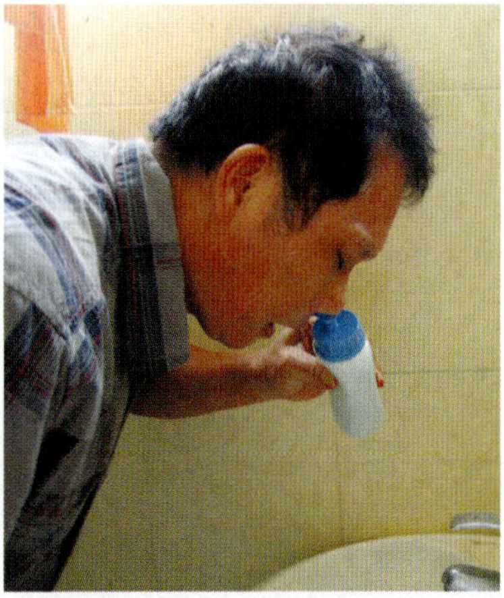　　图 5-12　鼻腔冲洗

【评价】
(1) 患者了解鼻腔冲洗的目的，能够自觉配合。
(2) 患者操作方法正确、有效，症状减轻。

Ⅲ．**上颌窦穿刺冲洗法**　上颌窦穿刺冲洗法是将上颌窦穿刺针刺入上颌窦腔，注入冲洗液冲洗或药物治疗的方法。

> **案例5-15**
>
> 　　欧阳富先生,36岁。因二个月前感冒、发热、伴有周身不适症状,随之出现持续性鼻塞、头痛,流脓性鼻涕,诊断为慢性化脓性上颌窦炎。行上颌窦穿刺冲洗。
> 问题:1. 上颌窦穿刺冲洗的目的是什么？
> 　　　2. 上颌窦穿刺的适应证是什么？
> 　　　3. 怎样进行上颌窦穿刺冲洗法？
> 　　　4. 上颌窦穿刺冲洗的注意事项有哪些？

【目的】
慢性化脓性上颌窦炎的诊断和治疗。
【适应证】
慢性化脓性多鼻窦炎或全鼻窦炎诊断和治疗。
【并发症】
1. 空气栓塞　穿刺后由于窦内血管损伤破裂,加上静脉血管内负压有吸引作用。
2. 眶内或翼腭窝感染　穿刺时用力过猛穿过上颌窦顶壁或后壁所致。
3. 面部皮下气肿或肿胀　穿刺针穿入窦外面部软组织所致。
【禁忌证】
高血压、心脏病、急性炎症、血液病及年老体弱患者禁止行上颌窦穿刺冲洗。
【评估】
1. 患者的年龄、理解能力及合作程度。

2. 患者的病情、鼻腔的情况。

【计划】

1. 物品准备　治疗盘内置棉片、纱布、上颌窦穿刺针、胶管、接头、20～50ml注射器、治疗碗、弯盘、1%麻黄碱、1%～2%丁卡因溶液、温生理盐水500～1000ml、消炎药、消毒棉签、额镜、鼻镜。

2. 护理人员准备　洗手，戴口罩。

3. 环境准备　清洁、安全、舒适。

【实施】

1. 操作流程　见表5-15。

表5-15　上颌窦穿刺冲洗法操作流程

步骤	内容	护患沟通
准备	护士着装规范、洗手、戴口罩、备齐用物	
问候，核对，解释	问好，核对患者姓名、年龄、医嘱单，做好解释，取得合作	先生，您好，请问您叫什么名字？（欧阳富）给您作上颌窦穿刺冲洗鼻腔，好吗？（好）
取体位	协助患者取坐位、头稍向前倾，颈部围治疗巾	这个体位舒适吗？（舒适）
操作方法	用1%麻黄碱棉片收缩鼻腔黏膜，用1%～2%丁卡因棉签对贴上颌窦穿刺部位，局麻5～10分钟（换棉签1～2次）。如穿刺左侧时，左手固定患者头部，右手持穿刺针，针斜面向鼻中隔，针尖ircular下鼻道外侧壁，距下鼻甲前端1～1.5cm，指向同侧耳郭上缘，慢慢用力刺入（图5-13），当有落空感时立即停止进针，取下针芯，接注射器抽吸，如有空气或脓液说明已到达窦腔，接橡胶管，嘱患者低头，手托弯盘，注入温生理盐水，将脓液冲洗干净为止，或按医嘱注入抗生素。插入针芯，拔出穿刺针，穿刺点用1%麻黄碱棉片压迫止血10分钟左右	您保持这个体位，不用紧张，痛吗？（不痛）已经穿刺进去了，手托住弯盘，头低一点，有好多脓液流出了，有什么不舒服吗？（没有）冲干净了，给您注入一些药液，现在拔针了，这个棉片是止血的，10分钟以后，如果不出血可以取出。谢谢您的配合
安置患者	安置好患者。整理用物，洗手，记录	

考点：注意事项

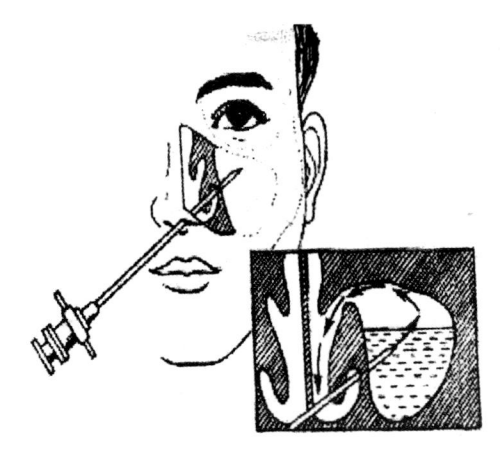

图5-13　上颌窦穿刺冲洗

2. 注意事项

（1）急性炎症期、高血压、血液病患者禁忌穿刺。

（2）穿刺部位及方向必须准确，窦腔内不可注入空气，以免发生空气栓塞。

（3）确定穿刺针在窦腔内方可冲洗，如冲洗不畅，不可强行冲洗。

（4）操作过程中患者若有面色苍白及休克征象，应立即停止操作，及时卧床救治。

（5）拔针后如有出血，应及时报告医生，妥善处理。

（6）若有气栓形成，应立即采取头低位和

左侧卧位,吸氧及其他急救措施。

【评价】

1. 患者了解上颌窦穿刺的目的,能够自觉配合。
2. 操作方法正确、有效,患者症状减轻。
3. 操作过程顺利,患者无并发症发生。

(二) 鼻腔用药法

Ⅰ. **鼻腔滴药法** 鼻腔滴药法就是将药物滴入鼻腔内,通过鼻黏膜吸收而发挥作用的方法。

【目的】

通过湿润或收缩鼻腔黏膜,达到改善鼻腔通气和引流及消炎的作用。

【适用证】

于鼻腔、鼻窦、中耳疾病的检查和治疗。

【评估】

1. 患者的年龄、理解能力及合作程度。
2. 患者的病情、程度、性质及鼻腔的情况。

> **案例 5-16**
>
> 陆平小朋友,女,14 岁,因急性化脓性鼻窦炎入院。医嘱:鼻炎净滴鼻,每日 4~6 次。护士小陈该怎样执行这个医嘱?
>
> 问题:1. 执行这个医嘱有什么目的?
> 2. 鼻腔滴药法适应证有哪些?
> 3. 鼻腔滴药法怎么操作?

【计划】

1. 物品准备 消毒棉签、棉球、滴管、滴鼻药液或喷雾器。
2. 护理人员准备 洗手,戴口罩。
3. 环境准备 清洁、安全、舒适。

【实施】

1. 操作流程 见表 5-16。

表 5-16 鼻腔滴药操作流程

步骤	内容	护患沟通
准备	护士着装规范、洗手、戴口罩、备齐用物	
问候、核对、解释	问候、核对患者姓名、年龄、医嘱单,做好解释,嘱患者先将鼻腔分泌物擤出	小朋友,你好,请问你叫什么名字?(陆平)给你滴些药到鼻腔内消炎,好吗?(好)
取体位	协助患者去枕仰卧床上,头向后仰悬在床缘下,使鼻部位置低于口和咽喉部	这个体位还行吗?(还行)
操作方法	左手托住患者头部,右手将药液的滴管在距离鼻孔上方 2cm 处滴入 3~5 滴药液,用手指轻捏鼻翼数次,体位保持 3~5 分钟再坐起(图 5-14)	给你滴药进鼻腔里,保持体位 3~5 分钟,让药液充分与鼻黏膜接触,效果会更好,行吗?(行)
整理、安置患者	安置好患者。整理用物,洗手,记录	谢谢你的配合

2. 注意事项

(1) 认真做好"三查七对"和解释工作,以免发生差错事故。

(2) 药液的滴管在距离鼻孔上方 2cm,不能接触患者鼻部,防止药液污染。

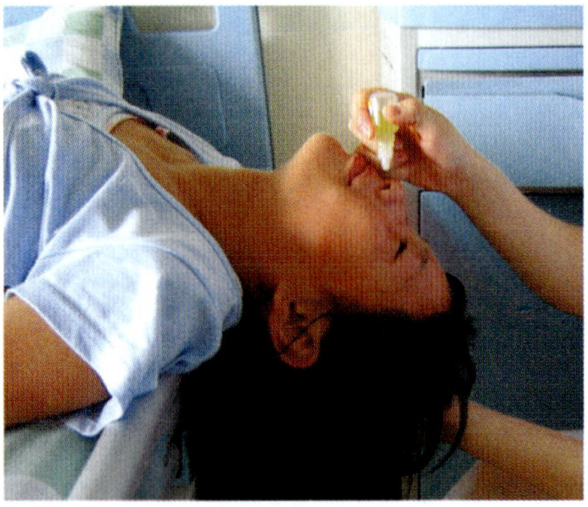

图 5-14 鼻腔滴药

(3) 用药前嘱患者先将鼻腔分泌物擤出,有利于药液的吸收。

(4) 教会患者和家属滴药方法,出院后能在家中自行滴药。

【评价】

1. 患者了解鼻腔滴药的目的,能够自觉配合。

2. 操作方法正确、有效,患者自觉症状减轻。

Ⅱ. **下鼻甲黏膜下注射法** 下鼻甲黏膜下注射法是将硬化剂注射入下鼻甲黏膜下,使黏膜脱水、消肿,故称之为下鼻甲黏膜下硬化注射法。

案例 5-17

刘先生,46 岁,自述常有头痛头昏,鼻腔持续性流出脓性分泌物,不易擤出,说话鼻音重。经医生诊断为闭塞性鼻音慢性肥厚性鼻炎。给予下鼻甲黏膜下硬化剂注射。

问题:1. 下鼻甲黏膜下注射法的目的是什么?
2. 下鼻甲黏膜下注射法如何操作?
3. 下鼻甲黏膜下注射有哪些注意事项?

【目的】

使鼻甲黏膜脱水、消肿、硬化。

【适应证】

慢性肥厚性鼻炎、变应性鼻炎的治疗。

【评估】

1. 患者的年龄、理解能力及合作程度。

2. 患者的病情、治疗的经过及用药的目的。

【计划】

1. 物品准备 治疗盘内放置吸好硬化剂的 2~5ml 注射器、专用穿刺针头、枪状镊子、棉片、消毒棉签、1%~2%丁卡因溶液、额镜、鼻镜、抗生素等。常用硬化剂有:50%葡萄糖 1~2ml,5%鱼肝油酸钠或 80%甘油 0.2~0.3ml。

2. 护理人员准备 洗手、戴口罩。

3. 环境准备 清洁、安全、舒适。

【实施】

1. 操作流程 见表 5-17。

表 5-17 下鼻甲黏膜下注射操作流程

步骤	内容	护患沟通
准备	护士着装规范、洗手、戴口罩、备齐用物	
问候,核对解释	问候,核对患者姓名、年龄、医嘱单,嘱患者先将鼻腔分泌物擤出	先生,您好,请问您叫什么名字?(刘大海)给你注射药物到鼻甲黏膜,好吗?(好)

续表

步骤	内容	护患沟通
取体位	协助患者取坐位,头稍向前倾	这个体位还行吗?(还行)
操作方法	用1%～2%丁卡因棉签置于下鼻甲处作表面麻醉5～10分钟;左手持鼻镜扩大前鼻孔,右手持注射器,将针头从下鼻甲前端刺入黏膜2～3cm深,不要刺透黏膜,回抽无回血后注入硬化剂,边注边拔出针头;用干棉签压迫止血。同法,注射另一侧	您保持这个体位,头稍向前倾不用紧张,先给您进行麻醉,现在给您穿刺,痛吗?(不痛)这边已经注射完了,有什么不舒服吗?(没有)好,我们再注射另一侧
整理、安置患者	安置好患者。整理用物,洗手,记录	谢谢您的配合

2. 注意事项

(1) 急性鼻炎、女性经期、妊娠期严禁注射。

(2) 注入药物前先抽回血,无回血方可注入药物。

(3) 药物不可注射在一个点上,以黏膜发白为度。

(4) 如需注射两侧鼻甲者,应观察患者的反应,可分次进行注射。

(5) 注射过程中,患者如出现心悸、胸闷、面色苍白,立即停止注射。

考点:注意事项

【评价】

1. 患者了解下鼻甲黏膜下注射法的目的,配合良好。
2. 操作方法正确、有效,患者无不适感。

三、气管切开术的配合与护理

气管切开术是为任何原因引起的严重的喉阻塞症状患者,实行颈段气管前壁切开,将大小合适的气管套管通过切口插入气管内,患者可经气管套管呼吸,维持通气的一种急救手术。

案例5-18

高峻先生,37岁,在门诊接受常规的破伤风抗毒素(TAT)脱敏注射过程中,突然出现面色发绀、声音嘶哑、喉头有喘鸣音,吸气时三四征明显等症状。经过积极进行抗过敏、吸氧等治疗,效果不佳,立即行气管切开术。

问题:1. 气管切开术的目的是什么?
2. 气管切开术的适应证有哪些?
3. 气管切开术有什么禁忌证?
4. 怎样配合医生进行气管切开?
5. 气管切开之后患者就安全了吗?
6. 气管切开术后如何护理?

(一) 目的

1. 解除喉部或气管的急性阻塞,建立新的呼吸通道。
2. 清除滞留于下呼吸道的分泌物或吸入的液体。
3. 维持呼吸道通畅。

（二）适应证

1. 各种原因引起的喉阻塞及下呼吸道分泌物、异物阻塞。
2. 某些口腔、鼻腔、咽、喉部大手术预防性气管切开。
3. 呼吸功能明显减退需要上呼吸机辅助呼吸。

（三）禁忌证

1. Ⅰ度和Ⅱ度喉阻塞引起的呼吸困难。
2. 有明显出血倾向时要慎重。

（四）操作流程

【评估】

1. 患者的年龄、理解能力及合作程度。
2. 患者的病情、喉阻塞状况及有无危及生命征。

【计划】

1. 物品准备　床边准备气管切开包、无菌手套、生理盐水、给氧气装置、负压吸引器、气管插管镜及适宜型号的气管套管（需要上呼吸机的患者备带橡胶气囊的气管套管）、抢救车、手术灯。另备写字板、笔和纸。
2. 护理人员准备　洗手，戴口罩，如时间允许先进行颈部备皮。
3. 环境准备　清洁、安全、舒适。

【实施】

操作流程见表5-18。

表5-18　气管切开操作流程

步骤	内容	护患沟通
准备	护士着装规范、洗手、戴口罩、备齐用物	
问候、核对	问候、核对患者腕带、床号、姓名，根据情况合理解释	您好，您是高峻先生吗？准备给您进行气管切开，使您能够呼吸，不用怕啊。
取体位	协助患者去枕仰卧，头向后仰伸，两侧用沙袋固定，肩部垫高，暴露颈部	这个体位还行吗？
操作方法	调节光源，打开气管切开包，协助医生消毒局部皮肤；协助医生作局部麻醉，如患者已昏迷或窒息，不用麻醉，尽快抢救；戴无菌手套，传递器械；术中协助术野暴露、止血、插管、固定等；注意有无渗血和出血、皮下气肿等情况（图5-15）	您保持这个体位，头稍向后仰伸前，很快就完成了
整理、安置患者	给患者取舒适体位。整理用物，洗手，记录	手术做得很成功，谢谢您的配合，这个体位舒适吗？

（五）气管切开术后护理

1. 保持室内空气清洁，限制人员的出入。室内温度维持在22℃左右，湿度在70％左右。
2. 体位　取去枕或低枕卧位，有利于分泌物的引流。
3. 气管内套管每2～3小时清洗、消毒、更换一次，防止分泌物结痂堵塞。可以预先准备一个已消毒好的备用内套管，取出正在使用的内套管，换入备用内套管，将取出的内套管用毛刷刷洗干净再煮沸消毒备用。如无备用内套管时，清洗和消毒时间不能超过15分钟，防止气管内分泌物黏附在外管引起管道阻塞。

4. 保持呼吸道通畅,按无菌术及时吸出痰液。痰液黏稠时,滴入生理盐水+α糜蛋白酶稀释。定期作痰培养和药敏试验,合理选用抗生素。

5. 保持切口的清洁干燥,及时更换敷料,注意观察切口有无感染、渗血渗液、皮下气肿、肺部感染等情况。

6. 如发生意外脱管时,立即通知医生,准备气管切开包,重新找到气管原来切口插入外套管,插管成功管口有气流及分泌物流出。

7. 加强病情观察,监测生命征变化并做好记录。加强生活护理,对失语的患者增加其他沟通方式,如用笔写字进行交流,增强患者战胜疾病的信心。

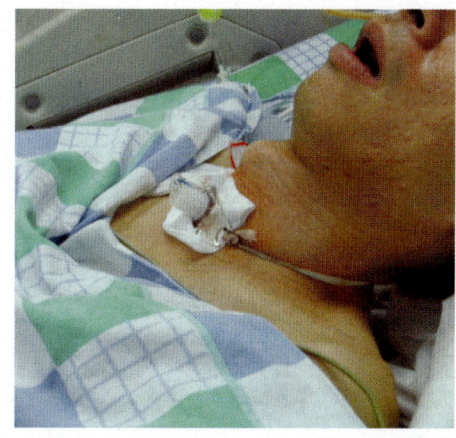

8. 拔管护理 拔管前先试验堵管 24 小时,观察患者呼吸和排痰情况,如呼吸平稳,能自主排痰,发音良好,即能拔管。切口用无菌纱布覆盖数日,可自愈。

考点:气管切开术后护理

图 5-15 气管切开术后

【评价】

1. 患者和家属了解气管切开的目的,配合良好。
2. 积极配合医生,操作方法及时、正确、有效,改善通气。
3. 保持呼吸道通畅,术后护理方法正确,无并发症发生。
4. 与患者沟通有效。

小结

本章节内容包括眼、耳、鼻及喉科的护理技术操作,其共同的特点是对操作者要求细心,动作轻稳,熟练掌握操作流程,以精细动作完成操作。

1. 眼科

(1) 洗眼时,注意冲洗液的温度在 32～37℃,不能直接冲洗角膜。

(2) 剪睫毛时,不要损伤睑缘,及时沾净剪下的睫毛。

(3) 泪道冲洗和泪道扩张时,注意掌握急性泪囊炎不冲洗;有分泌物的慢性泪囊禁忌做探通术。

(4) 滴眼药水或涂眼药膏时,滴管和玻璃棒不能接触患者眼部。

(5) 球结膜下注射法是将药物注射到球结膜下疏松组织中,掌握进针的深浅,不要损伤角膜,注射后如有出血要压迫止血。

2. 耳科 外耳道取异物如耵聍坚硬,可先滴入软化剂软化后再取出;如异物为活体的昆虫,先滴入酒精或油类,待昆虫死后或爬出后,再用耳镊夹取。外耳道冲洗时,注意急性中耳炎、鼓膜穿孔者禁忌冲洗,冲洗液应接近体温。外耳道滴药,将滴耳液的滴管向外耳道内滴入 3～5 滴药液,用手指轻压耳屏数次,保持体位 5～10 分钟。耳包扎前,患耳先用棉垫保护,包扎松紧适宜,以不以绷带脱落和引起头疼为度。

3. 鼻科 鼻腔冲洗时注意鼻腔有急性炎症及出血时禁止冲洗;冲洗时应从阻塞较重鼻腔开始,冲洗液温度在 38℃。上颌窦穿刺时注意急性炎症期、高血压、血液病患者禁忌穿刺;上颌窦

小结

穿刺部位及方向必须准确,窦腔内不可注入空气,以免发生空气栓塞。下鼻甲注射时掌握急性鼻炎、女性经期、妊娠期严禁注射;注入药物前先抽回血,无回血方可注入药物,药物不可注射在一个点上,以黏膜发白为度。

4. 喉科 气管切开术的配合默契与否直接影响到手术的成功,而术后的护理是则是患者能否继续生存的关键,保持气道通畅、预防感染是重点。

(彭永红)

自测题

选择题

A_1 型题

1. 球结膜下注射药物时要注意注射的部位是( )
   A. 注射到上穹隆部
   B. 注射到巩膜上
   C. 针头距角膜缘后 5mm 处刺入,注射到球结膜下
   D. 注射时患者眼球转动
   E. 注射在角膜

2. 眼化学伤选择下列何种冲洗溶液( )
   A. 自来水
   B. 生理盐水
   C. 强酸烧伤选强碱溶液,强碱烧伤选强酸溶液
   D. 强酸烧伤选弱碱溶液,强碱烧伤选弱酸溶液
   E. 1:5000 呋喃西林溶液

3. 喉阻塞吸气期软组织凹陷(四凹征)不包括( )
   A. 胸骨上窝   B. 锁骨上窝   C. 肋间隙
   D. 下腹部   E. 上腹部

4. 下列哪个是气管切开术后最常见并发症( )
   A. 皮下气肿   B. 纵隔气肿   C. 气胸
   D. 出血   E. 拔管困难

5. 目前常用的表面麻醉剂是( )
   A. 2%利多卡因溶液   B. 4%可卡因溶液
   C. 1%达克罗宁溶液   D. 0.5%普鲁卡因溶液
   E. 1%~2%丁卡因溶液

A_2 型题

6. 患儿张小聪,在玩耍时将黄豆粒放入鼻腔内数日,就诊时医生发现异物嵌顿于下鼻道深部,最佳处理方法是( )
   A. 用钩状或环状器械钩出
   B. 用弯钩将其推入鼻咽部
   C. 用镊子夹取
   D. 在 X 线观察下取出
   E. 无致命伤害,可不必取出

7. 护士小刘在为患者进行下鼻甲注射,下述正确的是( )
   A. 注射在下鼻甲黏膜
   B. 药物注射在同一个点上
   C. 出现心悸、胸闷,面色苍白,嘱患者休息一会再注射
   D. 穿刺后立即注射药物
   E. 急性鼻炎效果最好

8. 小李护士为江女士用眼压计测量眼压,以下操作不正确的是( )
   A. 1%丁卡因溶液作表面麻醉后,右手将眼压计底座垂直放置在角膜中央
   B. 以左手分开患者上下眼睑,并固定在眼眶边缘,切忌压迫眼球
   C. 嘱患者向正上方直视举起的手指,保持角膜水平位
   D. 如果读数小于3,先用 5.5g,再用 7.5g 砝码,读数大于3时用 10g 砝码测量
   E. 测量后滴入抗生素眼药水预防感染

9. 郭先生因外耳道异物需要进行外耳道冲洗,下述不正确的是( )
   A. 急性中耳炎、鼓膜穿孔者禁忌冲洗,以免引起并发症
   B. 使用常温冲洗液
   C. 冲洗时不可对准鼓膜,以免损伤鼓膜。也不可对准耵聍或异物,以免将其冲入深部

202

D. 冲洗过程中如出现头晕、恶心、呕吐、耳部突然疼痛,应立即停止冲洗
E. 耵聍尚未软化,可用耵聍钩钩出或嘱患者滴用3%碳酸氢钠2～3天后再行冲洗

A₃型题

(10～11题共用题干)

蒋先生,36岁,因两个月前感冒、发热、伴有周身不适症状,随之出现持续性鼻塞、头痛、流脓性鼻涕,诊断为慢性化脓性上颌窦炎。医嘱:上颌窦穿刺冲洗。

10. 上颌窦穿刺冲洗的穿刺部位是( )
    A. 下鼻道顶端,距下鼻甲前端1～1.5cm下鼻甲附着处
    B. 中鼻道顶端,距中鼻甲前端1～1.5cm下鼻甲附着处
    C. 下鼻道顶端,下鼻甲附着处距下鼻甲后端1～1.5cm
    D. 鼻底部
    E. 以上都不对

11. 上颌窦穿刺时,若疑发生空气栓塞,应立即将患者置于( )
    A. 头低位和右侧卧位
    B. 头低位和左侧卧位
    C. 头高位和右侧卧位
    D. 头高位和左侧卧位
    E. 头平位和左侧卧位

第6章

急诊科护理技术

第1节 人工呼吸及胸外心脏按压

人工呼吸和胸外心脏按压是对心跳呼吸骤停的患者所采取的抢救措施,用人工呼吸代替患者的自主呼吸,用心脏按压形成暂时的人工循环并诱发心脏的自主搏动。一旦判断患者心跳呼吸骤停,应立即实施人工呼吸和胸外心脏按压,抢救越早,成功率越高,死亡率越低。

> **案例6-1**
>
> 患者吴某,男,55岁。有心脏病史,结肠术后第2日,突然出现意识丧失,颈动脉搏动摸不到,诊断为心脏停搏。立即行胸外心脏按压和人工呼吸,5分钟后患者心跳、呼吸恢复。
> **问题:** 1.该患者实施人工呼吸和胸外心脏按压的目的是什么?
> 　　　2.如何判断心跳呼吸骤停?
> 　　　3.怎样实施人工呼吸和胸外心脏按压?有哪些注意事项?

(一)目的

迅速建立有效的人工循环,尽快使带有新鲜空气的血液流向全身,保证心、脑等重要器官的供氧。用人工手法推动肺、膈、胸廓的活动,使气体被动进出肺,以保证机体氧气的供给和二氧化碳的排出。

(二)适应证

各种原因造成的呼吸、心搏骤停。

(三)禁忌证

1. 肋骨骨折。
2. 胸壁开放性骨折。
3. 胸廓畸形或心包堵塞。

(四)操作流程

考点: 心跳骤停的类型

【评估】
1. 准确评估患者心跳呼吸是否骤停

考点: 心跳呼吸骤停的诊断

(1)心搏骤停的类型有:①心室颤动。心室肌快速、无序、不协调的连续颤动,心电图显示高大或细微的室颤波,简称室颤,是心搏骤停最常见的类型。②心脏停搏。心脏完全停止跳动,心电图呈直线。③心电-机械分离。心脏弱而缓慢的跳动,有微弱的心搏图形。

(2)心跳呼吸骤停的判断标准为:①清醒患者意识突然丧失;②大动脉搏动消失(股动脉或颈动脉);③自主呼吸停止。只要具备以上三点即可诊断,诊断应迅速果断,避免贻误抢救时机。

2. 现场环境是否安全。

3. 有无禁忌证。

【计划】

1. 用物准备　治疗车、治疗盘内置：无菌纱布2块、弯盘、手电筒、洗手液、抢救记录卡。
2. 护理人员准备　着装规范,整洁大方,便于操作。
3. 环境准备　环境安全,患者卧于硬板床上或平整的地面上。

【实施】

1. 操作过程　根据美国心脏学会2010国际心肺复苏心血管急救指南标准,抢救程序由以前的ABC程序改为CAB程序,即胸外心脏按压、开放气道、人工呼吸(表6-1)。

表6-1　人口呼吸及胸外心脏按压操作程序

步骤	内容	护患沟通	
准备	着装规范,举止端庄,备齐用物立即来到患者床旁		
评估环境	用眼光上下左右检查周围,评估环境是否安全		
做出判断	判断意识:双手轻拍患者双肩,对着患者双耳左右大声呼唤:"先生,你怎么啦？先生,醒醒或先生,能听见吗？"	向家属报告:患者意识丧失,呼吸心跳停止,紧急抢救	考点:判断心跳呼吸骤停的方法
	判断呼吸:用耳朵贴近患者口鼻,头侧向患者胸部,判断患者呼吸是否停止。一看:看患者胸部有无呼吸运动；二听:听呼吸道有无气体通过的声音；三感觉:用面部感觉呼吸道有无气体排除		
	判断大动脉搏动:用示指和中指触摸气管旁2~3cm处的颈动脉,观察有无搏动		
	(判断应迅速果断,一般不超过10秒)		
启动BLS(基础生命支持)	启动急救程序:通知当班医生、护士紧急抢救,院外应立即拨打120急求电话,呼叫他人协助。看表,记下抢救开始时间	张护士,通知医生,5床紧急抢救	
摆放体位	患者取仰卧位,置于硬板床上或地面上,去枕,头颈躯干在同一轴线上,双手放于身体两侧,身体无扭曲		
	站于或跪于患者身体右侧肩腰部,解开衣扣暴露患者胸腹部		
建立人工循环(胸外心脏按压)	按压部位:两侧肋弓交点处的胸骨下切迹上方两横指处或胸骨中、下1/3交界处,婴儿按压部位为两乳头连线与胸骨交点下一横指处(图6-1)		考点:按压部位、方法、幅度和频率
	按压方法:两手掌根部重叠,手指翘起不接触胸壁,上半身前倾,双肩位于双手的正上方,两臂伸直,垂直向下用力,借助自身上半身的体重和肩臂部肌肉的力量进行按压。儿童胸壁富有弹性,只需用单手操作即可。婴儿则只需用示指和中指进行按压		
	按压幅度:按压时成人胸骨下陷至少5cm,儿童至少1/3前后径大约5cm,婴儿至少1/3前后径大约4cm		
	按压频率:均以≥100次/分为宜。按压与放松的时间相等,每次按压后应完全解除压力,使胸廓回到正常位置连续向下按压30次		

续表

步骤	内容	护患沟通
开放气道	检查口腔,用纱布块清理口、鼻腔内异物,取下活动性义齿。检查颈部有无损伤,颈部无损伤用仰头举颏法打开气道,若有损伤,用双手托下颌法。仰头举颏法(图6-2):左手压住患者的前额,右手示指和中指合拢放在患者下颌中点旁开1～2cm的地方压额,使头后仰;抬颏,使颏上抬,直至患者下颌、耳垂与地面垂直,防止舌根后坠阻塞气道	
人工呼吸	保持开放气道的姿势,左手用拇指、示指捏住患者的鼻子,其余几个手指自然弯曲,用双唇紧包住患者的口唇吹气,吹气后立即松开捏鼻的手,头转向一侧,连续吹气两次。吹气时保持气道开放,每次吹气的时间不少于1秒,以患者的胸部有明显起伏为有效	
复苏效果	按压与人工呼吸的比例30∶2。按照按压-吹气的程序操作5个轮次后判断复苏效果。如果患者颈动脉搏动恢复,自主呼吸恢复,瞳孔缩小,有对光反射,颜面、甲床、口唇发绀好转,收缩压60mmHg以上停止操作。如果患者心跳呼吸未恢复,需继续进行人工呼吸和胸外心脏按压	患者呼吸、心跳恢复,瞳孔有对光反射,颜面、甲床、口唇发绀好转,收缩压68mmHg,复苏成功,需进一步生命支持
整理用物洗手记录	分类处理用物,洗手,记录抢救时间、抢救过程、患者反应等	

考点:开放气道的方法

考点:按压与人工呼吸的比例

考点:复苏成功的标志

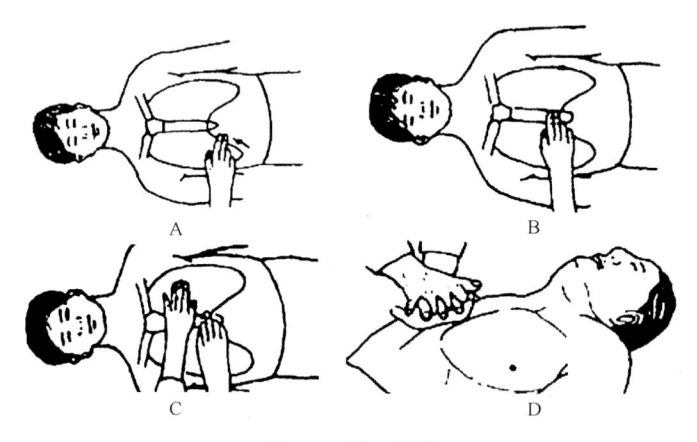

图6-1 按压部位

2.注意事项

(1)按压部位准确:按压位置过低易损伤肝胃等内脏,过高则易损伤大血管,若位置不在中线,则可引起肋骨骨折。

(2)按压时压力适宜:过轻不足以推动血液循环,过重会使胸骨骨折,引起血胸、气胸。

(3)按压时双臂伸直,不得弯曲,并垂直向下用力,防止身体前后摆动或冲击式按压。

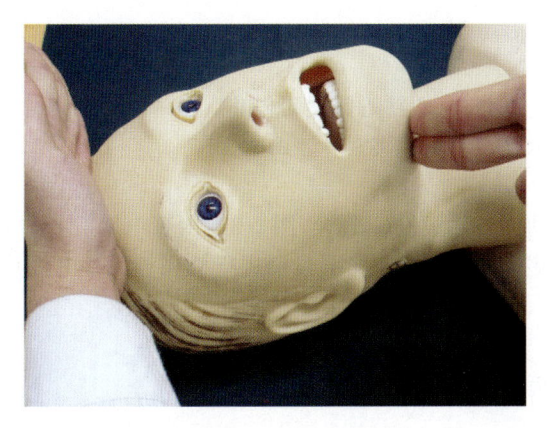

图 6-2　仰头举颏法

（4）人工呼吸吹气时不宜过猛过快，以免发生急性胃扩张。同时观察患者气道是否通畅，胸廓是否被吹起。

【评价】

1. 方法正确，抢救及时。
2. 与患者家属沟通有效。
3. 复苏有效。

> **护考链接**
>
> 火车上，一名中年男子突然抓住胸口，表情痛苦，随即摔倒在地。
> 1. 这位患者可能发生了什么？
> 2. 如何判断该患者心跳呼吸是否骤停？
> 3. 在这种紧急情况下，作为一名护士，应该如何处理？

（殷金明）

第2节　心脏除颤术

心脏除颤术是以一定量的电流冲击心脏，使室颤终止，转复为窦性心律的方法。早期心脏除颤对抢救心搏骤停的患者至关重要。心搏骤停中以心室颤动的发生率最高，及时有效的心肺脑复苏能维持脑和心脏功能，延长室颤持续时间，却不能将室颤转为正常心律。凡具备心脏除颤条件者，应尽快施行除颤术。心脏除颤术可分为胸内除颤和胸外除颤两种方式。本节主要探讨胸外除颤，就是将电极板直接置于胸壁进行电击。

> **案例6-2**
>
> 在医院的门诊大厅里，一位成年男子突然倒地，意识丧失，大动脉搏动消失，呼吸停止。医护人员立即对该患者实施心肺复苏术，同时准备除颤仪，准备胸外除颤。
> 问题：1. 准备除颤仪的目的是什么？
> 　　　2. 怎样使用除颤仪？有哪些注意事项？

（一）目的

治疗心室颤动、扑动，恢复窦性心律。

（二）适应证

1. 心室颤动或心室扑动。
2. 室性心动过速药物治疗无效或情况紧急影响患者血流动力学。

（三）禁忌证

1. 洋地黄中毒导致的心律失常。
2. 电解质紊乱，特别是低钾血症。
3. 三个月内有栓塞史者。

（四）操作流程

【评估】

1. 评估患者意识是否丧失、心跳呼吸是否停止。
2. 患者心电图显示是否有室颤波。

【计划】

1. 用物准备　自动体外除颤仪（AED）（图6-3）：内置电脑分析软件，可以确定患者是否需要除颤。操作者可根据语音提示和屏幕显示进行操作。另备电极片、导电糊或盐水纱布、各种急救药品。
2. 护理人员准备　着装规范，整洁大方，便于操作。
3. 环境准备　环境安全，温湿度适宜，光线充足。

【实施】

1. 操作过程　见表6-2。

表6-2　心脏除颤术操作程序

步骤	内容	护患沟通
准备	患者心搏骤停时，先行心肺复苏术；同时请他人迅速携带除颤仪、导电糊或盐水纱布、电极片到患者床旁，开机备用	吩咐助手：准备除颤仪
判断	把电极板放在患者胸部，打开除颤仪做心电监测，看心电显示是否有室颤	有室颤，准备除颤
取体位	若有室颤，立即置患者于复苏体位，暴露除颤部位，并将除颤仪旋钮调到AED	
放置电极板	用纱布擦干胸部皮肤，在电极板上均匀涂以适量导电糊或在导电部位上覆盖盐水纱布。再次观察心电显示是否室颤。确定无误后，放置电极板：一电极板放于胸骨右侧右锁骨下方，另一电极板放于心尖部（左锁骨中线内侧1～2cm第4～5肋间）（图6-4）。并将除颤电能调至200J	仍为室颤，选择200J
充电	按充电键，10秒内完成	充电
放电	请周围的人让开后，电极板紧贴患者皮肤，同时按下两个电极板上放电按钮	请周围人闪开，放电
判断除颤效果	观察心电图波形，判断除颤效果。若首次除颤不成功，第二次可用200～300J，第三次最大可调至360J（可连续三次）。三次除颤后，仍无心跳，需继续进行心脏复苏术（CPR）一分钟，再除颤。如此重复操作1～2次	除颤成功，窦性心律恢复，继续抢救
整理、记录	关机，收好电击板、除颤仪，并将除颤仪充好电备用。为患者穿好衣服，送入监护病房。洗手、记录除颤效果，患者反应等	

考点：电极板放置位置、首次放电量

考点：最大放电量

2. 注意事项

(1) 患者应安置在平稳的地面或床面，远离水和导电材料。
(2) 电击部位皮肤保持干燥，禁用酒精、酊剂或止汗剂。

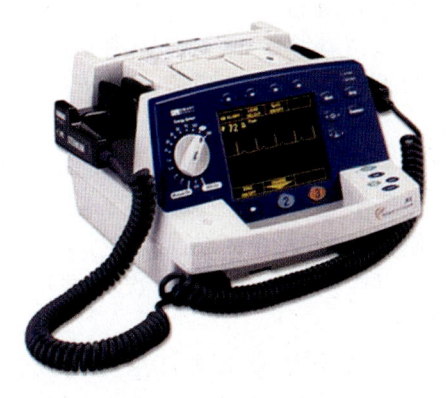

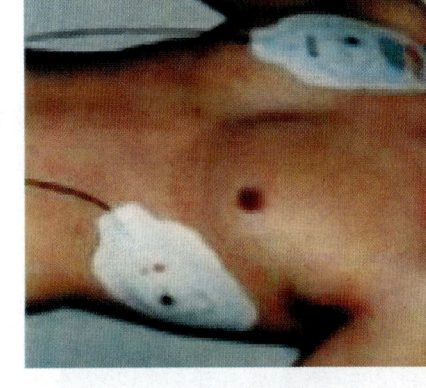

图 6-3　自动体外除颤仪　　　　图 6-4　电极板位置

(3) 除颤时,禁止周围人员、操作者的身体与患者接触,以防触电。
(4) 保持除颤仪完好,随时备用。
(5) 根据患者实际情况配合使用心肺复苏术、氧气治疗、药物治疗等。

【评价】
(1) 部位及能量选择正确,操作安全、规范、有效。
(2) 与家属沟通有效。
(3) 除颤有效。

考点:电击部位皮肤保持干燥

护考链接

夏天天气炎热,你正在游泳,忽然发现救生员从水里捞起一名小男孩,小男孩软弱无力,不省人事。
问题:1. 作为一名护士,你将如何判断小男孩心跳呼吸是否骤停?
2. 如果小男孩心跳呼吸骤停,你在做心肺复苏的同时,应该如何指挥现场人员取下除颤仪进行心脏除颤?
3. 该患儿除颤时应注意哪些问题?

(殷金明)

第 3 节　呼吸机的使用及管道护理

呼吸机是一种机械通气装置(图 6-5)。当患者不能进行正常的气体交换,发生或可能发生呼吸衰竭时,用以替代或者辅助呼吸肌工作。机械通气是临床医学中不可缺少的生命支持手段,为治疗原发病提供了时间,极大地提高了对呼吸衰竭的治疗水平。

案例 6-3

患者张某,男,67 岁,既往高血压病史 8 年,前两日因脑出血而入院,诊断为脑干出血。因呼吸困难急行开颅术和气管切开术,术后患者无意识、自主呼吸停止。医嘱:使用呼吸机进行机械通气。
问题:1. 该患者使用呼吸机的目的是什么?如何使用?
2. 怎样进行呼吸机管道护理?
3. 撤离呼吸机的指征包括哪些?

考点：使用呼吸机的目的

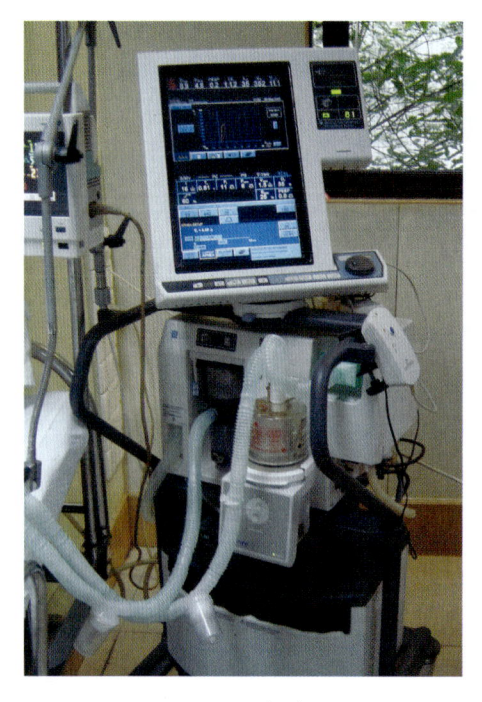

图 6-5 呼吸机

(一) 目的
1. 维持适当通气量,满足机体所需。
2. 改善气体交换功能,维持有效的气体交换。
3. 减少呼吸肌的做功。

(二) 适应证
使用呼吸机的指征有：
1. 呼吸频率大于 35～40 次/分或小于 6～8 次/分。
2. 呼吸节律异常或自主呼吸微弱甚至消失。
3. 呼吸衰竭一般治疗无效。
4. 呼吸衰竭伴严重意识障碍。
5. 严重肺水肿。
6. PaO_2 小于 50mmHg,尤其是吸氧后仍小于 50mmHg。
7. $PaCO_2$ 进行性升高,pH 动态下降。

当患者符合以上任何一项,就需要使用呼吸机。常见疾病有：

(1) 肺部疾病慢性阻塞性肺病(COPD)、支气管哮喘、肺栓塞、间质性肺炎等。
(2) 脑血管意外、药物中毒等所致中枢性呼吸衰竭。
(3) 严重的胸部疾病或呼吸肌无力。

考点：使用呼吸机的禁忌证

(三) 禁忌证
1. 大咯血或严重误吸引起的窒息性呼吸衰竭。
2. 伴有肺大泡的呼吸衰竭。
3. 张力性气胸患者。
4. 心肌梗死继发的呼吸衰竭。

(四) 操作流程
临床上呼吸机种类繁多,应根据患者病情、应用时间长短,选择合适的呼吸机。

【评估】
1. 评估患者病情、意识状态、有无自主呼吸。
2. 患者及患者家属的心理反应和配合程度。
3. 有无禁忌证。

【计划】
1. 用物准备　呼吸机及其管道、湿化器(装上过滤纸、内加无菌蒸馏水至上下标记线之间)、其他(Y 形接头、弯头、直头、贮水杯等)。
2. 护理人员准备　着装规范,整洁大方,便于操作。
3. 环境准备　环境安全,光线充足,适合此项操作。

【实施】
1. 操作过程　见表 6-3。

第6章 急诊科护理技术

表6-3 呼吸机使用操作程序

步骤	内容	护患沟通
准备	着装规范,洗手、戴口罩,备齐用物携至床旁	
问候、核对	查看床头牌、腕带,核对患者姓名、床号	您好,这是3床的张明吗?(是的)
解释	向患者家属解释使用呼吸机目的、意义和方法,以取得患者家属的合作,消除其恐惧心理	我是护士小王,由于患者自主呼吸停止,需要呼吸机辅助通气,以满足患者机体所需。请您不要害怕,呼吸机其实是一种常用的抢救方法,可以为患者赢得抢救时间。(好的)
连接管道	按顺序连接管道、贮水杯、Y形接头、螺纹接头、湿化器等。一次性管道:连接螺纹接头、湿化器	
确定呼吸模式	连接电源,打开压缩机和主机开关。确定呼吸模式。现代机型最常用的有三种模式: A/C(辅助/控制通气):患者有自主呼吸时,机械随呼吸启动,一旦自发呼吸在一定时间内不发生时,机械通气自动由辅助转为控制型通气。它属于间歇正压通气 SIMV(同步间歇指令性通气):呼吸机于一定的间歇时间接收自主呼吸导致气道内负压信号,同步送出气流,间歇进行辅助通气 SPONT(自主呼吸):呼吸机的工作都由患者自主呼吸来控制	
调节参数	调节呼吸次数:成人机械通气频率一般设置为12~20次/分 确定吸呼比:一般吸气需要0.8~1.2秒,吸呼比为1:(1.5~2) 确定潮气量:成人一般为8~10ml/kg 确定氧浓度:调节在40%~60% 选择报警参数:因机型的不同报警的设置也各不一样,但一般都应有:管道压力、潮气量、呼吸频率、每分通气量上下限报警和吸暂停间隔时间报警	
调节湿化器温度	湿化器内应加入无菌蒸馏水,温度一般维持在32~36℃之间	**考点**:湿化器内液体的温度
调节触发灵敏度	根据患者自主吸气力量的大小来调节,一般为-2~-4cmH$_2$O	
连接模拟肺,连接患者	看呼吸机工作是否正常。呼吸机工作正常后与患者连接	呼吸机已经连接好了,各种参数是根据患者的病情调节的,请您和您的家人不要乱动。使用的过程中,如果有什么问题,请立即通知我们来处理。我也会经常来检查的。谢谢!
呼吸机使用过程中的维护与消毒	放置稳妥:推动呼吸机时,稳妥用力,防止摔倒。 保持管道气密性和通畅性:经常检查管道有无脱落、漏气,或有无积水、扭曲、打折等,必要时吸痰,吸痰时严格遵守无菌操作 消毒:呼吸机外部每日消毒一次。呼吸机管道和湿化器应每人更换,长期使用者每周更换	

步骤	内容	护患沟通
观察记录	密切观察通气效果,防止发生通气不足或通气过度。准确抽吸血标本,及时了解患者血气分析结果。加强巡视,及时处理各种故障	呼吸机运转正常,患者通气情况良好,如果有什么事情,请及时通知我,我会立即赶来处理。我也会经常巡视的
呼吸机的撤离	撤机指征:①导致患者呼吸衰竭的原发病已解除;②患者自主呼吸能力强,咳嗽反射良好;③吸入氧浓度(FiO_2)<40%;④血气分析正常 撤机方法:①直接撤离。②间断撤离:临床上常用这种方法,尤其是慢性肺功能不全的患者。一般在上午8:00~10:00停机,最初1~2天夜间使用,待患者自主呼吸良好就可以完全停止使用	您好,现在您的呼吸已完全恢复,不需要再使用呼吸机了,我来为您撤机吧! 刚开始可能有点不适,很快就会好的……您配合得很好,请好好休息!

考点:撤机指征

2. 注意事项

(1) 加强观察,防止通气不足、通气过度、导管阻塞、导管脱出、漏气等并发症的发生。

(2) 随时注意各工作参数是否正常。观察患者有无自主呼吸,是否与呼吸机同步。

(3) 严格执行无菌操作,防止发生肺部感染。

【评价】

1. 操作方法正确,患者无不适反应。
2. 使用过程中能及时观察病情变化,并能有效处理。
3. 呼吸机管道保持通畅,患者未发生肺部感染。

护考链接

患者,女,55岁。慢性咳嗽、咳痰15年。近5年来症状加剧,伴有喘息和呼吸困难,3日前因受凉出现发热、咳嗽咳痰,为黄色脓痰,伴气促、发绀。今晨起出现意识模糊,躁动不安。动脉血气结果为PaO_2 4kPa(30mmHg),$PaCO_2$ 10kPa(75mmHg)。医嘱:立即使用呼吸机进行机械通气。

1. 使用呼吸机的目的是什么? 怎样使用?
2. 使用过程中如何进行呼吸机管道的维护和消毒?

(殷金明)

第4节 基本止血及包扎技术

止血和包扎技术是外伤急救最基本的技术,是挽救患者生命、赢得抢救时间、提高治愈率、降低病死率和致残率的有效方法。

案例6-4

吴某,男,35岁,大专文化,工人,上夜班途中不慎摔倒,右肘关节皮肤破裂,送入医院就诊。查伤口有少量流血,X线显示无骨折,生命体征平稳。请为患者正确实施止血和包扎。

问题:1. 止血和包扎的目的是什么?
2. 怎样正确实施操作过程? 有哪些注意事项?

（一）目的

制止伤口出血,保护创面,减少污染,促进伤口早期愈合。

考点：止血包扎的目的

（二）适应证

各种外伤性出血。

（三）禁忌证

无绝对禁忌证。

（四）操作流程

【评估】

1. 评估患者病情、生命体征、出血量等。
2. 确定受伤部位、伤口大小、深浅度及其创面污染情况等。
3. 评估患者心理反应及其合作程度。

【计划】

1. 用物准备　清创缝合包内备：弯盘、治疗碗、纱布、棉球、消毒溶液、生理盐水、手套、镊子、剪刀、缝针、缝线等,另备绷带,止血带。
2. 护理人员准备　着装规范,整洁大方,便于操作。
3. 环境准备　环境安全,光线充足,适合此项操作。

【实施】

1. 操作过程　见表6-4。

表6-4　止血包扎操作程序

步骤	内容	护患沟通
准备	着装规范、洗手、戴口罩,备齐用物携至清创室	
问候、核对	问候患者,核对患者姓名、床号	先生,请问您叫什么名字？（吴林）
解释	向患者解释清创缝合的目的、操作过程及其注意事项	吴先生,您好！我先给伤口做清创缝合,再进行包扎,以防止伤口感染。术中可能有点疼,我会注射麻醉药的,您不要担心
体位	患者取舒适体位,暴露伤口,妥善固定肢体位置。打开清创缝合包	这样舒服吗？请您坚持一会儿,不要随意乱动
止血（清创缝合）	消毒伤口周围皮肤后用生理盐水清洗伤口,再在局麻下行伤口缝合	现在给您注射麻醉药,可能有点疼,不过很快就会好的
包扎	用敷料覆盖伤口,再用绷带呈"8"形包扎。	感觉紧吗？（还好）
固定	用绷带悬挂上肢于胸前,肢体处于功能位,避免肘关节活动影响伤口愈合	我用绷带把您的上肢固定在你的胸前,这样可以避免关节活动,减轻伤口疼痛,促进愈合
整理、嘱咐	整理用物,医疗垃圾分类处理。遵医嘱注射破伤风抗毒素。教会患者观察肢端血供,交代换药时间	伤口缝合好了,您配合得很好。一会儿还要注射破伤风,请您稍等。如果您包扎以下的部位出现麻木,感觉异常,肿胀等不适,说明包扎过紧,影响血液循环,请你立即通知我们为您适当放松
洗手、记录	洗手后做好记录	

考点：关节部位的包扎法

> **链接**
>
> 1. 止血法 常用的止血方法主要有:
> (1) 加压包扎止血法(图6-6):适用于中小静脉和毛细血管出血。
> (2) 直接压迫止血法:适用于较小伤口的出血。
> (3) 指压止血法(图6-7):适用于头部和四肢中小动脉出血,一般用拇指压迫出血部位的近心端动脉而止血。
> (4) 填塞止血法:适用于颈部和臀部较大较深伤口止血。
> (5) 止血带止血法:适用于四肢较大血管破裂出血加压包扎不能有效止血时。
> 2. 包扎法
> (1) 绷带包扎法:主要有环形包扎法(图6-8),适用于四肢、额部、胸腹部等粗细相等部位的小伤口;螺旋形包扎法(图6-9),螺旋形缠绕,每周盖过上周的1/3~1/2,用于周径相似的部位;螺旋反折形包扎法(图6-10),适用于周径不相同的前臂、小腿、等部位的伤口;"8"字形包扎法(图6-11),适用于关节屈曲部位的伤口。
> (2) 三角巾包扎法:适用于紧急情况或其他包扎材料无法满足时。
> (3) 多头带包扎法:适用于胸腹部包扎,可根据包扎的部位选择胸带或腹带。

考点:止血方法

考点:包扎法

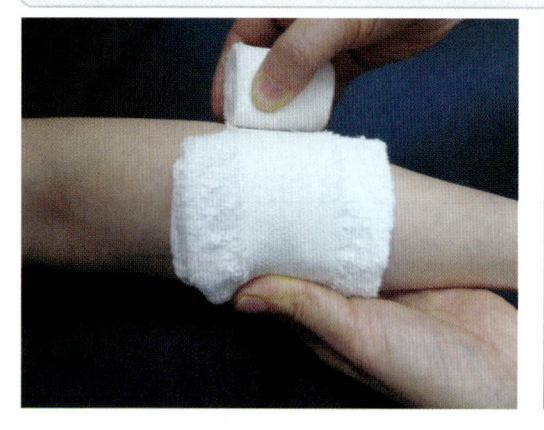

图6-6 加压包扎止血法   图6-7 指压止血法

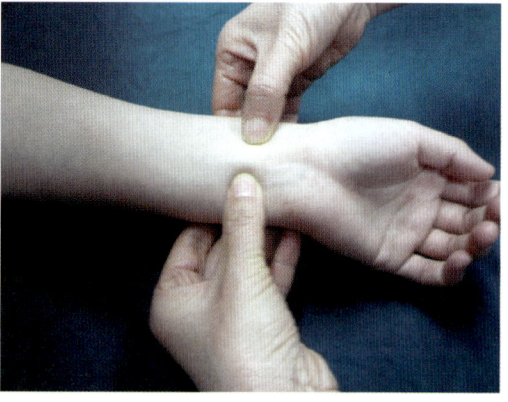

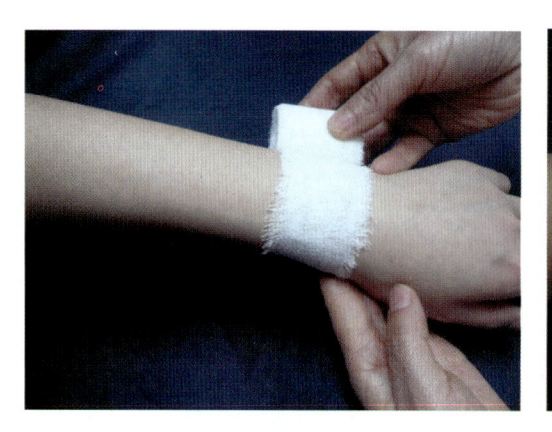

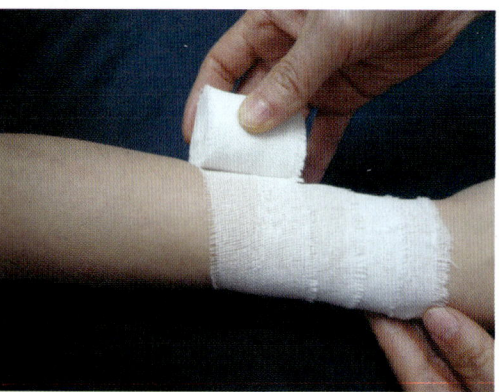

图6-8 环形包扎法   图6-9 螺旋形包扎法

图 6-10　螺旋反折形包扎法　　　　　图 6-11　"8"字形包扎法

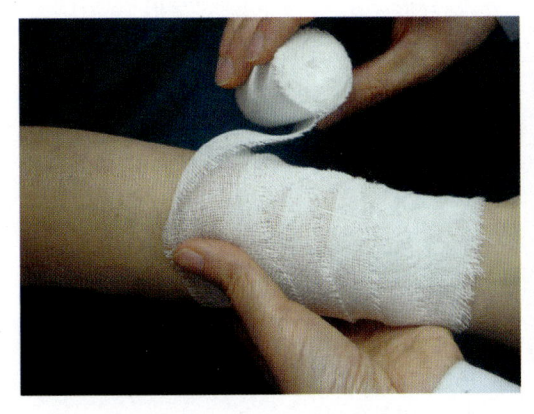

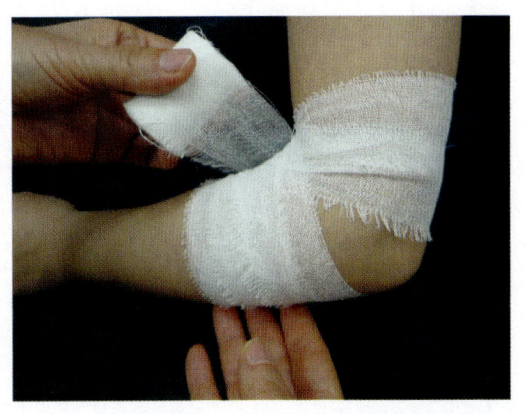

2. 注意事项

（1）包扎方向一般自下而上，由远及近，向心进行。均匀用力，松紧适宜，避免过松过紧。

（2）包扎部位清洁干燥，若有出血，应加压包扎。包扎时露出肢体末端，便于观察血供，一旦异常，立即松开，重新包扎。包扎部位的骨突出或凹陷处应加棉垫，避免压疮。

（3）保持患者体位舒适，托扶肢体，保持肢体功能位。

考点：包扎向心进行；松紧适宜

【评价】

1. 操作方法正确，手法规范。
2. 护患沟通有效，患者配合。
3. 包扎部位美观、整洁、牢固、松紧适宜。

护考链接

患儿，男，8岁，不慎从1米左右的高处摔下，头部着地，头皮多处裂伤，出血不止，送入医院就诊。患儿神志清楚，CT检查头部无骨折、无颅内出血。

1. 该患儿应该怎样进行止血包扎？
2. 止血包扎的目的是什么？包扎时应注意什么？
3. 该患儿是否需要注射破伤风抗毒素？

小结

本章主要内容人工呼吸及胸外心脏按压、心脏除颤术、呼吸机的使用和管道护理、基本止血及包扎技术均为急诊科常用紧急救治措施。往往情况紧急，要求医护人员争分夺秒，正确评估，准确定位，措施有效，才能抢救患者生命，防止进一步的损伤和并发症的发生。

自测题

选择题

A_1 型题

1. 胸外心脏按压次数成人为（　　）

A. 20～40次/分　　B. 40～60次/分
C. 80～100次/分　　D. 100次/分
E. >100次/分

2. 心脏除颤时，首选电击能量为（　　）

A. 100J   B. 200J   C. 300J
D. 400J   E. 500J

3. 心脏除颤时,电极板放在(　)
   A. 一电极板放于胸骨右侧右锁骨下方,另一电极板放于心尖部
   B. 一电极板放于胸骨左侧左锁骨下方,另一电极板放于心尖部
   C. 一电极板放于胸骨右侧右锁骨下方,另一电极板放于心底部
   D. 一电极板放于胸骨左侧左锁骨下方,另一电极板放于心底部
   E. 一电极板放于胸骨右侧右锁骨上方,另一电极板放于心尖部

4. 下列哪种疾病不需使用呼吸机(　)
   A. COPD　　　B. 严重的胸部疾病
   C. 呼吸肌无力　D. 休克
   E. 肺栓塞

5. 湿化器内液体温度保持在(　)
   A. 28～30℃　B. 30～32℃　C. 32～36℃
   D. 36～38℃　E. 38～40℃

6. 下列不属于急救仪器的是(　)
   A. 除颤器　　B. 心电图机　　C. 纤维胃镜
   D. 电动洗胃机　E. 简易呼吸器

7. 下列哪项不是机械通气的禁忌证(　)
   A. 呼吸道梗阻　B. 弥散性血管内凝血(DIC)
   C. 肺大疱　　D. 循环衰竭
   E. 心脏开胸大手术后

8. 呼吸机的湿化器中应加入(　)
   A. 生理盐水　　B. 乙醇
   C. 无菌蒸馏水　D. 自来水
   E. 5%碳酸氢钠

9. 用于动脉出血的止血方法为(　)
   A. 加压包扎止血法　B. 直接压迫止血法
   C. 指压止血法　　D. 填塞止血法
   E. 止血带止血法

10. 最简单、有效的临时止血方法为(　)
    A. 加压包扎止血法　B. 直接压迫止血法
    C. 指压止血法　　D. 抬高肢体止血法
    E. 止血带止血法

11. 能有效制止四肢出血的止血方法是(　)
    A. 指压法　B. 压迫包扎法　C. 填塞
    D. 止血带法　E. 以上都不对

12. 适用于关节部位包扎的方法是(　)

A. 环形　　　　B. "8"字形
C. 螺旋形　　　D. 螺旋反折形
E. 回反形

A₂型题

13. 患者王某,工地劳动时意外触电,为迅速确诊其是否心跳呼吸骤停,首先应(　)
    A. 听心音　　B. 数呼吸
    C. 测量血压　D. 心电图检测
    E. 呼唤患者名字

14. 患儿,10岁,因溺水致心跳呼吸骤停超过3分钟,现场处理应首先(　)
    A. 应用强心剂
    B. 应用呼吸兴奋剂
    C. 人工呼吸和心脏按压
    D. 清除口鼻腔内积水或异物
    E. 患儿已死亡不需抢救

15. 患者戴某,因触电造成心搏骤停,心肺复苏成功的标志不包括(　)
    A. 大动脉出现搏动　B. 神志恢复
    C. 瞳孔缩小　　　　D. 自主呼吸恢复
    E. 收缩压在60mmHg以上

16. 患者,21岁。车祸致心搏骤停,初期复苏时的正确操作顺序是(　)
    A. 胸外心脏按压→开放呼吸道→人工呼吸
    B. 胸外心脏按压→人工呼吸→开放呼吸道
    C. 人工呼吸→胸外心脏按压→开放呼吸道
    D. 人工呼吸→开放呼吸道→胸外心脏按压
    E. 开放呼吸道→人工呼吸→胸外心脏按压

17. 患者,男,41岁,因COPD使用呼吸机,下列哪项操作不妥(　)
    A. 每两小时翻身叩背一次
    B. 一人协助患者翻身
    C. 湿化器内需添加无菌蒸馏水
    D. 吸痰时需严格无菌技术操作
    E. 呼吸机管道每周消毒一次

A₃型题

(18～19题共用题干)

李先生,男,30岁,因触电后倒地。脱离电源后,轻摇并呼唤患者,不见其反应。

18. 判断该患者心搏骤停最迅速有效的方法是(　)
    A. 听心跳　　B. 触摸颈动脉搏动
    C. 观察瞳孔反应　D. 观察胸廓起伏

E. 测量血压
19. 对该患者行心脏按压,下列操作哪项不妥（ ）
   A. 按压部位在胸骨下段
   B. 双手相叠按压
   C. 每次按压胸骨下陷>5cm
   C. 每分钟>100次
   E. 与人工呼吸配合的比率为2∶1

(20~21题共用题干)

患者,男,30岁,因车祸造成脊柱损伤,小腿有开放性伤口。

20. 该患者小腿的伤口用下列哪种止血方法（ ）
   A. 指压止血法   B. 加压包扎止血法
   C. 填塞止血法   D. 止血带止血法
   E. 钳夹止血法
21. 该患者小腿的伤口用下列哪种包扎法（ ）
   A. 环形   B. "8"字形   C. 螺旋形
   D. 回反形   E. 螺旋反折形

参 考 文 献

陈淑英,王杨,许方蕾.2010.新编内科护理学考题解.上海:复旦大学出版社
傅一明.2010.护理实训流程.北京:人民卫生出版社
李冰.2011.护理技能操作标准与语言沟通.北京:人民军医出版社
李树贞.2000.现代护理学.北京:人民军医出版社
楼蓉蓉.2008.专科护理技术.第2版.北京:科学出版社
邱海波,黄英姿.2009.ICU监测与治疗技术.上海:上海科学技术出版社
石一复.2002.实用妇产科诊断和治疗技术.北京:人民卫生出版社
田玉凤,沈曙红.2011.实用临床护理指南.第2版.北京:人民军医出版社
王冬梅,刁振明.2010.护理技术(下册).北京:科学出版社
邢凤梅.2010.综合临床理技术操作常规.北京:人民卫生出版社
叶春香.2010.儿科护理.北京:人民卫生出版社
殷翠,王青丽.2011.急救护理.北京:科学出版社
曾建平.2005.临床护理技术.重庆:重庆大学出版社
曾建平.2010.护理专业技术实训.北京:人民军医出版社
张美琴.2008.护理专业技术实训.北京:人民卫生出版社
张展.2011.健康评估.北京:人民军医出版社
中华医学会.2006.临床技术操作规范护理分册.北京:人民军医出版社
钟海.2011.实用护理技能手册.北京:科学出版社

护理技术(下册)教学基本要求

一、课程任务

《护理技术(下册)》是中等卫生职业教育护理专业的一门重要的专业课,是对《护理技术(上册)》的有机承接。紧密结合护士执业资格考试新大纲的要求,为全国中等卫生职业学校教学改革和发展服务。本课程的主要内容为专科护理技术操作,重点是技能训练,培养动手能力,使学生在《护理技术(上册)》基础上熟练掌握各专科基本操作。本课程紧密结合临床实际,注重操作流程和岗位适应能力,培养高素质实用型、技能型护理人才。

二、课程目标

1. 熟练掌握大纲规定的护理技能操作。
2. 具有对实训项目流程进行描述的能力。
3. 具有对临床案例进行分析、讨论,选择护理措施的判断能力。
4. 通过情景设计、角色扮演,掌握对患者的健康评估方法。
5. 能在操作训练中体现互相帮助、互相学习的团队协作精神。
6. 具有勤动手、勤动脑的良好作风。
7. 能在操作中体现出良好的仪表、礼仪及人际沟通能力,注重人文关怀。

三、教学时间分配

教学内容	理论	实践	合计	教学内容	理论	实践	合计
第1章 内科护理技术		14		第5章 五官科常用护理技术		6	
第2章 外科常用护理技术		14		第6章 急诊科护理技术		6	
第3章 妇产科常用护理技术		8		机 动		2	
第4章 儿科常用护理技术		10		合 计		60	

四、教学内容和要求

单元	教学内容	教学要求	教学活动要求	参考学时 理论	参考学时 实践
一、内科护理技术	1. 心电监护仪使用及护理	熟练掌握	示教		14
	2. 尿糖测定及血糖仪使用	熟练掌握	多媒体演示		
	3. 中心静脉置管术及中心静脉压测定的配合与护理	掌握	情景教学		
	4. 常用穿刺术的配合与护理	学会	角色扮演		
	(1) 胸腔穿刺术		练习		

续表

单元	教学内容	教学要求	教学活动要求	参考学时 理论 实践
	（2）腹腔穿刺术		达标考核	
	（3）腰椎穿刺术			
	（4）骨髓穿刺术			
	5.内镜检查的配合和护理	学会		
	（1）纤维支气管镜			
	（2）纤维胃、十二指肠镜			
	（3）纤维结肠镜			
	（4）内镜室的清洗消毒技术	掌握		
	6.十二指肠引流术的护理	掌握		
	7.双气囊三腔管压迫止血术的配合与护理	掌握		
	8.腹膜透析	熟练掌握		
	9.血液透析	掌握		
	10.高压氧舱的使用	学会		
	11.有效排痰	熟练掌握		
	设情景考试			
二、外科常用护理技术	1.手术室的护理工作	熟练掌握	示教	14
	（1）手术室设置与管理		多媒体演示	
	（2）常用手术器械和物品的准备和使用		情景教学	
	（3）手术室护士分工及职责		角色扮演	
	（4）手术室护理技术		练习	
	（5）保证患者手术安全的护理要点		达标考核	
	（6）手术中的无菌原则			
	2.手术区皮肤准备	熟练掌握		
	3.外科一般换药法	学会		
	4.缝合与拆线	学会		
	5.胃肠减压术的实施与护理	熟练掌握		
	6.造瘘口的护理技术	掌握		
	7.引流术护理	掌握		
	（1）"T"管引流			
	（2）脑室引流			
	（3）胸腔闭式引流			
	8.营养支持疗法的护理			
	设情景考试	学会		
三、妇产科常用护理技术	1.会阴擦洗、冲洗	熟练掌握	示教	8

续表

单元	教学内容	教学要求	教学活动要求	参考学时 理论	参考学时 实践
	2. 阴道灌洗术	熟练掌握	多媒体演示		
	3. 阴道及宫颈上药	学会	情景教学		
	4. 胎心监测	学会	角色扮演		
	5. 会阴湿热敷	掌握	练习		
	6. 剖宫产时新生儿护理	掌握	达标考核		
	7. 新生儿复苏	掌握			
	8. 挤奶技术	熟练掌握			
	9. 产后保健操	熟练掌握			
	设情景考试				
四、儿科常用护理技术	1. 新生儿日常护理技术	熟练掌握	示教		10
	(1) 新生儿体温、体重、身长、头围、胸围的测量方法				
	(2) 新生儿喂养		多媒体演示		
	2. 新生儿皮肤护理	掌握	情景教学		
	(1) 新生儿沐浴法		角色扮演		
	(2) 新生儿抚触法		练习		
	(3) 新生儿脐部的护理		达标考核		
	(4) 新生儿红臀的护理				
	(5) 新生儿更换尿布				
	3. 新生儿游泳	熟练掌握			
	4. 新生儿保暖箱的使用	掌握			
	5. 新生儿蓝光治疗仪的使用	掌握			
	6. 小儿静脉采血法	学会			
	7. 新生儿疾病筛查	学会			
	设情景考试				
五、五官科常用护理技术	1. 眼科护理技术	掌握	示教		6
	(1) 眼部清洁法		多媒体演示		
	(2) 眼部用药法		情景教学		
	(3) 眼保护法		角色扮演		
	2. 耳鼻喉科护理技术	掌握	练习		
	(1) 常用耳科护理技术		达标考核		
	(2) 常用鼻科护理技术				
	(3) 气管切开术的配合与护理				
六、急诊科护理技术	1. 人工呼吸及胸外心脏按压	掌握	示教		6

续表

单元	教学内容	教学要求	教学活动要求	参考学时 理论 实践
	2.心脏除颤术	掌握	多媒体演示	
	3.呼吸机的使用和管道护理	掌握	情景教学	
	4.基本止血及包扎技术	学会	角色扮演	
	设情景考试		练习	
			达标考核	

五、大 纲 说 明

(一)适用对象与参考学时

本大纲适用于中等卫生职业教育护理专业教学使用,总学时为 60 学时,全部为实训学时。

(二)教学要求

1. 本课程应在完成《成人护理》课程后开设,目的在于加强学生动手能力及护理职业综合能力的培养。

2. 本课程重点突出以能力为本位的教学理念,实践教学分为熟练掌握、掌握和学会三个层次。熟练掌握是指能够熟练、综合、灵活的完成基本护理操作,能解决实际问题;掌握是比较熟练、正确、规范的完成基本护理操作,能一定程度解决实际问题;学会是指能独立、正确完成常用护理技术操作。

(三)教学建议

本教材重点突出以能力为本位的教学理念,培养护士"以患者为中心"实施护理操作,充分把握教材的适用性、实用性和针对性,突出体现贴近临床、贴近岗位需要。

1. 加强实验室建设,建立模拟病房,营造仿真环境,让学生进行模拟实践练习。

2. 课余时间开放实验室,增加学生练习机会,培养学生动手能力。

3. 选择部分典型的临床病例,开展丰富多彩的情景教学,学生相互角色扮演,理论联系实际,鼓励学生创新思维,培养学生观察、分析、解决问题的能力,引导学生综合应用所学知识独立解决实际问题。

自测题参考答案

第1章 1.E 2.E 3.C 4.E 5.A 6.D 7.E 8.E 9.E 10.C 11.B 12.D 13.A 14.C 15.E 16.B 17.D 18.E 19.C 20.D 21.B 22.D 23.A 24.D 25.A 26.A 27.D 28.A 29.C 30.C 31.B 32.C 33.A 34.B 35.A 36.A 37.C 38.A 39.C 40.B 41.B 42.C 43.E 44.A 45.C 46.C 47.D 48.E 49.E 50.B 51.C 52.C 53.B 54.B 55.D 56.C 57.D 58.A 59.A 60.D 61.A

第2章 1.C 2.B 3.D 4.C 5.C 6.A 7.B 8.C 9.D 10.D 11.C 12.D 13.A 14.D 15.D 16.A 17.D 18.D 19.C 20.B 21.D 22.C 23.D 24.D 25.D 26.B 27.D 28.B 29.B 30.A 31.A 32.C 33.D 34.B 35.D 36.D 37.D 38.B 39.B 40.C 41.D 42.D 43.B 44.A 45.B 46.A 47.B 48.A 49.B 50.B 51.D 52.C 53.A 54.D 55.D 56.C 57.C 58.D 59.D 60.A 61.B 62.A 63.D 64.E 65.D 66.B 67.E 68.E 69.B 70.A 71.D 72.E 73.C 74.D 75.E 76.B 77.E 78.E 79.D 80.D 81.A 82.D 83.C 84.D 85.A 86.D 87.B 88.D 89.C 90.C 91.D 92.B 93.E

第3章 1.C 2.A 3.A 4.A 5.D 6.C 7.D 8.B 9.B 10.C 11.C 12.D 13.C 14.B 15.D 16.D 17.A 18.B 19.A 20.E 21.D 22.B 23.D 24.D 25.A 26.A 27.C

第4章 1.B 2.C 3.A 4.A 5.D 6.B 7.C 8.D 9.D 10.E 11.E 12.D 13.B 14.D 15.B 16.D 17.D 18.C 19.E 20.A 21.E 22.E 23.A 24.A 25.A 26.E 27.D 28.C 29.B 30.B 31.D 32.D 33.D 34.D 35.B 36.E 37.E 38.A 39.B 40.D

第5章 1.C 2.D 3.D 4.A 5.E 6.A 7.A 8.D 9.B 10.A 11.B

第6章 1.E 2.B 3.A 4.D 5.C 6.C 7.E 8.C 9.C 10.A 11.D 12.B 13.E 14.D 15.B 16.A 17.B 18.B 19.E 20.B 21.E